Nutrition and Health

营养与健康

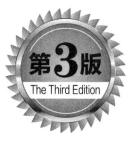

第**3**版

The Third Edition

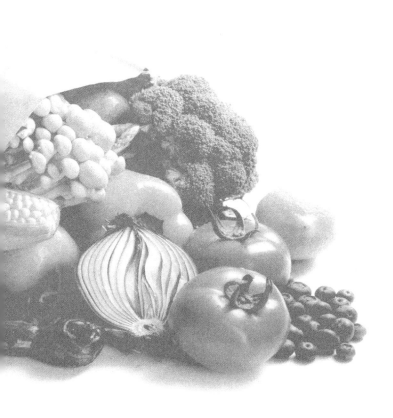

化学工业出版社

·北京·

饮食是维持生命和保证健康的物质基础。本书从营养与健康的角度出发，把营养学的基本理论与健康观念和保健知识有机地结合起来，阐述了碳水化合物、脂类、蛋白质、维生素、矿物质和水六类营养物质在人体中的作用、食物来源及对健康的影响，讨论了如何通过平衡膳食来达到健康的目的。本书介绍了中国营养学会 2016 年发布的《中国居民膳食指南（2016）》和较详细的解读，还介绍了一些饮食常识、不同生理时期的营养需要、科学配餐的方法及饮食与美容、饮食与肥胖、饮食与相关疾病的关系。

本书融科学性、知识性、趣味性于一体，理论联系实际，通俗易懂，应用性强，可作为营养与健康方面的科普读物，还可作为高等学校相关专业公共选修课的教材。

图书在版编目（CIP）数据

营养与健康/刘翠格编著. —3 版. —北京：化学工业
出版社，2017.6（2025.3 重印）
ISBN 978-7-122-29312-1

Ⅰ.①营…　Ⅱ.①刘…　Ⅲ.①营养卫生-关系-健康
Ⅳ.①R151.4

中国版本图书馆 CIP 数据核字（2017）第 055646 号

责任编辑：刘　婧　陈　丽　　　　　　　　　装帧设计：刘丽华
责任校对：宋　夏

出版发行：化学工业出版社（北京市东城区青年湖南街 13 号　邮政编码 100011）
印　　　装：涿州市般润文化传播有限公司
710mm×1000mm　1/16　印张 17　字数 332 千字　2025 年 3 月北京第 3 版第 15 次印刷

购书咨询：010-64518888　　　　　　　　售后服务：010-64518899
网　　　址：http://www.cip.com.cn
凡购买本书，如有缺损质量问题，本社销售中心负责调换。

定　　价：48.00 元　　　　　　　　　　　　版权所有　违者必究

前言
FOREWORD

近年来，本书作为营养与健康方面的科普读物受到了广大读者的欢迎。2013年，中国营养学会出版了《中国居民膳食营养素参考摄入量（2013版）》，并于2016年出版了《中国居民膳食指南（2016）》。根据形势发展的需要及营养与健康方面出现的一些新问题，我们对本书再次进行修订，以满足读者的需要。

基于科普原则，本书内容包括适合大众阅读的营养学基本理论、科学膳食的指导方针、饮食常识及中国营养学会2016年发布的膳食指南的主要内容，保留了第二版中饮食与美容、饮食与肥胖、饮食与相关疾病及食品安全等方面的知识，是一本营养与健康方面比较系统全面的书籍。在印刷方面，力求紧凑排版，尽可能降低出书成本，以惠及读者。

本次修订重点更新了第三～五章的内容。第三章主要参照《中国居民膳食营养素参考摄入量（2013版）》更新了能量需要量（EER）的估算方法，根据个人情况，通过查表或简单计算就可得知自身的能量需要，为控制体重、保持能量平衡提供了理论依据。第四章参照最新发布的《中国居民膳食指南（2016）》，针对目前国内出现的营养健康方面的新问题，对新版膳食指南的内容逐一进行解读，给出了达到膳食平衡的科学指导。第五章根据一些特定人群（孕妇、乳母、婴幼儿、儿童、青少年和老年人）的生理特点、营养需要，给出了相应膳食指南的补充建议和特定时期的生活指导，另外还增加了素食人群的膳食指南。本书保留了"大学生的营养与健康"的相关内容。除此之外，其他章节也做了相应的调整。附录部分改动较大，由于网络技术的普及，删去了"营养健康相关网址"；根据中国营养学会的相关推荐，更新了一系列有关数据；另外还添加了"附录5 缩略语及含义"，以方便读者查询相关英文缩略语及词语解释。

由于作者水平有限，书中不足和疏漏之处在所难免，敬请读者提出宝贵意见。

作　者
2017年2月

　　人生最大的财富是健康，人生最大的幸福也是健康，健康是人类生活永恒的主题。随着社会发展和科技进步，人们的物质生活水平逐渐提高。但是，生活节奏加快、工作压力加大也使现代人的生活方式发生了巨大变化。有关调查显示，经济快速发展与国民健康状况的改善并不成正比。随着膳食模式转型，疾病谱也随之发生转变（从传染病、痨病等免疫功能性疾病向心脑血管病、高血压、糖尿病、癌症等疾病转化），其主要原因之一是饮食结构不合理，营养不均衡。营养失衡既包括营养不良也包括营养过剩，都会给机体造成伤害。小康不小康，首先看健康。合理营养是健康的物质基础，而平衡膳食是合理营养的唯一途径。目前，国民饮食营养知识的匮乏，已经成为制约健康的重要因素，很多疾病都是由无知造成的。

　　国力的竞争，最终是人才的竞争。有了健康的体魄才具备竞争的资本。1999年国务院通过了关于深化教育改革，全面推进素质教育的决定，指出学校教育要树立"健康第一"的指导思想。素质教育的推行呼唤"营养与健康"教育走进大学生的课堂。大学生正处在人生成长成才的关键年龄，开展"营养与健康"方面的普及教育十分必要。尤其对师范院校的大学生，增加这方面的知识，不仅对本人健康有利，而且还可以影响后人，对中华民族的兴旺发达有着重要而深远的意义。

　　"民以食为天"。食物不仅是维持生命的物质基础，也是健康的物质保证。只有遵循营养学基本原理，合理营养，科学膳食，才能有健康的体魄。近年来，随着营养科学、生命科学、食品科学的飞速发展，对于有益健康的食物成分及饮食与疾病相互关系的研究不断深入，通过改善饮食结构，发挥食物本身的生理调节功能，培养和建立健康的生活方式以提高健康水平已成为人们的共识。

　　本书内容主要包括营养学方面的基础知识；合理营养与膳食平衡及一些重要的饮食常识；饮食与美容、饮食与肥胖、饮食与一些疾病的关系；还有食品安全、防范饮食风险方面的知识介绍。本书旨在提高人们的健康意识，掌握营养健康知识，注意营养保健和膳食平衡，提高对不健康食品的防范意识和能力。以科学知识指导我们的生活，把好"病从口入"关。本书可以使读者全面、系统地了解营养与健康、膳食与营养方面的各种知识，也可作为大学生公共选修课的教材。若作为选修课教材，可根据授课对象和学时选择内容。希望本书能给大家些启发和帮助，使大家终身受益。

作者在 2006 年春季为河北师范大学各专业的本科生开设了公共选修课"营养与健康"，受到了同学们的热烈欢迎，选课踊跃程度居全校之首，充分说明大学生对这方面知识的渴望和关注。本书是在该课程讲稿和课件的基础上修改而成。由于编写时间仓促，书中选材不当甚至疏漏之处在所难免，希望读者提出宝贵意见。

本书得到河北师范大学教务处和化学学院领导的热情支持，魏永巨教授认真审阅了书稿并提出宝贵意见，在此一并表示衷心感谢！

作　者

2006 年 8 月

营养是强健体魄、造就强大民族的物质基础。随着生活水平的提高，营养状况的改善，人们的健康水平在不断提高。值得注意的是，一些地区的营养过剩，又导致了现代文明病的增加，心脑血管病、糖尿病、肥胖症等严重影响了人们的健康，而且有越来越年轻化的趋势。人们对养生保健越来越重视，培养科学的生活方式已成社会共识。

目前，我国的公众营养管理仍相对滞后，健康教育还不完善，青年学生营养知识贫乏，难免造成一些饮食误区，主要表现在：将"有营养的食物"等同于"价钱贵"或是"味道好"的高蛋白、高脂肪类食物；早餐"少而粗"，甚至不吃早餐；偏食、挑食、饮食单调现象普遍存在；饮食卫生观念淡薄，青睐一些街边油炸、烧烤类食品；经常以饼干、方便面、火腿肠、饮料等方便食品代替正餐等。必须清醒地认识到，这些坏习惯将会给健康埋下隐患，因此亟待科学的膳食指导来规范饮食习惯。

有些人只能从网络、书刊得到一知半解的养生保健知识，对营养缺乏系统科学的理论指导。一些经销商为了迎合人们的健康需求，追求轰动效应和经济利益，不惜推出一些"新、奇、特"的观点，以保健的名义标新立异，人云亦云，传播一些没有科学根据的信息。如"牛奶是给牛喝的不是给人喝的""老年人不应补钙，要吃软骨片""胡萝卜白萝卜相克""吃咸鸭蛋防晕车"等，导致人们对如何健康饮食无所适从。因此，普通民众有必要了解一些营养健康方面的科学知识，不断提高自身的健康文化素质，对社会上泛滥的保健品及相关信息有一定的分辨能力和理性，摒弃陈规陋习，以科学的生活方式养生保健，真正实现健康一生。

作者于2006年春季开始为河北师范大学本科生开设"营养与健康"公共选修课，并编写了本书第一版。课程深受欢迎，选课非常踊跃。公共选修课的最终目标是培养科学的饮食观念，提高健商，促进健康行为，进而为普及健康教育、提高全民健康水平。第二版在第一版的基础上进行修改，根据国家和营养学会最新的政策、法规、指南和近年来的教学心得更新了一些内容，希望对广大读者有所帮助。

作　者
2010 年 6 月

目录
CONTENTS

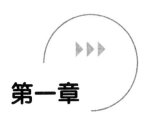

第一章

健康理念和健康标准

　　健康是指人体各器官系统发育良好，功能正常，体格健壮，精力充沛，并具有良好的劳动效能（辞海解释）。一个人拥有健康需要有健商。健商是指健康的意识、健康知识和保护健康的能力。健商要比智商、情商、财商更具有普遍性，因为健康是人类生活永恒的主题，每一个人都希望自身健康。然而在一切知识中，最有用而知之最少的是关于人体自身的知识。我们只有学习这方面的知识，提高保健意识，增加健商，才能有效地提高健康水平。健康不是将来的事，不是挂在嘴边的事，而是要躬身践行的事。保护健康要从自身做起，从现在做起。一个人只有具备了健康的体魄，才能把握生活、成就事业。

第一节　健康理念

　　"身体是革命的本钱"，无论你想成就多大的事业，没有一个好身体也只是空谈。好身体是成功的基础。随着社会的发展，人们的生活水平不断提高，但无论有多么优越的生活条件，没有一个好的身体也无法去享受。因此，好身体又是幸福的保障。有了健康，才能享受幸福和快乐；而失去健康，不管具有多么伟大的心灵，多么快活乐观的心态，身心也会因病痛的折磨而黯然失色。所以说，人生最大的财富是希望，人生最大的幸福是快乐，人生最大的幸运是平安，人生最大的资本是健康。

一、健康靠自己

　　人体的健康状况受诸多因素影响，用函数关系表示健康状况与影响因素之间的关系：

健康状况＝函数（环境因素 ＋个人生物学因素＋医疗保健＋生活方式）

其中环境因素包括周边的自然环境和社会环境；个人生物学因素包括遗传、生理机能等因素；医疗保健包括体检、防病治病、保健、康复等条件；生活方式包括饮食起居、娱乐社交及有无不良嗜好等行为。世界卫生组织（WHO）根据科学数据对各项影响因素进行比对，认为健康状况 17％取决于环境因素；15％取决于个人生物学因素；8％取决于医疗条件；60％取决于生活方式，由此可见影响健康的多一半因素是可以控制的。

健康生活方式中有五个要素需要牢记，包括平衡的膳食、乐观的心态、充足的睡眠、适度的运动和戒烟限酒。平衡的膳食是健康的物质基础，后三个是提高自身免疫力、强身健体的重要条件，抽烟酗酒等不良嗜好是侵蚀健康的恶习。WHO 总干事曾告诫人们，"不要死于愚昧，不要死于无知，因为很多病是可以不让人死亡的，是可以避免的"。养生的主要目的是"防于未病"，要防患于未然。通过理论指导和个人的主观努力，切实把科学的生活方式变成自觉行动，才能有效提高健康水平。健康就掌握在你自己手中！

二、健康是财富

"财富有价，健康无价"。健康是人生的无价之宝。正如德国哲学家叔本华所说："我们的幸福十分之九建立在健康的基础上，健康就是一切。"现实正是如此，有了健康就可以创造物质与精神的一切财富，而任何财富却难以换取健康。失去健康就会失去一切。中国有句俗语"有钱能使鬼推磨"，这句话在其他方面或许管用，但不适用于健康，因为健康不能用金钱来维护，正如生命不能用金钱换来一样。一旦失去健康，你可以雇人伺候，却无法雇人忍受病痛。

有人提出了一种与健康有关的量化认识方法：健康是"1"，家庭、事业、爱情、财富、权力、名誉、地位等，每一项都是"0"，有了 1，可以组成 10、100、1000、10000 等不同大小的个人价值，如果没有健康这个"1"，其他条件再多也是"0"。健康是工作的前提，没有健康再好的工作也会望而却步；健康是地位，没有健康多高的地位也将被人取代；健康是财富，没有健康再多的财富也属于别人；健康是亲情、友情、爱情，没有健康一切尽失，一切归零。健康是生命的保证，是拥有一切的基础，正是因为有了生命，人们才能享受这个五彩斑斓的世界，正是因为拥有健康，人们才能实现生命的价值。健康是生命的必要条件，所以健康无价！人生所拥有的健康远胜于黄金，强健的体魄是超越一切的财富。

人都是这样，失去的东西才知道珍贵。当身体好的时候，人们往往不会太在意健康，甚至感受不到幸福，只有当生病的时候才会想：我要是不生病，那该多好啊！某电视台曾经组织名人答卷，给健康、孝敬父母、事业、爱情、财富、权力、名誉、地位等进行选择和排队，规定只能选三项，有很多人没有选择健康，由此可见很多人没有把健康放在应有的地位。健康一旦失去，一切都失去意义。

三、健康语录

输了健康，赢了整个世界又如何。

骨骼支撑你的身体，健康支撑你的整个生命和事业。

良好的饮食习惯是最好的健康投资。

有健康就有希望，有希望就有一切。

健康的精神，寓于健全的身体。

优雅和美不可能与健康分开。

健康不光是无病，无病不等于健康。

健康是"四宝"具备，"四宝"就是好心情、棒身体、有人缘、会处事。

事从容则有余味，人从容则有余年。

遗传只确定了起跑线，健康之路要靠自己去走。

有病看医生，养生靠自助，若想寿而康，九成靠自己。

要做"生活的价值凌驾于金钱之上"的身体力行者。以财为草，以身为宝。

德国哲学家叔本华说："健康的乞丐比有病的国王更幸福。"

英国哲学家培根说："健康就像亲密的朋友，不到失去的时候，不知道它的珍贵。"

英国作家琼森说："健康是富人的幸福，是穷人的财富。"

法国物理学家居里夫人说："科学的基础是健康的身体，幸福的基础也是健康的身体，健康是人生的最大财富。"

美国的爱默生说："健康是智慧的条件，是愉快的标志。"

富兰克林说："保持健康，这是对自己的义务，甚至也是对社会的义务。"

教育家陶行知说："忽略健康的人，就等于拿自己的生命开玩笑。"

妇产科专家林巧稚说："为了实现自己的理想，知识和身体就是你飞翔的两个翅膀。"

保健专家洪昭光说："病多是因为保健知识不够多"，"许多人不是死于疾病，而是死于无知。"

其实很多疾病都是由于缺乏健康保健方面的知识，人们应该充分认识到这一点。实际上健康就掌握在自己手中。

健康对每个人都是非常重要的，它是最好的投资，你越早投入，回报就越大。

必须明白，是自己创造了自己身体的每一个"疾病"，年轻时放弃健康获取财富；年老时会放弃一切财富去恢复健康。

健康时拿命换钱，生病时拿钱买命。

把人生最后 28 天的抢救费用用于预防。

对健康有四种人：第一种人是聪明人，他们投资健康，健康增值，寿命一百二十；第二种人是明白人，他们储蓄健康，不伤害自己，结果健康保值，平安九十；第三种人是普通人，他们漠视健康，结果健康贬值，只能带病七十；第四种人是糊涂人，他们之中许多是白领中年人，他们透支健康提前死亡，生命浓缩，五十六十。四种态度，四种结局；种瓜得瓜，种豆得豆。自然凋亡或病理死亡，任君选择。

四、要以健康为中心

幸福的人生要以健康为中心，以家庭和事业为两个基本点，三者缺一不可。健康是人生的基本要素，家庭和事业一个是健康之源，一个是成功之路。一些人在拥有健康时，常常忽视健康这个中心，为了人生的功利目标而不惜以身体健康为代价，到头来壮志未酬身先病，无力去实现人生价值。我们周围也有典型例子，一些有知识、有天分的青年，被不良健康状况所羁绊，不得不放弃自己的理想和事业，让人惋惜。古往今来多少仁人志士在事业即将达到巅峰的时刻，本来可以成就更大的辉煌，却因健康的丧失而留下千古遗憾。

诸葛亮：三国时期足智多谋的政治家、军事家，为统一天下，结束战乱，辅佐后主刘禅，殚精竭虑，六出祁山，终因积劳成疾，病逝军中。

孙中山：中国民主革命的先驱，在革命形势一片大好的前夜不幸离开人世，造成中国革命形势复杂化，外敌入侵、内战爆发等一系列民族悲剧。

很多人为了事业而拼命工作，生活质量不佳，体力严重透支，等到事业有成时，却已失去了健康的身体。33岁的海归博士、复旦大学教师于娟，因乳腺癌病逝。在她生命日记中回顾了其偏爱肉食、经常通宵熬夜的习惯给健康带来了不良隐患。在病危时感言"在生死临界点时，你会发现，任何的加班（长期熬夜等于慢性自杀）、给自己太多的压力、买房买车的需求都是浮云。如果有时间，好好陪陪你的孩子，把买车的钱给父母亲买双鞋子，不要拼命去换什么大房子，和相爱的人在一起，蜗居也温暖。"当"英年早逝"在媒体上频频出现的时候，我们需要反思的东西太多太多。不论政界商界精英、学术骨干，还是影视明星，在无限风光的背后，他们所负担的社会责任要比普通人多得多，承受的心理压力也大得多。他们可以使生活超常，但无法让生命与众不同。这些社会的弄潮儿，常因保健知识匮乏，工作劳累，生活不规律而染病，甚至死亡，即所谓"过劳死"。

医学认为，诱发"过劳死"的主要因素包括超负荷的劳动强度、脆弱的生活保障、不良的营养和健康状况等。其实加班、熬夜、不合理的饮食习惯，这些都是"过劳死"的物质基础。如果经常出现以下情况就要留意，你可能已经"过劳"了：容易疲倦、眼睛疲劳、眩晕、颈肩僵硬、早晨起床有不快感、睡眠不良、便秘、心悸气短、心烦意乱等。"过劳死"易发人群为：只知消费不知保养的人；"工作狂"；有遗传早亡血统又自以为身体健康的人；几乎没有休闲活动与嗜好的人；自我期望高，并且容易紧张者；长时间睡眠不足者。公务员、新闻从业人员、教师、科技人员是"过劳死"重发人群。人体就像弹簧，当劳累超过极限就像弹簧被拉伸过长，长此以往就会产生永久变形，继而导致老化、衰竭、死亡。所以每个人都要小心地保持它的弹性，不要超过它的弹性限度。在日常生活工作中应该提倡"文武之道，一张一弛"，合理安排好工作和生活的节奏。

五、营养与健康的关系

1. 合理的营养可促进健康

关注健康从关注饮食开始。科学的饮食并不需要花很多钱，但需要正确的知识。多学一点营养保健知识，对人的一生会有巨大帮助。"民以食为天，健以食为先"，食物是维持人体生命和保证健康的物质基础。合理的营养使人精力充沛，工作效率高，体格健壮，免疫力和对疾病的抵抗力增强。良好的饮食习惯是最好的健康投资。

机体摄取、消化、吸收和利用食物中的养料以维持生命活动的整个过程称为营养。摄取食物是人和动物的本能，而正确合理地摄取和利用食物则是一门科学。饮食对人体健康有决定性影响，不仅影响机体各个器官的机能状态，还可以影响人体的结构。例如，日本人的平均身高比半个世纪前增加了15cm。专家认为主要是饮食结构的改变造成的，日本青少年增加了膳食蛋白和水产品的摄入。2006年泰国教育部报告称，泰国13～18岁年龄段的青少年平均智商相当于"亚弱智"，原因是偏爱甜食，吃蔬菜少造成的维生素和微量元素缺乏影响了青少年的智力发展。中国儿童肥胖、早熟趋势也与营养不均衡有关。

2. 营养失调会危害健康

营养失调，即营养过剩或不足，会给机体健康带来不同程度的损害。饮食无度、营养过剩可导致肥胖症、糖尿病、胆石症、动脉粥样硬化、高血压和心血管病等，还可能成为肿瘤和其他疾病的诱因。营养不足会造成体质虚弱，精神不振，易于疲劳，工作效率低，免疫力和对疾病的抵抗力降低，甚至会出现各种营养缺乏症，如消瘦、大头、早衰、痴呆、贫血、坏血病、佝偻病、夜盲症、干眼病、皮肤病、痔疮等。

人体不同时期、不同工作性质有不同的营养需要。调整好各个时期的膳食平衡是健康长寿的关键。合理的膳食营养可以使儿童正常发育、聪明伶俐，可以使成人体格健壮、精力充沛，可以使老年人精神焕发、益寿延年，可以使疾病患者消除病痛，早日康复。

要善待身体，不要透支它，不要虐待它。要给予身体营养的滋润和科学的调理，保证健康的体魄和旺盛的精力，以坦然应对学习、工作和生活的压力。

第二节 健康概念和标准

一、健康概念

多年来，人们一直对健康概念进行探讨，因为对健康的认识不同，便出现了不同的理解。例如：a. 没有疾病就是健康；b. 没有不舒服就是健康；c. 生理功能正常就是健康；d. 心理、生理健全就是健康；e. 生理、心理与社会性之完整与安宁就是健康；等等。1946 年世界卫生组织（WHO）对健康的定义是：健康不是没有疾病和虚弱，而是指身体、心理和社会适应性的良好状态。1989 年 WHO 给健康的阐述是：在生理健康、心理健康、道德健康和社会适应良好四个方面均呈健全状态。

（1）生理健康　生理健康指人体结构和生理功能正常。生理健康是其他健康的基础，包括三方面内容：一是体形健康，即身高、体重等发育指标的达标；二是体态健康，即没有病态和残疾，坐姿、行姿匀称；三是体能健康，指个体活动的力量、速度、耐力和灵活性良好。生理健康体现为：体力充沛，精神饱满，能适应现代社会快节奏、高强度的紧张工作与生活。

（2）心理健康　以生理健康为基础并高于生理健康，是生理健康的发展。心理健康包含三方面原则：一是心理与环境的同一性，指心理反应客观现实无论在形式或内容上均与客观环境保持一致；二是心理与行为的整体性，指一个人的认识、体验、情感、意识等心理活动和行为在自身是一个完整和协调的统一体；三是人格的稳定性，指一个人在长期的生活经历过程中形成的独特的个性心理特征并具有相对的稳定性。

（3）道德健康　道德健康的主要内容：一是维护个人健康，懂得一些医药卫生常识，建立健康文明的生活方式（不吸烟、不酗酒），保持健康的心理状态，积极参加体育锻炼，达到生理、心理的全面健康；二是不损害他人健康，自觉遵守社会公德，维护公共卫生，不随地吐痰、乱扔垃圾等，不损害他人的利益来满足自己的需要；三是为增进社会健康事业奉献爱心，积极参加公益活动，为社会大众的健康造福。

世界卫生组织把道德健康纳入健康的范畴是有科学依据的。巴西科学家马斯经研究发现，有贪污受贿行为的人易患癌症、脑出血、心脏病、神经过敏症；做事有悖于道德准则的人，必然导致紧张、恐惧、内疚等心态，这种精神负担会引起神经中枢、内分泌系统功能失调，削弱免疫系统的防卫能力，最终导致疾病、早衰或死亡。而善良的品格、淡泊的心境是健康的保证。良好的心理状态可促使体内产生有益的激素和酶类，使机体免疫力增强，有利于抵抗疾病，保持健康的体魄。

（4）社会适应良好 指人在社会生活中的角色适应，包括职业角色、家庭角色、人际关系角色的适应。社会适应良好是以生理健康、心理健康、道德健康为基础发展起来的高级健康层次。

二、健康的标准

1. 世界卫生组织（WHO）制定的身体健康标准

① 有充沛的精力，能从容不迫地从事日常生活，担负繁重的工作，不感到过分紧张疲劳。

② 处事乐观，态度积极，乐于承担责任，事无大小不挑剔。

③ 善于休息，睡眠好。

④ 应变能力强，能适应外界环境变化。

⑤ 能够抵抗一般性感冒和传染病。

⑥ 体重适当，身体匀称，站立时，头、肩、臂位置协调。

⑦ 眼睛明亮，反应敏捷，眼睑不易发炎。

⑧ 牙齿清洁，无龋齿，不疼痛，牙龈颜色正常，无出血现象。

⑨ 头发有光泽，无头屑。

⑩ 肌肉丰满，皮肤有弹性。

这 10 条标准，具体地阐述了健康的定义，体现了健康所包含的体格、心理和社会三方面内容。首先阐明健康的目的在于运用充沛的精力承担起社会任务，而对繁重的工作不感到过分紧张和疲劳；第二，强调心理健康，处处事事表现出乐观主义精神和对社会的责任感及态度；第三，提倡具有应变能力，对外界环境（包括自然环境与社会环境）各种变化的适应能力，坦然面对各种变化，不断调整身心，快速适应条件的改变，以达到内外平衡的完美状态；第四，对体格健康的几个主要表现提出标准，诸如体重（适当的体重可体现出良好合理的营养状态）、身材、眼睛、牙齿、肌肉等状态。

2. WHO 制定的心理健康标准

① 智力正常。

② 善于协调和控制情绪。

③ 具有较强的意志和品质。

④ 人际关系和谐。

⑤ 能主动地适应和改善现实环境。

⑥ 保持人格的完整和健康。

⑦ 心理行为符合年龄特征。

3. WHO 关于身心健康的新标准

围绕健康新概念，WHO 归纳和总结了在人群实践的经验，于 1999 年提出了身心健康的新标准，即"五快"（机体健康）和"三良好"（精神健康）。

（1）五快　快食、快眠、快便、快语、快行。

快食，就是有良好的食欲，吃得痛快，不挑食，不偏食，不厌食。快食并不是狼吞虎咽，不辨滋味。快食说明消化功能好，肠胃和肝脏没有疾病。

快眠，就是睡得快，上床很快入睡，睡得沉，醒后精神饱满，头脑清醒。快眠说明神经系统兴奋-抑制过程协调好，且内脏无病理信息的干扰。

快便，一旦有便意，能很快排泄，感觉轻松。快便说明肠胃功能好。

快语，说话流利，反应迅速，表达准确。快语说明思维敏捷，头脑清醒。

快行，步履轻盈，动作流畅，行走自如。许多疾病会导致身体虚弱，下肢无力，步履沉重。快行说明运动功能及神经协调机能良好，精力充沛。

（2）三良好　良好的个性人格、良好的处世能力、良好的人际关系。

良好的个性人格，情绪稳定，性格温和，意志坚强，感情丰富，乐观豁达，胸怀坦荡。

良好的处世能力，观察问题客观现实，具有较好的自控能力，能适应复杂的社会环境。

良好的人际关系，助人为乐，与人为善，对人际关系充满热情。

4. 青年人的健康要点（WHO）

① 吃得正确：保持饮食平衡和有规律，有助于现在健美，将来健康。

② 喝得正确：干净的水和果汁有利于健康。不要饮酒，喝醉是不明智的。

③ 吸烟吗？如果你想健美有吸引力，请别吸烟。

④ 适当放松：运动、音乐、艺术、阅读和与其他人交谈，可以缓解压力并陶冶情操。

⑤ 积极自信：要积极自信和富有创造性，要珍惜青春。

⑥ 知道节制：遇事三思而后行，大多数事故是可以避免的。

⑦ 负责的性行为：把握自己的性行为并对此负责。

⑧ 运动有好处：运动可以使你健美和感觉良好；参加运动的每一个人都可赢得健康。

⑨ 散步：散步是一种轻缓的运动，可以调理身心，使你感到舒适。

⑩ 吸毒：吸毒是一条死胡同，要坚决地说"不"。

5. 中华医学会提出的中国健康老年人标准

① 躯体没有明显畸形、驼背等不良体形，骨关节活动基本正常。

② 无偏瘫、老年性痴呆及其他神经系统疾病，神经功能检查基本正常。

③ 心脏基本正常，无高血压、冠心病及其他器质性心脏病。

④ 无慢性肺部疾病，无明显肺功能不全。

⑤ 无肝肾疾病、内分泌代谢疾病、恶性肿瘤及影响生活质量的严重器质疾病。

⑥ 有一定的视听能力。

⑦ 无精神障碍，性格健全，情绪稳定。

⑧ 能恰当地对待家庭和社会的人际关系。

⑨ 能适应环境，具有一定的交往能力。

⑩ 具有一定的学习、记忆能力。

应当知道，身体健康是动态的，一个过去不健康的人会因为学会珍视生命、关爱身体从而变得健康，一个过去健康的人也可能因为忽视身体的感受而被病魔所击中。所以，不要为目前的健康所乐观，也不要为不符合健康标准所沮丧。若想长久保持健康，或从不健康变得健康，就需要一种积极的态度和行为，一种科学合理的生活方式。

第三节 | 亚健康及相关测试

一、什么是亚健康

长期以来，在人们的意识中一直存在一种观念定式，即身体状态"非疾病即健康，非健康即疾病"，这种认识是不全面的。有些人感觉身体不适去医院检查，也检查不出什么病来，但此时并不意味着处于正常的健康状态。20 世纪 80 年代，前苏联学者布赫曼首次提出"亚健康"概念，意为"介于健康与疾病之间的状态"。

世界卫生组织将人的健康状态分为三类，即健康、疾病、亚健康状态。把健康称为第一状态，疾病称为第二状态，介于健康与疾病之间的身心状态称为第三状态，即亚健康状态。

亚健康是第三状态（美国专家认为是一组以慢性持久或反复发作的脑力疲劳和体力疲劳为主要特征的症候群），又称慢性疲劳综合征、病前状态、亚临床期、临床前期、潜病期等，只是脏器功能紊乱的状态。包括无临床症状或症状感觉轻微，但已有潜在病理信息状态。因为此时身体没有明显的器质性改变，各项检查又没有异常，医院常做出无疾病诊断，使患者不能引起重视。实际上亚健康是不断变化发展的，既可以向健康转变，又可以向疾病转化。究竟向哪个方向转化取决于自我保健措施和自身免疫水平。对此人们应给予高度重视。

世界卫生组织对全球调查结果显示，全世界 72 亿人口中约有 60％的人群处于亚健康状态。中国专家推测，中国人口中目前大约 70％属于亚健康人群，只有15％属于健康人群，还有 15％属于非健康人群。据 WHO 统计，处于"亚健康"状态的人口在许多国家和地区呈上升趋势。有专家预言，疲劳是 21 世纪人类健康的头号大敌，亚健康正在成为威胁全球的"世纪病"。前世界卫生组织总干事中岛宏博士告诫人们："不要死于愚昧，不要死于无知，因为很多病是可以不致死的，是可以避免的。"

在现实生活中，常常是体弱者较长寿，身体强壮者反而可能遭遇不测。原因是体弱者对自己身体的感觉比较重视，稍有不适就会认真进行调理，而身强体壮者往往忽略自己身体的感受，过高估计自己身体的抵抗能力，最终酿成悲剧。

二、健康测试

1. 健康自测

（1）体温　正常体温为36～37℃，高于此为发热，低于此称为"低体温"。后者常见于高龄体弱老人及长期营养不良患者，也可见于甲状腺机能减退症、休克疾病患者。

（2）脉搏　成人脉搏每分钟60～100次，过速、过缓、间歇、强弱不定、快慢不等均为心脏不健康的表现。老年人心率一般较慢，但只要不低于每分钟55次就属正常范围。如平时心率较慢，某时突然快至80～90次以上，则可能有潜在疾病，应予以关注。

（3）呼吸　健康人呼吸平稳、规律，每分钟15次左右，如发现呼吸的深度、频率、节律异常、呼吸费力、有胸闷、憋气感受，则为不正常表现，应就医。老年人心肺功能减退，活动后可能有心悸气短的表现，休息后能很快恢复就不应认为是疾病的表现。

（4）血压　成年人血压应不超过130/90mmHg。老年人随年龄的增长血压也相应上升，但收缩压超过160mmHg时，不论有无症状均应服药。单纯舒张压过高，其原因很多，不宜私自服药，应到医院就诊。

（5）体重　长期稳定的体重是健康的指标之一。短时间内的消瘦见于糖尿病、甲亢、癌症、胃、肠、肝等疾患。体重短期内增加很多可能与高血脂、糖尿病、甲状腺机能减退症、浮肿等疾患有关。

（6）饮食　成年人每日食量不超过500g，老年人不超过350g。如出现多食多饮应考虑糖尿病、甲亢等病的存在。每日食量不足250g，食欲丧失达半个月以上，应检查是否有潜在的炎症、癌症。

（7）排便　健康人每日或隔日排便一次，为黄色成形软便。老年人尤其高龄、少吃、少动者可2～3天排便一次、只要排便顺利，大便不干，就不是便秘。大便颜色、性状、次数异常可反映结肠病变。

（8）排尿　成年人每日排尿1～2L左右，每隔2～4小时排尿一次，夜间排尿间隔不定。正常尿为淡黄色，透明状，少许泡沫。如尿色、尿量异常、排尿过频、排尿困难或疼痛均为不正常表现，应就医。

（9）睡眠　成年人每日睡眠6～8小时，老年人应加午睡。入睡困难、夜醒不眠、白天嗜睡打盹均为睡眠障碍的表现。

（10）精神　健康人精神饱满，行为敏捷，情感合理，无晕无痛；否则应检查是否有心脑血管和神经骨关节系统疾病。

2. 亚健康测试

按下面诸项逐一打分。

(1) 早上起床时经常有发丝掉落（5分）。

(2) 情绪抑郁，常会对着天空发呆（3分）。

(3) 记不起昨天的事，且最近经常出现此现象（10分）。

(4) 害怕走进办公室（5分）。

(5) 不想面对同事和上司，有一种自闭症式的渴望（5分）。

(6) 工作效率明显下降，上司已表达了对你的不满（5分）。

(7) 工作1小时，就感到身体倦怠，胸闷气短（10分）。

(8) 无名火很大，发作后又后悔（5分）。

(9) 平时喜欢的菜肴也食不知味（5分）。

(10) 盼早点离开办公室，回家躺在床上休息（5分）。

(11) 对污染、噪声非常敏感，比常人更易渴望清净（5分）。

(12) 对于朋友的聚会有一种勉强应酬的感觉（5分）。

(13) 晚上经常睡不着，即便睡着了又总在做梦（10分）。

(14) 体重明显下降（10分）。

(15) 免疫力下降，易伤风感冒（5分）。

(16) 性能力下降，令配偶怀疑你有外遇（10分）。

健康测试结果如下。30～50分：健康已经敲响警钟；50～80分：要注意改善生活习惯，均衡营养并加强锻炼；80分以上：请你抽时间看医生。

3. 疲劳测试

疲劳有体力疲劳、精神疲劳、病态疲劳，还有一种是找不出任何明确原因却好几天也恢复不过来的慢性疲劳。如果让疲劳继续发展下去，就会导致积劳成疾。因此，医学专家建议，必须有适当的休息，不要把今天的疲劳带到明天，否则，你的健康将步入危险的边缘。那么，如何自测是否疲劳呢？请你回答下列问题，在符合或接近你实际情况的问题后面打"√"。

(1) 你早晨懒得起床吗？（　）

(2) 公共汽车开来了，你也不想跑着赶上去吗？（　）

(3) 你上楼时常绊脚吗？（　）

(4) 你不愿与上级或熟人见面吗？（　）

(5) 你写文章时总爱出错吗？（　）

(6) 你说话的声音细而短吗？（　）

(7) 你不愿和同事们谈话吗？（　）

(8) 你总是托着脸呆想吗？（　）

(9) 你过分地想喝茶和饮料吗？（　）

(10) 你不想吃油腻的东西吗？（　）

(11) 你很想在饭菜上撒些辛辣的调料吗？（　）

(12) 你总觉得手发硬吗？（　）

（13）你常感到眼睛睁不开吗？（　）

（14）你老是打哈欠吗？（　）

（15）你经常想不起朋友的具体住址吗？（　）

（16）你常想把脚伸到桌子上面去吗？（　）

（17）你对烟酒有嗜好吗？（　）

（18）你有不明原因的体重下降吗？（　）

（19）你容易腹泻或便秘吗？（　）

（20）你入睡困难吗？（　）

（21）你白天一直精神不振吗？（　）

（22）你面色无光，皮肤粗糙，脸色青黑吗？（　）

（23）你脾气变化无常，容易失望、落泪、兴奋、不该笑而笑吗？（　）

（24）你特别容易流汗吗？（　）

（25）你尿量减少、尿色加深吗？（　）

（26）你轻微运动后，脉搏就激烈跳动，久久不能恢复吗？（　）

（27）你稍有大量运动，就会面色发青，心悸和气喘吗？（　）

（28）你大便不畅，常患便秘吗？（　）

（29）你眼部浮肿、眼尾下塌、下颚外突、动作迟缓、手足发冷吗？（　）

（30）你思考不集中，常因疏忽而出错吗？（　）

（31）你近期工作量急剧增强，承担的责任也比别人重一倍吗？（　）

（32）你包括加班内，几乎每天工作量都在10小时以上吗？（　）

（33）你的工作时间不规律，而且常常工作至深夜吗？（　）

（34）你在相当长的时期内，节假日也要工作吗？（　）

（35）你出差多，非常希望每周能在家里睡两夜安稳觉吗？（　）

（36）因单位工作上的原因，造成你的人际关系极为不好吗？（　）

（37）单位的经营状况很糟，而且自己负有一定责任，最近你又出现重大失误或麻烦吗？
（　）

（38）你每天吸烟达30支以上吗？（　）

（39）近几个月，你几乎每天晚上喝酒，而且几乎都是为了交际应酬吗？（　）

（40）你每天喝4～5杯咖啡，这一习惯已持续了好长一段时间了吗？（　）

（41）你吃饭的时间和次数不定，食品中动物性脂肪偏多吗？（　）

（42）近几个月，你到家时间都超过夜里10时，而且很多日子超过零点才到家吗？（　）

（43）你很长时间没有通过体育锻炼而出汗了吗？（　）

（44）你相信自己的健康，有两三年没有看过医生了吗？（　）

（45）你最近几个月厌酒，而且一喝就醉吗？（　）

（46）你最近头部经常剧烈疼痛，胸部憋得慌吗？（　）

（47）突然别人认为你老了，自己也有这种感觉吗？（　）

（48）你突然感到衰老和功能减退了吗？（　）

（49）你的肩部和颈部发麻发木吗？（　）

（50）你经常不吃早饭，并喜欢吃油炸食品吗？（　）

（51）你上下班单程时间占2小时以上吗？（　）

（52）近来你运动也不流汗吗？（　）

评析与判定：

在 1～20 题中，如果你打了 2 个 "√"，说明你有轻微的慢性疲劳；如果你打了 4 个 "√"，说明你有中等程度的慢性疲劳；如果你打了 6 个以上 "√"，则说明你有重度慢性疲劳。

在 21～52 题中，如果你打了 4 个 "√"，那么，你已有过度疲劳现象，开始患有疲劳积累症；如果你打了 6 个 "√"，说明你已有较重的疲劳过度现象，疲劳积累症状较重；如果你打了 8 个以上 "√"。那么，必须慎重告诉你，你已极度疲劳了，必须立即引起重视，加强保养，预防发生过劳死。

4. 过劳死报警信号

日前，一项对 1000 多位中年人健康状况的调查结果显示：多梦、失眠、不易入睡，经常腰酸背痛、记忆力明显衰退，脾气暴躁、焦虑者占一半以上。他们超时工作、睡眠不足、压力巨大，处于没有休闲的亚健康状态。随着事业的蒸蒸日上，健康却一路负债，最终停泊在人生的终点。

导致猝死的前 5 位疾病是冠状动脉疾病、主动脉瘤、心瓣膜病、心肌病和脑出血，过度劳累是这些疾病突然发作的重要诱因。

造成过劳死的根本原因是处于人生"焦点"的中年人，长期高强度、超负荷地劳心劳力，加上缺乏及时的健康恢复和足够的营养补充，而导致机体细胞超前老化。过劳死的十大信号如下。

① "将军肚"早现，30～50 岁的人大腹便便，是成熟的标志，也是高血脂、脂肪肝、高血压、冠心病的伴侣。

② 脱发、斑秃、早秃，每次洗桑拿都有一大堆头发脱落，这是工作压力大、精神紧张所致。

③ 频频去洗手间，如果你的年龄在 30～40 岁之间，排泄次数超过正常人，说明消化系统和泌尿系统开始衰退。

④ 性能力下降，中年人过早地出现腰酸腿痛、性欲减退或男子阳痿、女子过早闭经，都是身体整体衰退的第一信号。

⑤ 记忆力减退，开始忘记熟人的名字。

⑥ 心算能力越来越差。

⑦ 做事经常后悔，易怒、烦躁、悲观，难以控制自己的情绪。

⑧ 注意力不集中，集中精力的能力越来越差。

⑨ 睡觉时间越来越短，醒来也感到不解乏。

⑩ 经常头疼、耳鸣、目眩，检查也没有结果。

具有上述 2 项或 2 项以下者，则为"黄灯"警告期，目前还无需担心。具有上述 3～5 项者，则为一次"红灯"预报期，说明已经具备过劳死的征兆。6 项以上者，为二次"红灯"危险期。

思考题

1. 健康在辞海中的解释是什么？WHO 如何定义？你对健康如何认识？
2. 健康状况与哪些因素有关？为什么说多一半因素可以控制？
3. 你对健康是财富如何理解？
4. WHO 阐述的健康是哪四个方面？身心健康的新标准是什么？
5. 什么是亚健康状态，你如何理解？
6. 阐述营养与健康的关系。

第二章

维持生命过程的营养素

我们知道，不管制造什么东西都要用材料，做衣服用布，造机器用金属，做家具用木料等。构成人体的物质组成有：水（55%～67%），蛋白质（15%～18%），脂类（10%～15%），碳水化合物（1%～2%），无机盐（5%～6%）。这些构成人体的材料来源于食物。

人类为维持生命必须从外界摄取食物。食物中含有的能维持人体正常生理功能、促进生长发育的物质，称为营养素（nutrient）。人体所需营养素可分为蛋白质、碳水化合物（糖类）、脂类、维生素、无机盐、水和膳食纤维七大类。各类营养素都具有各自独特的功能，但在人体中又相互关联。各类营养素在体内的主要功能作用及占人体比例如图 2-1 所示。

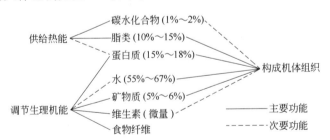

图 2-1　各类营养素在体内的主要功能作用及占人体比例

生命体不断与外界环境进行物质交换，例如，要不断吃进食物和排泄废物。这些过程总称为物质的代谢或新陈代谢。新陈代谢的意义在于，营养物质在体内经过一系列变化，一部分变成机体自身成分使衰老组织更新，一部分物质分解产生能量供机体利用，同时代谢废物排出体外。

物质代谢过程分三个阶段。

第一阶段是消化吸收：食物的营养成分必须被消化系统分解成较简单的物质，

才能被吸收到体内。食物经过消化后，高分子物质如多糖、脂肪、蛋白质经过各种消化酶的水解作用，变成小分子物质单糖、甘油、脂肪酸、氨基酸，才能被机体吸收利用。吸收是小分子物质通过小肠渗透进入血液循环的过程。

第二阶段是中间代谢：食物经消化后，小分子物质由血液和淋巴液运送到各组织参加代谢转变（中间代谢是非常复杂的化学变化和能量转化过程）。一部分物质经合成代谢（吸收能量）变成自身组织成分；另一部分经分解代谢产生能量供机体利用，同时产生代谢废物排出体外。

第三阶段是排泄：物质经中间代谢过程产生很多终产物，再经肺、肠、肝、肾等器官排出体外。例如，糖类、脂类、蛋白质代谢终产物 CO_2、H_2O 和含氮有机物如尿素、肌酐、有机胺类等，随尿、粪便、呼吸等作用排出体外。

第一节 碳水化合物——生命的燃料

通常我们吃的主食如馒头、米饭等粮食类食物的主要营养成分即碳水化合物（carbohydrate）。碳水化合物又称糖类，是自然界中最丰富的有机物质，主要存在于植物中，占植物干重的 $50\%\sim80\%$，储量丰富。植物叶绿素利用太阳能通过光合作用把大气中 CO_2 和 H_2O 转变成糖。

$$CO_2 + H_2O \xrightarrow{\text{光合作用}} \text{单糖} \xrightarrow{\text{转变}} \text{多糖}$$

可以认为：生成的糖类把太阳的光能变成化学能储存在化学键里，成为人类或动物生命活动的"燃料"。人类或动物摄取糖类之后，在体内氧化时释放能量或转变成体内其他物质。

碳水化合物是人体能量的主要来源。1g 葡萄糖在体内完全氧化成 CO_2 和 H_2O，可释放出 16.8kJ 的能量。通常人体所需能量的 $50\%\sim65\%$ 是由碳水化合物氧化供给的。

糖类物质为什么被称为碳水化合物呢？原因是它由 C、H、O 三种元素组成，早期发现糖类分子组成中碳和水成一定比例，如葡萄糖（$C_6H_{12}O_6$），所以得名碳水化合物。但是后来又发现：不属糖类化合物的物质也有同样的比例，如甲醛（CH_2O）、乙酸（$C_2H_4O_2$），而有些糖又不符合这一比例，如脱氧核糖（$C_5H_{10}O_4$），因此用"碳水化合物"定义糖不确切。但由于沿用习惯，"碳水化合物"一词仍在使用，特别在营养学方面，严格说应该称其为"糖类"。

一、糖类物质的分类和性质

根据单糖的聚合度，糖类物质可以分为三类：单糖、寡糖和多糖。单糖是不能继续水解的简单糖。寡糖（低聚糖）是单糖聚合度≤10 的复合糖。多糖（高聚糖）是单糖聚合度＞10 的复合糖。

（一）单糖

在生命和营养过程中比较重要的单糖是戊糖和己糖。戊糖为五碳糖，如在机体生理代谢中起重要作用的核糖。己糖为六碳糖，具有重要意义的己糖有葡萄糖、半乳糖和果糖。半乳糖和果糖（分子式相同，是葡萄糖的异构体）在体内都可以转变成葡萄糖。葡萄糖是机体吸收、利用最直接的单糖。

葡萄糖是生命活动可以直接利用的主要能源。食物中碳水化合物经消化系统水解变成葡萄糖后才能被吸收入血液，血液中的葡萄糖又称为血糖。由血液循环把葡萄糖送到各组织器官进行代谢、产能。有些器官组织完全依赖葡萄糖供能，如大脑、肺组织、红细胞等。

正常人进食后，以淀粉类（谷物）物质为主的食物，经过消化道消化后，分解为葡萄糖供人体利用。正常人的空腹血糖（葡萄糖，glucose，GLU）浓度是恒定的，总是在 3.9~6.1mmol/L 范围之内，这个范围是正常人的血糖标准，高于或低于这个浓度范围，就可能引起某些疾病，属于不正常情况。当人体由于某种原因不能正常进食时，需静脉滴注葡萄糖，这样可保证机体有足够可以利用的葡萄糖。当然还有其他方式可供人类利用的葡萄糖。

血糖浓度低于 3.9mmol/L 称为低血糖。症状包括头晕、心悸、出冷汗、饥饿感。血糖浓度低于 2.5mmol/L 时，可发生低血糖休克，此时，只需给病人输入葡萄糖溶液，病情即可缓解。

空腹血糖浓度高于 7.0mmol/L 称为高血糖。血糖浓度超过 8.8mmol/L（肾糖阈）时，就会出现糖尿。

（二）双糖

1 分子双糖可在体内水解（有水参加的分解）成 2 分子单糖，重要的双糖有三种：蔗糖、麦芽糖和乳糖。

1. 蔗糖（葡萄糖＋果糖）

蔗糖由 1 分子葡萄糖加 1 分子果糖缩合而成，在甘蔗和甜菜中含量丰富。通常食用的白糖、红糖都是蔗糖，可由人体肠道中蔗糖酶水解成 2 分子单糖后被吸收利用。只有水解成单糖后，才能直接参与人体的化学反应，产生能量。蔗糖虽然是食用糖，但因为是双糖不能用于静脉注射，要经过水解转化（蔗糖水解后产生 1 分子葡萄糖和 1 分子果糖，水解生成的混合物称转化糖），方可代替葡萄糖使用。

通常把蔗糖的甜度定作甜度标准（100），其他甜味品与其比较得到糖的相对甜度，如表 2-1 所列。

表 2-1　各种甜味品的甜度

甜味品	糖精	果糖	蜂蜜	蔗糖	葡萄糖	麦芽糖	半乳糖	乳糖
甜度	400	173	120~170	100	74	33	32	16

2. 麦芽糖（葡萄糖＋葡萄糖）

麦芽糖由 2 分子葡萄糖缩合而成。麦芽糖在谷类种子发出的芽中含量较多，尤以麦芽含量最多，因而得名。实际上，麦芽糖由淀粉酶水解淀粉而得。人的唾液淀粉酶可以水解淀粉成麦芽糖，所以，慢慢咀嚼馒头时会觉得有甜味。我们平时吃的饴糖，主要是麦芽糖。

3. 乳糖（半乳糖＋葡萄糖）

乳糖主要存在于动物的乳汁中，其甜味是蔗糖的 1/6。人乳中乳糖含量为 7％，牛乳中乳糖含量略低，为 5％。

乳糖可以在小肠乳糖酶的作用下水解成葡萄糖和半乳糖，被人体吸收利用。如果体内乳糖酶缺乏，在食入奶或奶制品后，乳糖不能消化而滞留在肠腔内，使肠道内容物渗透压增高、体积增加，肠排空加快，使乳糖很快排到大肠并在大肠吸收水分，引起渗透性腹泻。另外，乳糖受细菌的作用发酵产气，可出现腹胀、肠鸣、腹痛等症状。这是婴幼儿和不习惯饮奶者肠胃功能失调的重要原因，称为乳糖不耐受症。现在有一些牛奶品种（如伊利的"营养舒化奶"和蒙牛的"新养道"），将大部分乳糖水解为葡萄糖和半乳糖，使乳糖含量大大降低。这种牛奶不仅甜度增加，而且更容易消化。

（三）多糖

多糖是由许多单糖分子脱水缩合而成的。多糖是高分子化合物，高分子一般指分子量高达几千到几百万的分子。重要的多糖是葡聚糖，即由葡萄糖脱水缩合而成的多糖。

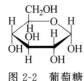

图 2-2　葡萄糖

葡萄糖化学式为 $C_6H_{12}O_6$，环状结构式见图 2-2。葡聚糖分子式为：$(C_6H_{10}O_5)_n$，n 可达到成千上万。葡聚糖主要有三种，分别是淀粉、糖原和纤维素。

1. 淀粉（starch）

淀粉是以葡萄糖为单位的聚合物。有两种形式，一种是直链淀粉，另一种是支链淀粉，见图 2-3(a) 和图 2-3(b)。

淀粉是人类食物中最重要的碳水化合物，是构成膳食的基础。谷物、土豆、

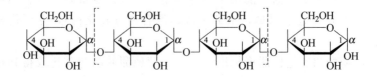

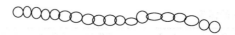

(a) 直链淀粉示意（〇表示葡萄糖单位）

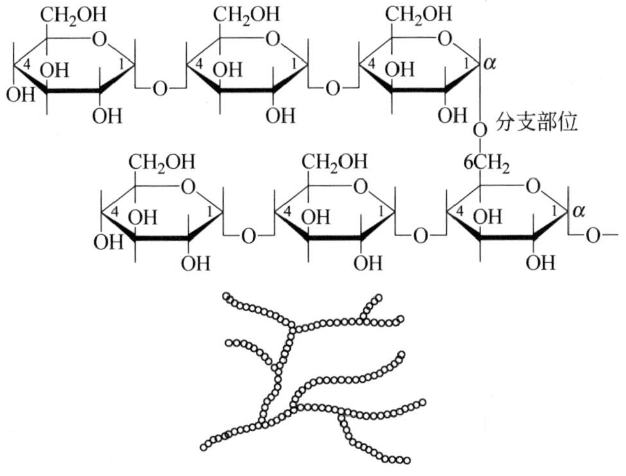

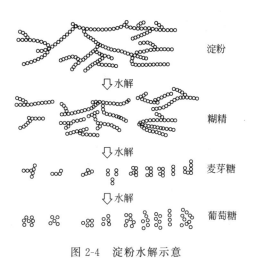

（b）支链葡萄糖淀粉示意

图 2-3　淀粉示意

红薯、豆类（红豆、绿豆、豇豆）和一些蔬菜中含有大量淀粉，淀粉可以水解成小分子多糖，最后水解成葡萄糖，被人体利用（图 2-4）。

图 2-4　淀粉水解示意

$$(C_6H_{10}O_6)_n \xrightarrow{\text{水解}} (C_6H_{10}O_5)_y \xrightarrow{\text{水解}} C_{12}H_{22}O_{11} \xrightarrow{\text{水解}} C_6H_{11}O_6$$

淀粉（长链）　　各种糊精（短链）　　麦芽糖（双糖）　　葡萄糖（单糖）

糊精是淀粉分解的中间产物。发面制品（酵母作用下）使部分淀粉水解成小分子多糖（糊精），改善了面食的味道。淀粉在消化道进行消化分解，最终变为葡萄糖供人体吸收利用。

2. **糖原**（glycogen）

糖原是人和动物体内葡萄糖的储存形式，主要在肝脏和肌肉中储存，分别叫作肝糖原和肌糖原。糖原被称为动物淀粉，因为其结构类似于支链淀粉。糖原在维持人体血糖平衡方面起着十分重要的作用，体内糖原合成与分解与体内血糖浓度密切相关，血糖对体内糖原合成与分解起着重要的调节作用。当饭后血糖浓度升高时，胰岛素分泌增加，体内糖原合成加速。饥饿时肝糖原迅速分解，补充血糖。因此正常人血糖浓度总保持在恒定水平。

青年学生脑组织活动旺盛，消耗能量很大。而脑中没有糖原储备，需要不断地从血液中摄取葡萄糖来维持能量的需要。所以早晨一定要吃早饭来保证血糖的供应。否则容易发生低血糖，严重时会造成低血糖休克。

国际营养学会推荐，人体每天摄取的糖类化合物不能低于100g。

3. 纤维素（cellulose）

纤维素是自然界分布最广泛的多糖，主要存在于植物中，构成植物的细胞壁。自然界纤维素所含碳原子数约占一切有机碳原子的50%以上，因此，干植物可做燃料。纤维素和淀粉糖原一样，也是以葡萄糖为基本单位构成的。不同的是，组成纤维素的葡萄糖在空间构型及其互相结合方式上与组成淀粉和糖原的葡萄糖有所不同（图2-5）。

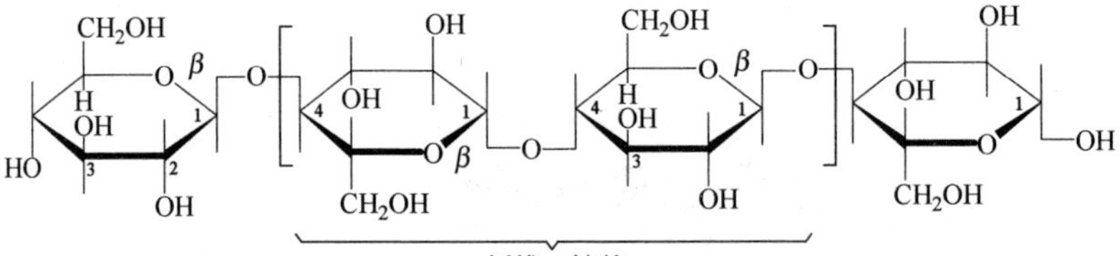

图 2-5 纤维素结构示意

由于纤维素成键方式与淀粉和糖原不同，所以纤维素较淀粉水解困难，必须在高温高压下才能被酸水解成葡萄糖。

人体中的消化酶不能使纤维素降解成葡萄糖，所以人不能消化纤维素。食物中的纤维素经消化道后变成残渣随粪便排出体外。食草动物的肠道寄生菌可以分泌纤维素酶，因此，食草动物可将草中的纤维素降解成葡萄糖后供机体利用。

因为人体不能消化纤维素，曾有一段时间人们认为纤维素是食物中的粗糙部分而对其产生误解，忽略了纤维素在人体中的作用。近年来被人们瞧不起的纤维素又引起医学界和营养界的重视，原因是人们观察到食物纤维对治疗某些疾病的临床效果以及对肠胃健康的重要作用。

（1）食物纤维可促进结肠功能，预防结肠癌　有一种病叫"结肠综合征"，病人表现出消化不良，腹胀痛、恶心、胃灼热、屁多、大便次数多而解不净（宿便）。曾有医生建议，多吃精细食物减少粗纤维对结肠的刺激，但事与愿违，病者偏偏久治不愈。后来发现，正是这种少渣食品造成胃肠蠕动不利而致病，采用高纤维食品可使病情缓解。

结肠癌是由于某些毒素（如亚硝铵、霉菌毒素、环芳烃等）和刺激物在结肠停留时间过长，造成肠壁的慢性损伤而引起的。而食物纤维可促进肠蠕动，使毒物在肠中停留时间缩短，减少肠壁的吸收机会。另外，纤维成分可使粪便量增大，起到稀释毒物的作用。国际癌症研究机构调查发现，以肉食（纤维少）为主的地区，结肠癌发病率要高于以多纤维食物和奶制品为主的地区。

（2）可防治糖尿病　实验证明，食用粗制品（纤维素）在咀嚼过程中通过中枢神经刺激胰岛素的分泌，起到降血糖的作用。

有实验证明：对于苹果，$\left\{\begin{array}{l}\text{喝果汁（除掉纤维）}\\\text{吃果泥（打烂纤维）}\\\text{吃苹果（保持纤维）}\end{array}\right\}$ 产生胰岛素的量自上而下依次增加。

（3）降低血浆胆固醇　血液中胆固醇含量过高，会使胆固醇沉积在动脉血管内壁上，引起心脏病和高血压，这种情况就是动脉粥样硬化症（沉积物使血管堵塞）。若沉积在胆囊壁上，会造成胆石症。食物纤维可在消化道吸附胆汁酸，使胆汁酸随大便排出体外，体内胆汁酸减少可促使肝脏由胆固醇合成胆汁酸，故可减少体内胆固醇，预防心血管病和胆石症。

（4）预防肥胖　纤维素体积大、无直接营养，可产生饱腹感。食后发出已经饱了的信号，从而抑制再吃更多食物的欲望。多食富含纤维的食品（水果、蔬菜），防止营养过剩造成肥胖。

（5）治疗便秘，预防痔疮　纤维素有净化肠道，促进肠蠕动的作用。食物纤维来源，除蔬菜水果外，主要是粮食。粮食加工越粗，食物纤维总量越高。所以在保证营养的前提下，增加食物纤维的摄入量对人体是有利的。食物纤维在人体中有如此重要的调节作用，因此被营养学会列为第七类营养素。

二、糖类的消化、吸收和代谢

营养素的消化吸收是在消化系统中完成的。

消化：指食物由大分子变成小分子的过程，如淀粉变成葡萄糖。

吸收：指经消化的食物分解成小分子后，由肠道吸收入各组织细胞的过程。

碳水化合物的消化过程在口腔内就开始了，通过消化道各种淀粉酶（唾液、胰、小肠）把大分子多糖变成小分子寡糖和双糖，最终变成葡萄糖被小肠吸收入血液，然后送到各组织器官进一步代谢。

葡萄糖在细胞中代谢过程非常复杂，主要是通过合成代谢变成糖原储备；通过分解代谢产生能量。分解代谢主要是有氧氧化和糖酵解过程，有氧氧化即葡萄糖在有氧的情况下彻底氧化成二氧化碳和水，糖酵解指葡萄糖在缺氧的情况下分解成乳酸。

糖酵解过程是机体缺氧时补充能量的一种有效方式。如：当剧烈运动时急需大量能量，此时糖的有氧氧化加快，需要消耗大量氧，机体通过加快呼吸和血液循环供氧，但氧仍然不能满足需要，这时肌肉处于相对缺氧状态，只能加强无氧酵解以供能量急需，所以有肌肉酸痛感（乳酸产生的结果）。剧烈运动后积累在肌肉中的乳酸可由血液循环至肝转变为葡萄糖（乳酸循环）。如果在病理情况下，呼吸和循环机能发生障碍（失血、休克、肺心病、心功能不全等），因为供氧不足糖酵解加强。严重者由于呼吸衰竭组织缺氧，会使糖酵解过度，乳酸堆积而造成代谢性酸中毒，成为致死原因之一。

总之，体内血液葡萄糖浓度保持恒定是维持机体正常生理功能的基本保证。血糖来源和去路的主要平衡方式见图 2-6。

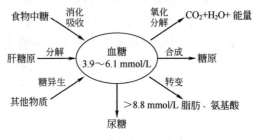

图 2-6 血糖的来源和去路

三、糖类物质的主要功能

（1）供给能量 人体每日膳食中热能供给量的 60%～70% 来自碳水化合物。每克碳水化合物可氧化产能 16.7kJ（4kcal）。碳水化合物所提供的能量几乎为所有的组织所利用，特别对于骨骼肌、心肌和大脑组织更为重要。碳水化合物在供能时有许多优点，比脂肪和蛋白质易消化吸收，且产热快，耗氧少，氧化终产物为水和二氧化碳，生理无毒无害。而且在缺氧条件下仍能进行酵解供给部分能量，这有利于在高强度的运动和某些缺氧的病例状态下产能。

（2）构成细胞的组成成分 糖类存在于一切细胞中，含量占2%～10%。如构成细胞膜的糖蛋白，构成神经组织和细胞膜的糖脂，构成结缔组织（广泛存在于器官组织之间，起联络固定作用，如韧带、软骨、肌腱、眼球膜等）的黏蛋白。此外核糖还可构成基因成分中的核糖核酸（RNA）和脱氧核糖核酸（DNA）。

（3）节省蛋白质作用 糖类有利于机体蛋白质的节省。体内糖类物质充足时，可以避免动用蛋白质作为燃料，从而保证蛋白质用于修补机体组织的需要。膳食蛋白以氨基酸的形式被吸收，并在体内合成组织蛋白或其他代谢物，这些过程需要能量。若摄入蛋白质并同时摄入糖类，可增加 ATP 的形成，有利于氨基酸的活化以及合成机体蛋白质。

（4）抗生酮作用 酮体是人体以脂肪作为燃料时形成的必然产物，对机体有一定的毒性。机体在正常情况时酮体很少，可以被迅速处理掉。在某些特殊情况或病理状态下（饥饿或疾病时）造成体内缺糖，脂肪就会分解代谢产能，同时会产生大量酮体（丙酮、β-羟丁酸和乙酰乙酸），当机体无能力处理时，酮体就会在体内堆积，达到一定浓度就发生酮症酸中毒。

（5）解毒保肝作用　肝糖原储备较充足时，可产生葡萄糖醛酸，此物对某些化学毒物（如四氯化碳、酒精、砷等）以及各种致病微生物感染引起的毒血症有较强的解毒能力。因此，保证糖的供给，就可以保证肝脏中充足的糖原，以保持肝脏正常的解毒功能，使肝脏和其他组织器官免受有害因素的侵害。

（6）对中枢神经系统的作用　体内糖含量充足而且稳定是中枢神经系统正常工作的必要条件。大脑没有糖原储备，所以能量来源主要依赖血液中的葡萄糖。经常性低血糖，可造成大脑的不可逆损害，影响思维能力和神经系统的工作机能。

（7）提供膳食纤维　膳食纤维也是多糖，虽然不能变成可被吸收的葡萄糖，但它可促进胃肠蠕动，并可吸附肠道中胆汁酸使之由粪便排出。胆汁酸是合成胆固醇的原料，所以胆汁酸的排出有利于血清胆固醇浓度下降，减少胆固醇在血管壁的沉积，有利于防止动脉硬化。另外，膳食纤维还可以使糖尿病人血糖含量降低，有利于改善症状。

四、糖类物质的来源及供给量

糖类物质在自然界分布很广，人类所需的糖类物质主要由植物性食品如米面、薯类、蔬菜、水果等供给。单糖与双糖类除部分来自天然食物外，大部分以食糖的形式（如葡萄糖与蔗糖）直接摄取，食糖因为更容易消化吸收所以被称为精制糖。动物性食品中糖的含量很少。

碳水化合物的供给量没有严格规定，一般认为应占食物总热能的50％～65％，也可根据饮食习惯和生活水平，在保证能量平衡的前提下做适当调整。但每天应摄入约250～400g碳水化合物，至少为100g，否则会引起脂肪和组织蛋白分解过多，造成对健康的影响。

第二节　脂类——细胞膜的成分和能量储备

按脂类的化学组成及其对人体的营养作用，可将其分为脂肪和类脂两类。我们通常吃的油脂如豆油、花生油、菜籽油、香油、猪油、牛油等属于脂肪类。类脂的性质类似于脂肪，在营养学上比较重要的类脂是磷脂和胆固醇。

一、脂肪

脂肪又叫真脂，其化学名称为甘油三酯（triglyceride，TG）或三酯酰甘油。

（一）组成、结构和性质

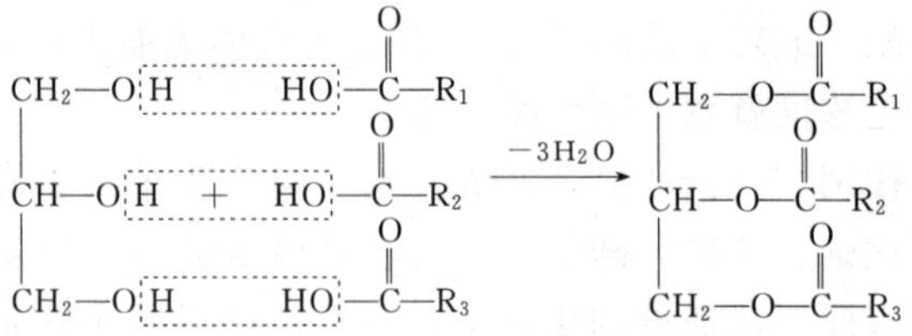

甘油　　　　　　　　脂肪酸　　　　　　甘油三酯（脂肪）

图 2-7 脂肪酸结构式（甘油三酯生成反应式）

可见，脂肪是由 1 分子甘油和 3 分子脂肪酸脱水缩合而成的，也就是说，脂肪的构件分子是甘油和脂肪酸。R_1、R_2 和 R_3 分别表示 3 个可以相同也可以不同的脂肪酸烃链，不同的油脂只是脂肪酸（R）各不相同。但是多数脂肪分子中至少有一种 R 是图 2-7 中之一。

软脂酸[$CH_3(CH_2)_{14}COOH$]　　　　　　　　　　16C ⎫
硬脂酸[$CH_3(CH_2)_{16}COOH$]　　　　　　　　　　18C ⎭ 饱和脂肪酸

油　酸[$CH_3(CH_2)_7CH{=}CH(CH_2)_7COOH$]　　　18C　单不饱和脂肪酸

图 2-7 脂肪酸结构式

从结构式可见，饱和脂肪酸的烃链没有双键，不饱和脂肪酸的烃链有双键。脂肪的来源有动物和植物。一般动物脂肪熔点较高，常温为固体——称脂。植物脂肪熔点较低，常温为液体——称油。

油脂中，脂肪酸的链越短，双键越多，熔点就越低。因此，动物脂肪中含饱和脂肪酸多，而植物脂肪中含不饱和脂肪酸多。另外，脂肪的消化率也与其熔点有密切关系，熔点越低的脂肪消化率越高。因此植物油的消化率要高于动物脂。

（二）脂肪酸

1. 必需脂肪酸（essential fatty acid，EFA）

把人体自身不能合成，必需从食物中摄取的脂肪酸称必需脂肪酸。以往认为必需脂肪酸有三种，包括亚油酸、亚麻酸和花生四烯酸。现代医学研究表明只要亚油酸供给充足，人体可以利用其合成花生四烯酸。所以目前也有亚油酸、亚麻酸两种必需脂肪酸的说法。

亚油酸　$CH_3(CH_2)_4CH{=}CHCH_2CH{=}CH(CH_2)_7COOH$（十八碳二烯酸）

亚麻酸　$CH_3(CH_2CH{=}CH)_3(CH_2)_7COOH$　　　　　　　（十八碳三烯酸）

花生四烯酸　$CH_3(CH_2)_3(CH_2CH{=}CH)_4(CH_2)_3COOH$（二十碳四烯酸）

也可记为 $20:4\Delta^{5,8,11,14}$（表示有 20 碳、4 个双键，Δ 后上角数字是双键位置）。不饱和脂肪酸分为单不饱和（只有一个双键）脂肪酸（MUFA），多不饱和（两个以上双键）脂肪酸（PUFA）。必需脂肪酸都含有多个双键，所以都是多不饱和脂肪酸。

必需脂肪酸的生理作用如下。

① 增加毛细血管壁和皮肤的强度，增加通透性，防止皮肤及黏膜受损。必需脂肪酸缺乏时会出现鳞屑样皮炎、湿疹等。EFA 对 X 射线引起的皮肤损害有恢复作用。

② 必须脂肪酸可与胆固醇结合形成胆固醇酯，还可以生成磷脂，因此可有效降低血液中游离胆固醇的量。如果必需脂肪酸缺乏，胆固醇的转运受阻，就容易在血管壁上沉积，造成血管硬化和堵塞。

③ EFA 为动物精子形成、妊娠、泌乳等生理过程所必需。如果膳食中长期缺乏 EFA，就会造成不孕症、授乳困难等。

④ 可以转化为体内许多重要的生理活性物质，如前列腺素（前列腺素对人体生理生化功能起着重要调节作用，如扩张血管、降低血黏度、促进肠蠕动）等。

人体对 EFA 的需要量，一般认为是全日热量的 2%，婴儿是 3%。EFA 最好的来源是植物油，尤其是棉籽油、豆油、玉米油、芝麻油等。一般正常进食者不缺这三种脂肪酸。婴儿缺乏症主要是皮肤湿疹和皮肤炎症，可用亚麻油治疗。久病靠静脉营养时缺乏必需脂肪酸也是导致皮肤病的原因之一。

脂肪中 EFA 的含量越高，则营养价值就越高。一般植物油中的 EFA 高于动物脂肪，所以其营养价值也高于动物脂肪。几种食物中亚油酸的含量见表 2-2。

表 2-2 几种食物中亚油酸的含量（相当脂肪总量的百分比） 单位：%

食　　物	亚油酸	食　　物	亚油酸
豆油	52.2	猪油	6.3
玉米胚油	47.8	黄油	3.5
芝麻油	43.7	牛肉	5.8
花生油	37.6	羊肉	9.2
菜籽油	14.2	鸡肉	24.4

2. ω-3 脂肪酸（Omega-3 脂肪酸）

ω-3 脂肪酸中含多个双键，属于多不饱和脂肪酸。因为有一个双键出现在碳链甲基端（脂肪酸碳末端）的第三位，所以又称之为 n-3 脂肪酸。ω-3 脂肪酸是同系列不饱和脂肪的名称，主要包括亚麻酸 ALA（十八碳三烯酸）、EPA（二十碳五烯酸）、DHA（二十二碳六烯酸）等。EPA 和 DHA 在冷水海洋鱼类中含量丰富，如野生的大马哈鱼、三文鱼和沙丁鱼等。自从 20 世纪 70 年代，人们发现生活在格陵兰岛的爱斯基摩人很少患心脑血管疾病，各国科学家就纷纷投入对 ω-3 脂肪酸的研究。近几十年来，有大量的研究报告表明，ω-3 脂肪酸具有抗炎、抗血栓形成、降血脂、舒张血管、营养神经等作用。

3. ω-6 脂肪酸

ω-6 脂肪酸是因为有一个双键出现在碳链甲基端（脂肪酸碳末端）的第六位，所以又称之为 n-6 脂肪酸。必需脂肪酸中的亚油酸和花生四烯酸都属于 ω-6 脂肪酸。最近研究发现，ω-6 脂肪酸也有不利于健康的一面，如有促进血块凝结、血栓形成和炎症发生等作用。

4. 反式脂肪酸（TFAs）

反式脂肪酸是顺式单不饱和脂肪酸的异构体。在以双键结合的不饱和脂肪酸中，若脂肪酸烃链均在双键的一侧为顺式（cis），而在双键的不同位置为反式（trans）。结构示意如下：

顺式　　　　　　　　　　　　　　反式

由于两者结构不同，物理性质也有所不同。如顺式脂肪酸多为液态，熔点较低；反式脂肪酸多为固态或半固态，熔点较高。反式脂肪酸属非天然成分，难被人体接受，容易导致生理功能障碍。有研究表明，反式脂肪酸对人体的危害比饱和脂肪酸还大，主要表现在：诱发心脑血管疾病和糖尿病、导致肥胖和老年痴呆症、影响婴幼儿的大脑发育和神经系统发育、降低男性的生育能力等方面，还有一些研究认为其与癌症有关。

反式脂肪酸的主要来源：一是反刍动物的脂肪组织经体内微生物作用，发生部分氢化反应产生少量反式脂肪酸，如乳脂中含 5%～9.7% 的反式脂肪酸；二是烹调用油温度过高时，部分顺式脂肪酸可以转变为反式脂肪酸；三是液态植物油不饱和脂肪酸双键加氢使之饱和后变成固态，顺式不饱和脂肪酸就转变成室温下更稳定的反式脂肪酸，产品称为"氢化植物油"。制造商常利用这个过程生产人造黄油、人造奶油和咖啡伴侣等，目的是增加产品的稳定性和食品风味。

含有反式脂肪酸的常见加工食品有珍珠奶茶、薯条、薯片、蛋黄派或草莓派、大部分饼干特别是奶油夹心饼干、方便面、泡芙、薄脆饼、油酥饼、巧克力、沙拉酱、奶油蛋糕、奶油面包、冰淇淋、速溶咖啡等。一般在食品成分中注有氢化植物油、转化脂肪、人造黄油、人造奶油、植物奶油、麦淇淋、起酥油或植脂末等，都属于同类产品。《中国居民膳食营养素参考摄入量（2013 版）》建议，我国两岁以上儿童和成人膳食中，来源于食品工业加工产生的反式脂肪酸的最高限量应小于1%的总能量，对成人来说大致相当于每天摄入量不超过 2g。因此在日常膳食中若远离反式脂肪酸，就要多选用天然食品；购买加工食品时要注意标签成分，少吃含有反式脂肪酸的加工食品；少吃煎炸食品等容易产生反式脂肪酸的食物。

（三）供给量与食物来源

人类膳食脂肪主要来源于动物的脂肪组织和肉类以及植物的种子。动物脂肪相对含饱和脂肪酸和单不饱和脂肪酸多，多不饱和脂肪酸少。植物油主要含不饱和脂肪酸。必需脂肪酸在植物油和鱼、贝类中含量多。

膳食脂肪的供给量各国皆以占膳食总热能的比例为标准。世界卫生组织提出脂肪摄入不宜超过30%。我国推荐的供给量规定成人每日脂肪摄入量应占总热量的20%～30%。在寒冷条件下可增加摄入量。在炎热条件下脂肪供给量应适量减少。重体力劳动者和少年儿童适当增加。

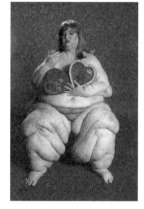

图2-8　肥胖

近年来，随着我国人民生活水平的提高，人们脂肪的摄入量也随之升高。在某些地区或家庭中摄入脂肪的量已达到或超过世界卫生组织提出的30%的高限。脂肪在一天总热量的比值过高，会产生过剩以致造成肥胖（图2-8），还会增加某些疾病如高血脂、动脉粥样硬化、冠心病、糖尿病等的危险性。根据流行病学调查资料显示，膳食脂肪摄入量与冠心病的发病率呈明显正相关。高脂膳食还可使脂肪在肝中积存而形成脂肪肝。

（四）食用油常识

1. 脂肪酸平衡

油脂中的脂肪酸包括"饱和"、"单不饱和"和"多不饱和"脂肪酸三种类型。在天然油脂当中，三类脂肪酸同时存在，只是比例不同而已。由表2-3可见：橄榄油和茶籽油含单不饱和脂肪酸较多；大豆油、葵花油、玉米油、红花油、棉籽油、核桃油等含多不饱和脂肪酸较多；花生油和芝麻油的不饱和脂肪酸较为均衡；奶油、棕榈油、猪油、牛油、羊油等含饱和脂肪酸多。不同类型的脂肪酸各有利弊，各有特点。饱和脂肪酸（SFA）中没有人体必需脂肪酸。它的优点是稳定性好，耐热性强，不易产生氧化产物；缺点是常温下为固体，容易升高血脂，增大心血管疾病的风险。多不饱和脂肪酸（PUFA）中包括人体必需脂肪酸，是组织细胞及生理活性成分。这一类脂肪酸的优点是营养价值高，常温下是清澈透明的液体；缺点是由于双键多，所以稳定性差，高温或者长期储存后，容易被氧化，产生伤害人体的各种氧化产物、聚合产物和分解产物。单不饱和脂肪酸（MUFA）主要是油酸。虽然人体自身可以合成，但时常不能满足机体的需要。单不饱和脂肪酸的优点是耐热和氧化性居中，对一些疾病的预防有帮助，如能降血脂、预防心脑血管疾病和脂肪肝等，故近年来得到大力推崇；缺点是不含必需脂肪酸。

由于脂肪酸的种类和饱和程度都会影响人体机能，所以任何单一脂肪都不能满足膳食脂肪酸的营养需求。如果为了满足口味长期单一品种吃油，就会造成脂肪酸营养失衡。有调查显示，脂肪酸失衡会给人体健康带来隐患，可能导致心脑血管疾病、脂肪肝、皮肤病等。所以食用油的种类一定要多样化，不同种类的油脂通过互相搭配，各类脂肪酸可以取长补短趋于平衡，有利于提高脂肪的营养价值。如调凉菜时可以加橄榄油和芝麻油，既可保证营养又能兼顾味道。选择食用油要因人而异，对大多数人，吃脂肪酸配比科学的调和油（两种以上的混合油脂）不失为一种理想选择。对中老年及"三高"人群来说，应尽量选择富含不饱和脂肪酸的橄榄油、菜籽油、葵花籽油、玉米油等为佳。

表 2-3 常见食用油不同类型脂肪酸含量 单位：%

食用油名称	饱和脂肪酸	单不饱和脂肪酸	多不饱和脂肪酸	食用油名称	饱和脂肪酸	单不饱和脂肪酸	多不饱和脂肪酸
豆油	14	23	58	菜籽油	7	55	33
花生油	17	46	32	棕榈油	49	37	9
芝麻油	12	39	44	核桃油	9	16	70
橄榄油	13	74	8	奶油	62	29	4
玉米油	13	24	59	牛油	50	42	4
棉籽油	26	18	50	羊油	47	42	4
葵花籽油	13	24	59	猪油	40	45	11
红花油	9	12	75	鸡油	30	45	21

2. 食用油的制造工艺

选购食用油仅看外观是不够的，关键是要看它的原料（是否转基因、是否变质等）和制造工艺。工业上通常采用压榨法和浸出法提取植物油。压榨法取油是利用榨油机把油脂从原料中挤出来。含油量多的如花生、芝麻多用压榨法取油。浸出法取油是用六号轻汽油（己烷）作溶剂，对油料浸泡、冲洗，油脂就溶在溶剂里。然后加热蒸发，让溶剂挥发后剩下油脂。或者先压榨再将粕饼的余油用浸出法取油。含油量较少的油料种子，多数用浸出法取油。因为浸出法使用了轻汽油，所以除了花生油大力标榜纯天然压榨以外，我们很少见食用油宣传他们的产品怎样浸制出来的，恐怕影响销路。其实，浸出法提取油工艺较成熟，欧美已用了几十年。如果精炼工艺水平高，可以将有机溶剂残余控制在安全范围，选择信誉好的品牌对健康无害。

3. 食用油的选择

市场上的食用油品牌众多，五花八门，究竟如何选择呢？通常可通过外观、生产日期、等级几个方面进行判断。

① 外观：品质优良的食用油色泽清澈、均匀、无沉淀、无杂质、无异味，稍微带有油料本身固有的香味。烹调时，油入热锅应该无声响，且冒出的烟越少越好。

② 日期：因为植物油含有大量的不饱和脂肪酸，极易受光照、热、水分等不稳定因素而产生氧化变质，所以在购买时应注意产品的保存期，选择生产日期越近的越好。

③ 食用油级别有四个等级，一级最好，四级最差。每个等级都有严格的指标规定。等级越高，食用油的精炼程度越高，各化学指标要求也越严格，当然价格也相对较高。

2007 年 10 月 1 日起，我国大豆油和花生油产品国家标准正式实施。食用油等级、是否运用转基因物料、原料原产国、制作工艺是压榨法还是浸出法等保障消费者权益的指标，都被强制要求在产品上做出标识。而"色拉油"这个在我国使用了 20 多年的外来语也将从此退出食用油市场。我国市场的大豆油 70% 以上含有转基因成分。从人们追求食用油的天然环保的目标来看，选择是否含有转基因成分的食用油是消费者的权利。因此，所有食用油产品都被强制要求标识是否采用了转基因原料。

由于植物油本身的性质，应注意食用油的储存方式。植物油有"四怕"：一怕阳光，要避免阳光直接照射；二怕高温，将油放置在温度较低的地方；三怕不密封，用完后要拧紧瓶盖；四怕进水，使用时防止有水混入。一首打油诗可让人们了解健康吃油：

> 饮食用油有门道，味道保健兼顾到。
> 根据需要买好油，搭配均衡营养好。
> 炒菜放油量要小，油温控制烟不冒。
> 低温避光善保存，科学安全都重要。

（五）脂肪的功能

正常人脂肪占体重的 10%～20%，人体脂肪组织主要位于皮下和环绕脏器，是体内过剩能量的一种储存方式，因受营养状况和机体活动量的影响而增减，所以称可变脂。

脂肪在人体需要时产生的能量是等量糖类和蛋白类的 2 倍。1g 脂肪在体内氧化可产生 37.6kJ（9kcal）❶ 的能量。所以生活在寒冷地区的人们（内蒙古人、北极因纽特人）以脂肪食物为主。体脂可成为绝热体，减少热量通过皮肤散失，保持体温，抵抗寒冷，所以胖子比瘦子耐冷而不耐热。

另外，体内脂肪环绕脏器，像软垫一样固定着脏器，缓冲机械冲击，保护内脏。瘦人容易得胃下垂、肾下垂等疾病，与脏器周围脂肪少有一定关系。

体内储存的脂肪像一个浓缩的能量储备库，当人体需要的时候可被动员出来（与糖原类似）。但是如果储存过多就会发胖，加重心脏负担，引起心脏损伤。而储存过少就消瘦，使机体承受能力降低，一旦生病，因体内可用于消耗的脂肪少，所以不如胖人能抗。

脂肪生理功能及作用总结如下。

① 供给热量：人体重要能量的来源和能量储备。动物冬眠靠体脂维持生命。

---

❶ 1kJ＝0.2389kcal，下同。营养学中常用 kcal 作为单位。

② 增加饱腹感：因为脂肪在胃中滞留时间长，排空速度慢。

③ 供给人体必需的脂肪酸（亚油酸、亚麻酸、花生四烯酸）。

④ 促进脂溶性维生素吸收。

⑤ 维持体温，保护脏器。

⑥ 改善膳食的感官性状，增进食物的色、香、味，促进食欲。

二、类脂

类脂是类似油脂的物质，但化学结构上与油脂没什么必然联系，在细胞的生命功能上起着重要作用。类脂在体内相当稳定，约占总脂量的5％，因不受营养状况和机体活动的影响而增减，所以称固定脂。类脂主要有磷脂、糖脂、胆固醇和脂蛋白等。我们重点介绍磷脂和胆固醇。

（一）磷脂（phospholipid，PL）

磷脂是动物、植物的细胞膜成分。磷脂又叫磷酸甘油酯，重要的是卵磷脂和脑磷脂。卵磷脂分子中含有甘油、脂肪酸、磷酸和胆碱。卵磷脂又称卵黄素，因在蛋黄中含量多而得名，大豆、玉米、葵花籽中含量也较多。脑磷脂分子中含有甘油、脂肪酸、磷酸和胆胺。卵磷脂和脑磷脂的区别只是含氮碱不同，前者是胆碱，后者是胆胺。

1. 作用及功能

$$磷脂分子（两亲化合物）\begin{cases}含一个离子基团的极性头部（亲水）\\另一头两条烃链组成的非极性尾巴（亲油疏水）\end{cases}$$

具有乳化剂的分子特性，可使油水相溶，把油滴分散在水中形成乳状液。

（1）构成细胞膜　磷脂分子极性头和非极性尾双层定向排列，像夹心面包一样，适应生物体内的油水环境（图2-9，图2-10）。

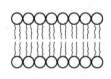

图2-9　细胞膜示意

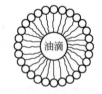

图2-10　乳化剂示意

（2）脂类物质的运输　磷脂是血浆脂蛋白（脂类的运输形式）的成分，多食含磷脂的食物，可增加脂类物质在血液中的流动性，防止血液黏稠、脂类堆积，避免造成心血管疾病。

（3）防治脂肪肝　脂肪肝是由于肝中脂肪过多，使肝细胞中脂肪堆积占据了一定的空间，影响了肝细胞功能，长时间的脂类物质堆积造成结缔组织增生而形成肝硬化。要防止脂肪肝的形成，一方面要减少脂肪摄入量；另一方面要增加含磷脂的饮食，这样可以增加脂蛋白的量，有利于把肝中脂肪运走。卵磷脂是合成脂蛋白的重要原料，多吃富含卵磷脂的食品可以防治脂肪肝。

当然，如果肝功能不好，肝脏合成和释放脂蛋白的能力下降，如果摄入油脂过多容易形成肝中脂肪堆积而加快硬化。所以肝脏病人，一方面要积极治疗原发病；另一方面应适当限制膳食中的脂肪摄入量。一般肝脏病人的饮食应高糖：促进糖原合成，保护肝脏；适量蛋白：既要增加血浆蛋白，还不能因蛋白过量造成氨的毒害；低脂肪：防止脂肪性肝硬变。所以，肝功能不好应该适量多食精制糖、鸡蛋、瘦肉、鱼、蔬菜、水果等。

2. 食物来源

含磷脂较多的食物为蛋黄、动物肝脏、大豆及制品、麦胚和花生等。

（二）胆固醇（cholesterol）

胆固醇是人类生命活动中不可缺少的重要物质，人体几乎所有的组织都含有胆固醇，只是存在量的多少不同；人体内胆固醇总量约每千克体重 2g，健康人体内约含 140g。胆固醇有两个主要来源：一种是自身在肝脏合成的（内源性胆固醇），每天大约有 1000mg；另一种来源于食物（外源性胆固醇），每天有 300～500mg，可见胆固醇主要来源于人体自身的合成。正常情况下内源性胆固醇与外源性胆固醇在体内处于平衡状态，而且人体自身具有一定的胆固醇调节能力，如果胆固醇摄入量高还会反馈抑制内源性胆固醇的合成。吃到体内的胆固醇一部分被吸收利用，没有被吸收的还可以通过粪便排出体外，通过这种自身调节来维持体内胆固醇的正常水平。胆固醇在体内有着广泛的生理作用，当其过量时会导致高胆固醇血症，对机体产生不利的影响。

1. 结构及来源

胆固醇与脂类物质在分子结构上没多少联系，它属于甾类化合物。

胆固醇　　　　　　　　　脂肪酸　胆固醇脂

来源：一部分来自食物，一部分自身合成。食物主要来自动物脑、内脏、卵黄、奶油及肉类。其余部分主要由肝脏合成。除肝以外，小肠等其他组织也合成少量胆固醇。

2. 胆固醇的功与过

① 胆固醇是生物膜的重要成分，生物膜是生命过程中的重要组成部分，胆固醇主要以游离形式存在于其中。在细胞质膜中胆固醇含量较高，在内质网和其他细胞器中较少。胆固醇是两性分子，疏水的一端对控制生物膜的流动性具有重要

作用，还可阻止生物膜中膜磷脂在低温时变成结晶状态，从而保证低温状态时生物膜的流动性及正常功能；也有助于修复血管壁和保持血管壁完整。如果血液中的胆固醇含量偏低，血管壁就会变脆，可能引起出血。

② 胆固醇又是合成胆汁酸、类固醇激素及维生素 D 等生理活性物质的原料。胆固醇在肝脏转化为胆汁酸随胆汁排入消化道，参与脂类物质的消化吸收。肾上腺皮质激素、雄性激素和雌性激素均是体内重要的激素，它们均以胆固醇为原料，在相应的内分泌体系中合成。皮肤中的 7-脱氢胆固醇在日光紫外线的照射下，可转变为维生素 D_3，后者在肝及肾转化后生成活性的维生素 D，参与体内的钙磷代谢，从而保证骨骼的正常生长发育和骨代谢平衡。

③ 有资料证明，胆固醇过低易患癌症。有调查记载，胆固醇过低的男性，癌症发病率是正常人的 3 倍。原因是：有一种吞噬癌细胞的白细胞叫"噬异变细胞白细胞"，这种细胞靠胆固醇而生存，如果胆固醇过低，会使这种细胞减少，癌细胞就可能乘机繁殖。

④ 胆固醇是血栓和结石的主要成分。血中胆固醇过高会沉积在血管内壁上，造成动脉粥样硬化，严重的造成血栓，形成脑梗或心梗。另外，还可形成结石。

3. 如何看待膳食胆固醇

如前所述，胆固醇具有维持生命和导致疾病的双重作用。胆固醇水平低了不能维持正常的生理功能，高了会导致诸如心脑血管疾病等高胆固醇相关疾病。随着生活水平的提高，心脑血管疾病的患病率不断上升，在我国已经成为第一杀手。所以营养机构试图通过限制膳食胆固醇来达到控制体内胆固醇水平的目的。我国 2007 年版膳食指南中对膳食胆固醇摄入量的推荐值是每天小于 300mg。一直以来，人们都以为高胆固醇血症是"吃出来"的，所以为了健康，在饮食中尽量回避胆固醇，更有甚者谈胆固醇色变，膳食过程中弃掉蛋黄，拒绝动物内脏等富含胆固醇的食物。常见动物性食物胆固醇含量见表 2-4。

实际上，高胆固醇摄入水平不单纯是诱发心脑血管病的原因。通过一项长达16 年的研究结果发现，低胆固醇摄入水平（150～200mg/d）的人群心脏病死亡人数是高胆固醇摄入水平（大于 300mg/d）的 2 倍。甚至还发现，即使胆固醇摄入量达到每天 768mg，也没有发现与心脑血管疾病的发病率或死亡率有直接关联。这些研究结果提示人们，不应过分限制或降低胆固醇的摄入量。因此美国 2015 版和我国 2016 版膳食指南都取消了对膳食胆固醇的限量。

膳食中的胆固醇对血清胆固醇的影响是一个比较复杂的问题，关系到年龄、遗传、摄入食物的种类、进食量多少、代谢过程的个体差异等因素的影响。目前尽管取消了对膳食胆固醇的限量，但并不意味胆固醇的摄入可以毫无节制。血液胆固醇水平与心脑血管疾病成正相关是无疑的，所以对于高血压、冠心病、血脂偏高及相关慢性病的人群，还需科学辩证地认识这个问题，首先注意控制食量，适度运动，防止能量过剩造成脂肪堆积和血液黏稠；多食用大豆及其制品，有利于胆固醇在体内的运输和代谢；必要时要通过药物控制血清胆固醇水平。

表 2-4　常见动物性食物胆固醇含量　　　　　　单位：mg/100g 可食部

食物名称	含量	食物名称	含量	食物名称	含量
猪肉(肥瘦)	80	牛脑	2447	鸭蛋	565
猪肉(肥)	109	猪肾	354	咸鸭蛋	647
猪肉(瘦)	81	鸡(均值)	106	鲤鱼	84
牛肉(肥瘦)	84	鸭(均值)	94	青鱼	108
牛肉(瘦)	58	鹅	74	海鳗	71
羊肉(肥瘦)	92	鸡肝	356	带鱼	76
羊肉(瘦)	60	鸭肝	341	对虾	193
猪肝	288	鹅肝	285	海蟹	125
牛肝	297	鸡蛋	585	赤贝	144
猪脑	2571	鸡蛋黄	1510	乌贼	268

注：引自杨月欣等《中国食物成分表 2002》和《中国食物成分表 2004》。

三、血脂

血脂为血浆脂类物质的总称，包括甘油三酯、磷脂、胆固醇、胆固醇脂。因为甘油三酯和总胆固醇（胆固醇＋胆固醇脂）与心血管疾病关系密切，所以血脂检验时更关心这两项指标。

甘油三酯（TG）：正常范围 0.1～1.7mmol/L。高于 1.8mmol/L 为高甘油三酯血症。

总胆固醇（TC 或 CHO）：正常范围 2.9～6.0mmol/L。高于 6.1mmol/L 为高胆固醇血症。

如果这两项指标增高，就要控制饮食或药物辅助治疗。

有人认为，血液胆固醇的沉积量与食用饱和脂肪的量有关，所以称饱和脂肪和胆固醇是心血管病的罪魁祸首。在这种思想指导下，一些人为了限制血脂升高，严格限制自己的饮食，根据少胆固醇、绝对素食原则来选择自己的食谱。但是，禁食脂肪、卵黄（虽胆固醇含量高，但也富含卵磷脂，可起到降低血液黏稠度的作用）、动物内脏等食品，同时也限制了一些必需营养素的摄入，因而是不可取的。

四、脂类的消化、吸收及代谢

脂类的消化吸收在小肠内进行。对脂肪起消化作用的主要是胰腺分泌的脂肪酶。由于脂肪不溶于水，所以在消化前必须先进行乳化，由肝脏分泌的胆汁对脂肪乳化起着至关重要的作用，它把脂肪分散成小微滴，使脂肪酶更易接近并将脂肪分解成甘油和脂肪酸，从而被吸收利用。

机体内的脂类通过血液由三种类型的脂蛋白与之结合并进行转运，所以，血浆中脂蛋白含量可以反映机体内脂类物质的浓度。

（1）极低密度脂蛋白（VLDL） 其作用主要是将甘油三酯（脂肪分子）转运到脂肪及全身各组织。所以，血浆中 VLDL 水平反映甘油三酯的浓度。正常人空腹时含量较低。

（2）低密度脂蛋白（LDL） 其作用主要是将胆固醇从肝转运到全身各组织。低密度脂蛋白是正常人空腹血浆中主要脂蛋白，约占脂蛋白总量的 2/3。血浆 LDL 增高的人易诱发动脉粥样硬化。

（3）高密度脂蛋白（HDL） 其作用主要是从肝外组织将胆固醇转运到肝中代谢，这种转运过程称为胆固醇的逆向转运。正常人空腹血浆中 HDL 含量较稳定，约占脂蛋白总量的 1/3。血浆 HDL 增高的人，动脉粥样硬化的发病率降低。

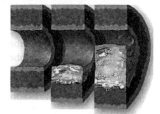

正常动脉　轻微动脉粥样硬化　重度动脉粥样硬化

©medmovie.com 2004

图 2-11 动脉内膜脂斑层示意

动脉粥样硬化是心血管系统最常见的疾病之一。经化学分析证实，动脉粥样硬化主要是血浆胆固醇增多而沉积在大、中动脉内膜上所致。如果同时伴有动脉壁损伤或胆固醇转运障碍，则易在动脉内膜形成脂斑层，继续发展即可使动脉管腔狭窄（图 2-11）。

这些情况如发生在冠状动脉，则引起心肌缺血，进而发生心肌梗死。多数研究者认为，低密度脂蛋白和极低密度脂蛋白增多具有促进动脉粥样硬化形成的作用，而高密度脂蛋白具有抵抗动脉粥样硬化形成的作用。体内脂蛋白水平与饮食结构、运动量及先天等因素有关。

实际上，机体内的代谢过程是一个完整统一的过程。糖类、脂类和蛋白质在代谢过程中既相互联系，又相互制约，还可以相互转化。当吃的食物所含热量超过身体所需能量时，过量部分就以脂肪形式储存在脂肪组织中形成体脂。不论哪种食物过量，都会以脂肪的形式储存，特别是糖类物质，极易转变为脂肪。因此，进食过多的糖类物质（主食）、体力活动又少的人容易发胖。

在一般生理情况下，人体所需的能量主要由糖类的氧化供给。在禁食初期，体内能源是由蛋白质分解产生的氨基酸通过糖异生作用转变成葡萄糖供应。较长时间禁食，则糖异生所占比例下降，脂肪分解产生能量所占比例增高，以致主要利用葡萄糖供能的脑组织也要依靠酮体（脂肪分解产能的必然产物）供应能量。

第三节 蛋白质——生命的物质基础

蛋白质（protein）是生命的物质基础，是组成一切细胞和组织结构的基本材料。蛋白质与各种生命活动紧密相关，没有蛋白质就没有生命。蛋白质的组成元素主要是碳（C）、氢（H）、氧（O）和氮（N），另外还有一些硫（S）、磷（P）及金属元素。蛋白质中氮元素占其重量的16%（15%～19%，平均为16%）。人体内氮元素主要来源于蛋白质，所以氮是蛋白质的特征元素。如果测定生物样品中蛋白质的含量，只需测定其含氮量，然后再换算成蛋白质含量即可。蛋白质含量＝蛋白氮×6.25。

一、组成蛋白质的基本单元——氨基酸

人体蛋白质的种类初步估计达10万种以上，在生命活动中发挥重要作用。实际上，这么多蛋白质都是由20多种氨基酸的不同排列组合而成，这些氨基酸是蛋白质的基本构件。膳食蛋白经消化系统分解为氨基酸后才能被机体吸收，然后经体内合成自身的组织材料和活性物质。

组成蛋白质的20余种氨基酸中，有一部分体内能够合成，称非必需氨基酸；有8种氨基酸人体内不能合成，必须由食物供给，称为必需氨基酸（essential amino acid，EAA）。它们是：赖氨酸、色氨酸、苯丙氨酸、蛋氨酸、苏氨酸、亮氨酸、异亮氨酸和缬氨酸。对于婴幼儿来说，组氨酸也是必需氨基酸。

人体不同时期每日必需氨基酸需要量估计见表2-5。其氨基酸需要量的比值是将含量最少的色氨酸作为1，其他必需氨基酸需要量与其相比而计算出的相应比值。

表 2-5　人体每日必需氨基酸需要量估计（mg/kg）及比值

必需氨基酸	成人		儿童(10～12岁)		婴幼儿	
	需要量	比值	需要量	比值	需要量	比值
缬氨酸	10.0	2.8	33.0	8.3	93.0	5.5
亮氨酸	14.0	4.0	45.0	11.3	161.0	9.5
异亮氨酸	10.0	2.8	30.0	7.5	87.0	5.1
苏氨酸	7.0	2.0	35.0	8.8	87.0	5.1
苯丙氨酸＋酪氨酸	14.0	4.0	27.0	6.8	125.0	7.4
色氨酸	3.5	1.0	4.0	1.0	17.0	1.0
蛋氨酸＋胱氨酸	13.0	3.7	27.0	6.8	58.0	3.4
赖氨酸	12.0	3.4	60.0	15.0	103.0	6.0
组氨酸	0		0		28.0	1.6

注：此表为世界粮农组织（FAO）和世界卫生组织（WHO）提出的氨基酸需要量模式。

蛋白质的营养价值实际上是通过氨基酸的数量和比例来实现的。因为构成人体组织蛋白质的氨基酸是按一定比例组成的，所以人体对食物蛋白中氨基酸的种类、数量及相互间比例均有一定要求。食物蛋白的必需氨基酸符合这个要求，才

能被充分利用。蛋白质中某种氨基酸过量或不足，都会干扰其他氨基酸的利用，从而降低蛋白质的营养价值。

不同食物蛋白所含氨基酸的种类和数量不尽相同。食物蛋白的氨基酸模式越接近人体的需要，其营养价值越高。鸡蛋和人乳蛋白中必需氨基酸的构成很接近人体的需要量，故营养学中常把它们作为参考蛋白。将任何一种食物蛋白的必需氨基酸含量逐一与参考蛋白的必需氨基酸构成相比较，所得商的百分比即为食物蛋白的氨基酸评分（AAS），计算公式如下：

$$蛋白质氨基酸评分（AAS）=\frac{每克待评蛋白中某种必需氨基酸量（mg/g）}{每克参考蛋白中该种必需氨基酸量（mg/g）}\times 100$$

理论上，食物蛋白的 8 种必需氨基酸要逐一评分，根据比例综合评价其营养价值。而实际应用中，只需计算食物中限制氨基酸（含量最少的必需氨基酸）的 AAS 即可，因为限制氨基酸的量制约其他必需氨基酸的吸收利用。蛋白质的 AAS 越接近 100，其营养价值越高。表 2-6 为几种食物蛋白的氨基酸评分。

表 2-6　几种食物蛋白的氨基酸评分

食　物	氨基酸评分	食　物	氨基酸评分
全蛋	100	棉籽	81
人乳	100	玉米	49
牛奶	95	小米	63
大豆	74	大米	67
花生	65	全麦	53

二、蛋白质的生理功能

蛋白质的结构复杂，种类繁多，在体内表现出来的生理功能多种多样，主要有以下几方面。

1. 构成人体组织，促进生长发育

蛋白质是组成人体一切组织和细胞的基本物质，神经、内脏、肌肉、骨骼、血液、指甲、头发等组织结构中没有一处不含有蛋白质。蛋白质占人体重量的 15%～18%，相当于人体干重的 42%～45%。身体生长发育、衰老组织更新、损伤后组织修补等都离不开蛋白质。体内各种组织平均每天约有 3% 的蛋白质被更新，因此人体每天都必须摄入一定量蛋白质作为构成和修补组织的建筑材料。

神经系统的功能与摄入蛋白质的质和量有密切关系，可明显影响大脑皮质的兴奋和抑制过程。在婴幼儿大脑发育期，如果蛋白质供给不足，会使脑细胞数量减少，影响智力发育。成人的记忆过程也与脑内蛋白质的合成有关，所以每天都要补充一定量的蛋白质，特别是脑力劳动者。

2. 构成酶和激素成分，调节生理功能

蛋白质在体内构成许多机能物质，具有多种生理功能。酶本身就是蛋白质，

它是生物催化剂。人体在生命活动中，如肌肉收缩、血液循环、呼吸、消化、神经传导、感觉功能、能量转化、信息传递、生长发育等过程，都伴随着成千上万个生物化学反应，这些反应非常复杂，要依靠各种各样具有特异功能的酶来催化实现，没有酶，生命活动就无法进行。有些激素也是蛋白质，如胰岛素（降血糖激素，由 51 个氨基酸组成）等，可以调节人体生理功能。

3. 构成抗体，增强机体的抗病能力

血液中有一种叫抗体的物质，可以保护肌体免受细菌和病毒的侵害。抗体由蛋白质组成，称抗体蛋白。抗体与侵入人体的各种细菌、病毒结合，使病原体无法繁殖、生存，使其致病能力减弱。有一种叫作干扰素的抗体是糖和蛋白质的复合物，这种干扰素被誉为"抑制病毒的法宝"和"抗癌生力军"，在机体中发挥重要作用。

4. 调节渗透压

正常人血液与组织之间的水在不停地进行交换，但却经常保持平衡。这种平衡依赖血浆中电解质总量和蛋白质胶体的浓度。

当血浆与组织液电解质浓度相等时，两者水分分布就取决于血浆中白蛋白的浓度。若膳食中长期缺乏蛋白质，血浆蛋白含量降低（血液稀释），则血液内水分渗入周围组织而形成营养不良性水肿（图 2-12）。

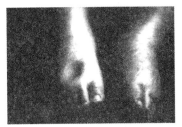

图 2-12　营养不良性水肿

5. 供给部分热能

蛋白质的主要功能不是供给热能，而是修补和更新组织。但一些陈旧的组织细胞蛋白质分解也可释放能量。另外，通过食物摄入的蛋白质有些不符合机体所需氨基酸的比例，也会氧化分解产能。每克蛋白质在体内氧化可产生 16.7kJ（4kcal）的能量。正常人体热能有 10%～15% 来自蛋白质的分解。

6. 维护皮肤的弹性

胶原蛋白广泛分布在人体肌肉连接的肌腱、关节连接的软骨组织和结缔组织中及皮肤的真皮层中，也就是说，人体每个细胞的连接都需要胶原蛋白。胶原蛋白根据功能不同，可起到构成人体支架，保证人体活动，使皮肤和肌肉保持弹性的作用，既有联结与营养功能，又有支撑、保护作用。因此，胶原蛋白对于维持人体正常生理功能，保持生命活力，延缓衰老具有重要意义。在人体皮肤中，胶原蛋白含量高达 71.9%，长期缺乏蛋白质会导致皮肤的生理功能减退，使皮肤失去光泽、出现皱纹、弹性降低。

7. 运输作用

机体新陈代谢过程中所需的氧和生成的二氧化碳是由血液中的血红蛋白运输完成的，载脂蛋白可运输脂类，运铁蛋白可运输铁，甲状腺素结合蛋白可运输甲

状腺素等。

三、蛋白质的消化吸收和代谢

蛋白质在胃里开始分解，在胃蛋白酶的作用下，蛋白质分解成小肽（两个氨基酸相连叫二肽，三个氨基酸相连叫三肽等），然后经胰蛋白酶和肠肽酶的作用最终分解为各种氨基酸，通过小肠吸收入血后被利用。

被吸收的氨基酸主要用于合成机体自身蛋白质，与此同时原有组织蛋白也会不断分解，机体通过这些过程进行更新。多余的氨基酸可以分解释放能量，最终分解产物除了二氧化碳和水以外，还有尿素，通过肾脏排出体外。氨基酸分解过程中可产生氨，对人体有毒性，但通常情况下氨可以在肝中合成尿素后排出，而不致对人造成伤害，所以肝具有很强的解毒功能。当肝功能衰竭时，则肝的解毒功能随之削弱或丧失，致使体内氨蓄积，造成中毒，严重时使人昏迷，称肝昏迷。因此，肝功能不好的人要适当限制蛋白饮食。

蛋白质是人体中氮元素的唯一来源，因此通常以氮平衡来评定人体蛋白质的营养状况。在一定时间内（24h）若摄入与排出的氮量一致（称零氮平衡），表示机体处于氮平衡状态。若摄入大于排出量为正氮平衡，摄入小于排出量为负氮平衡。正常情况下，成人应维持在零氮平衡并富余5％；婴幼儿、青少年、孕妇、乳母及疾病恢复期时人体因大量组织新生，应保持正氮平衡；蛋白质摄入不足、饥饿、消耗性疾病及吸收不良时会出现负氮平衡。负氮平衡说明人体组织分解加速，长期负氮平衡将导致机体损害。

四、食物蛋白的营养评价

评价食物蛋白的营养价值对于食品品质鉴定、食品资源的开发、膳食蛋白的合理摄入等都是必要的。由于各种食物的蛋白质含量和氨基酸模式不同，在人体中被消化、吸收和利用的程度也就不同。营养学从食物中蛋白质含量、生物学价值、吸收利用率、功效比等方面衡量食物蛋白的营养价值，为食物蛋白的合理利用提供科学依据。

1. 食物中蛋白质的含量

食物中蛋白质的含量是评价食物蛋白营养价值的基础。只有蛋白质含量高，必需氨基酸全面、比例合适，才能满足机体的需要。食物中蛋白质含量一般用凯氏定氮法测定，将测得的含氮量乘以6.25即得到食物中蛋白质的含量。常用食物中蛋白质的含量见表2-7。

2. 蛋白质生物学价值

蛋白质经消化吸收后，被机体潴留利用的比例越大，其营养价值就越高。蛋白质的生物学价值（简称生物价，biological value）指蛋白被吸收后在体内被利用的程度，计算公式为：

$$蛋白质生物学价值(\%)=\frac{氮储留量}{氮吸收量}×100\% \tag{2-1}$$

蛋白质的生物价是衡量蛋白质营养价值最常用的指标,常见蛋白质的生物价见表 2-8。

表 2-7 常用食物中蛋白质的含量 单位：%

食 物	含 量	食 物	含 量	食 物	含 量
牛奶	3.0	大米	7.4	大白菜	1.7
鸡蛋	12.3	小米	9.0	油菜	1.8
猪肉(瘦)	14.6	标准粉	11.2	菠菜	2.6
牛肉(瘦)	20.2	玉米	8.7	土豆	2.0
羊肉	17.1	大豆	35.1	苹果	0.5
草鱼	16.1	花生米	25.0	鸭梨	0.2

表 2-8 常用食物蛋白质的生物学价值 单位：%

食 物	生物价	食 物	生物价	食 物	生物价
鸡蛋	94	大米	77	大白菜	76
牛奶	85	小麦	67	土豆	67
猪肉	74	小米	57	红薯	72
牛肉	76	玉米	60	蚕豆	58
鱼	76	大豆	64	绿豆	58
虾	77	花生	59	芝麻	71

生物价主要取决于食物蛋白中氨基酸的含量和相对比例,它表征食物蛋白被吸收利用的程度,是衡量食物蛋白品质的指标,与食物中蛋白质的含量无关。

3. 蛋白质消化率

蛋白质的消化率（protein digestibility）指蛋白质被消化酶分解的程度。消化率高说明被机体吸收利用的可能性大,其营养价值也就高。

$$蛋白质的消化率(\%)=\frac{氮吸收量}{氮摄入量}×100\% \tag{2-2}$$

动物蛋白消化率一般高于植物蛋白。另外,不同加工方法的食品消化率也不同,如大豆的蛋白质消化率为 60%,加工成豆腐其消化率提高到 90%,原因是植物蛋白被纤维素包围,不能与消化酶充分接触,其消化率比动物蛋白的消化率要低,但经加工烹调后,纤维素可被软化或破坏,蛋白的消化率就可提高。通过一般烹调加工方法,一些食物的蛋白质消化率见表 2-9。

表 2-9 一些食物的蛋白质消化率

食 物	奶类	肉类	蛋类	大米	面包	土豆	玉米
消化率/%	97～98	92～94	98	82	79	74	66

4. 蛋白质净利用率

蛋白质的净利用率（net protein utilization）,表示摄入的蛋白质在体内的利用情况。

$$蛋白质的净利用率（\%）=\frac{氮储留量}{氮摄入量}\times100\%\qquad(2\text{-}3)$$

蛋白质的净利用率＝生物价×消化率，即式（2-3）＝式(2-1)×式(2-2)。

5. 蛋白质的功效比

蛋白质的功效比（protein efficiency ratio）是测定生长发育中的小动物每摄入 1g 蛋白质所增加的体重克数，用来表示食物蛋白在体内被利用的程度。通常以雄性断奶大鼠为实验对象，以含 10%蛋白质的合成饲料饲养 28d，然后计算相当于每克蛋白质所增加体重数：

$$蛋白质的功效比=\frac{动物体重增加量(g)}{摄入蛋白质的量(g)}\qquad(2\text{-}4)$$

摄入同样重量不同食物的蛋白质时，凡能使幼鼠体重增加较多者，蛋白质的营养价值亦高。由此可见，蛋白质的功效比是检验食物蛋白的质和量的综合指标，简便实用，已被广泛采用。

6. 蛋白质的互补作用

由于各种食物蛋白质中必需氨基酸组成及含量比值不同，所以生物学价值也不一样。为了提高膳食蛋白的质量，可以把富含某种氨基酸和缺乏该种氨基酸的食物混合食用，取长补短，以提高其生物学价值，称为蛋白质的互补作用（complementary action of protein）。例如：玉米中赖氨酸含量较低，蛋氨酸含量较高；大豆中赖氨酸含量较高，蛋氨酸含量较低，可以混合食用，取长补短。若将玉米（生物价 60%）、小米（生物价 57%）和大豆（生物价 64%）按 2：2：1 的比例混合食用，生物价为 73%。混合膳食一直是我国人民的传统习惯，应当予以发扬。

发挥食物蛋白互补作用的三个原则（营养原则）如下。

（1）食物种类越多越好　氨基酸种类齐全，有利于互补作用。

（2）食物种属越远越好　动物与植物间种属远，动植物食物搭配，有利于提高蛋白质的生物学价值。

（3）互补作用的食物同时吃　人体所需氨基酸只有同时到达人体组织，才能构成组织蛋白质，所以同时吃（一般不超过 5h）有利于提高生物学价值。

总之，养成良好的膳食习惯，不偏食，不挑食，尽量杂食，有利于提高食物蛋白的营养价值。若平时饮食单调，节假日大吃大喝"打牙祭"，对发挥蛋白质的互补作用不利。

五、蛋白质的食物来源和供给量

1. 蛋白质的食物来源

人体所需蛋白质可以来自动物和植物性食物。按蛋白质的营养价值将其分为完全蛋白（又称优质蛋白）和不完全蛋白。完全蛋白含有人体全部必需氨基酸，而且含量和比值与人体蛋白质必需氨基酸的比值接近，营养价值高。优质蛋白主要存在于动物性食品，如蛋、奶、鱼、肉、动物内脏等。鸡蛋和人乳蛋白是营养价值最高的优质蛋白。植物优质蛋白主要是大豆及其制品。不完全蛋白指必需氨基酸的种类不全或某种必需氨基酸的比值过低，营养价值较低。大多数植物性食品如大米、玉米、小麦、高粱、杂豆类等所含蛋白量较少，并缺少一些必需氨基酸，生物学价值较低。

我国人民膳食蛋白质主要来自粮谷类。近年来随着国民经济的发展，人民生活水平不断提高，动物性食品的摄入量比过去有所增加，人均寿命大大延长。从1949 年的 35 岁延长到 2015 年的 76 岁，已达到中等发达国家水平（寿命的延长除了营养因素外，当然还有保健、医疗水平等因素的影响），说明中国人的生活质量越来越高。

2. 供给量

理论上成人每天摄入约 30g 蛋白质就可满足氮平衡的需要，但从安全性和消化吸收等其他因素考虑，如果以动物性食品为蛋白质来源，成人每人每千克体重需要量为 0.8g。我国广大民众的蛋白质来源主要是动植物的混合食物，中国营养学会推荐蛋白质摄入量为每人每千克体重 1.16g。按能量计算，成人蛋白质摄入占膳食总能量的 10％～12％，儿童青少年为 12％～14％，运动量较大者可在 15％左右。中国营养学会的成人蛋白质推荐摄入量见表 2-10。

轻体力活动的成年男性，能量摄入应为每天 2250 千卡 （kcal/d）❶，每克蛋白在体内的产能系数为 4kcal/g，按蛋白质占总能量 12％计算，则每天蛋白质摄入量应为：

$$2250kcal/d \times 12\% \div 4kcal/g = 67.5g/d$$

表 2-10　中国营养学会的成人蛋白质参考摄入量（RNI）　　　　单位：g/d

性别	轻体力活动	中体力活动	重体力活动
男	65	70	80
女	55	60	70

六、蛋白质营养失调对健康的影响

1. 蛋白质-热能营养不良 （protein-energy malnutrition，PEM）

蛋白质营养失调包括营养不足和营养过剩。它们都将对机体健康产生不良影响。蛋白质长期摄入不足可发生蛋白质营养缺乏症，主要表现为：儿童和青少年

---

❶　1kcal≈4185.1J，下同。

发育迟缓、消瘦、体重过轻，甚至可发生智力障碍。成人可出现疲倦无力、精神不振、体重显著下降、肌肉萎缩、贫血、血浆蛋白含量降低，严重的可发生营养不良性水肿。女性还可出现月经障碍，乳汁分泌减少。蛋白质缺乏症往往与热能缺乏同时存在，所以称为蛋白质-热能营养不良。

　　蛋白质-热能营养不良是一种因缺乏能量和蛋白质而引起的营养缺乏病，这是目前发展中国家较为严重的一种营养缺乏病。该病主要发生在婴幼儿时期，在经济落后、卫生条件差的地区尤为多见，是危害小儿健康、导致死亡的主要

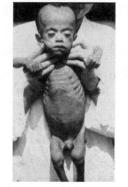

原因之一。蛋白质-热能营养不良症根据临床表现可分为两种类型。

　　（1）营养消瘦症　营养消瘦症（图 2-13）也称消瘦型PEM，是一种多见于婴幼儿的极度消瘦症，是由长期摄食过少引起的。由于长期进食太少，机体处于饥饿和半饥饿状态，尤其是能量不足，只能靠消耗自身组织来供给能量，以维持最低生命活动的需要。该型营养不良多见于母乳不足、喂养不当、饥饿、疾病及先天性营养不良等，表现为生长发育缓慢或停止，明显消瘦，皮下脂肪减少或消失，肌肉萎

图 2-13　营养消瘦症

缩，皮肤干燥，毛发细黄无光泽，抵抗力低下，易发生感染，但无浮肿。

　　（2）恶性营养不良　恶性营养不良（图 2-14）又称加西卡病（kwashiorkor），也称水肿型PEM。这是因蛋白质严重缺乏而能量供应可以维持最低需要水平的极度营养不良症，多见于断乳期的婴幼儿。临床表现为精神萎靡、反应冷淡、哭声低弱无力、食欲减退、体重不增或减轻、下肢呈凹陷性浮肿、皮肤干燥、色素沉着、毛发稀少无光泽、肝脾肿大等。这是在南

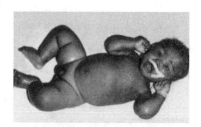

图 2-14　恶性营养不良

非、中非、印度、拉丁美洲发展中地区儿童中的一种常见病。病因是由虽然摄入了足够甚至过量的碳水化合物（多食山芋、木薯等），但蛋白质严重缺乏造成营养不平衡，特别是儿童生长发育迅速，代谢功能旺盛，缺乏必要蛋白质修补更新组织而造成的。

2. 蛋白质营养过剩

　　摄入蛋白质过多导致营养过剩也对人体有害。如大量蛋白质在肠道中由肠道细菌引起腐败，产生大量胺类物质，特征是肛门排气很臭，给机体造成毒性；另外，大量蛋白质在体内代谢过程中增加肝、肾负担；蛋白质过多还会使其生物价下降等。动物实验表明，膳食中蛋白质含量过高，超过热能总量的 26%，就会引起疾病，甚至影响寿命。

第四节　维生素——生命的火花

维生素（Vitamin，Vit）是维持人体正常代谢和功能所必需的一类营养素。除了三大营养素（糖类、脂肪、蛋白质）之外，维生素也是人体必不可少的营养物质，在体内主要作为辅酶参与机体的代谢过程。生命过程由各种代谢反应所维持，这些反应依赖酶的催化作用，而许多酶的活性依赖辅酶的参与。若酶的活性异常，则生命体代谢异常，此时表现为疾病；若代谢停止，则生命即告终结。如果我们把人的身体设想为汽车的引擎，酶系统就像活塞的点火装置。

与三大营养素相比，维生素的需要量很小，而且既不能为机体提供热能，也不是机体的构成物质。虽然维生素在机体中含量甚微，但生理功能十分重要，长期缺乏任何一种维生素，都会危及健康甚至生命。由缺乏维生素所引起代谢紊乱以及出现相应的病理症状，称为维生素缺乏症。人体所需的维生素大多数不能在体内合成，必须从食物中获得。

维生素的种类繁多，结构各异，理化性质和生理功能也各不相同，所以无法按化学结构和生理功能进行分类。通常是根据它们的溶解性质分为脂溶性维生素（fat-soluble vitamins）和水溶性维生素（water-soluble vitamins）两大类。脂溶性维生素可溶于有机溶剂而难溶于水，如维生素 A、维生素 D、维生素 E、维生素 K 等。水溶性维生素有 B 族维生素（维生素 B_1、维生素 B_2、维生素 B_6、维生素 B_{12}、维生素 PP、泛酸、生物素、叶酸、胆碱等）和维生素 C，它们都易溶于水，所以在食物的清洗加工、烹调过程中处理不当容易损失，在体内有少量储存，易排出体外。下面分别介绍几种重要的维生素。

一、脂溶性维生素

（一）维生素 A（Vit A）

维生素 A 又名视黄醇，性质活泼，易被氧化和紫外线照射而被破坏。天然维生素 A 只存在于动物性食物中。有些植物性食物含有 β-胡萝卜素，进入机体可转变为维生素 A，因此，β-胡萝卜素又称维生素 A 原，在人体内可发挥维生素 A 的作用。

1. 生理功能及缺乏症

（1）维持视觉功能，特别是暗视觉　维生素 A 在体内可以合成视紫红质（由维生素 A 和视蛋白结合而成），视紫红质对弱光敏感，与暗视觉有关，能使人在暗处看清物体。所以维生素 A 缺乏造成视紫红质合成不足，对弱光的敏感度降低，造成夜盲症（古代称雀目）。

（2）维持上皮细胞（上皮组织：在人体外表面、体腔内表面和各种管道的内表面都有上皮组织覆盖）的完整和健康 维生素 A 与磷酸构成的脂类是合成糖蛋白所需寡糖基的载体，而糖蛋白能参与上皮细胞的正常形成和黏液分泌，是维持上皮细胞生理完整性的重要因素。缺乏维生素 A 时，上皮细胞分泌黏液的能力丧失，出现上皮干燥、增生及角化（死皮）、脱屑，尤其以眼、呼吸道、消化道、尿道等上皮组织受影响最为明显。由于上皮组织不健全，机体抗微生物侵袭的能力降低而易感染疾病。如果泪腺上皮受波及，导致泪液分泌减少，造成干眼病，严重时角膜上皮角质化导致角膜感染，白细胞浸润导致角膜浑浊软化而穿孔失明。因为癌肿多发生在上皮组织，所以上皮组织健康与否与癌肿发生有关。

（3）促进生长发育 具有类固醇激素的作用，影响细胞分化，促进生长发育。维生素 A 能维持成骨细胞与破骨细胞之间的平衡，维持骨的正常生长。缺乏时，可引起生长停顿、发育不良、骨质向外增生，并干扰临近器官及神经组织等。孕妇缺乏维生素 A 可导致胚胎发育不全或流产。

（4）抗氧化和抗癌作用 维生素 A 和 β-胡萝卜素能捕捉自由基，所以具有较强的抗氧化作用。近年来的研究表明，维生素 A 与视黄醇类物质还能抑制肿瘤细胞的生长与分化，可起到防癌、抗癌作用。此外，维生素 A 还与抗疲劳有关。

2. 食物来源

维生素 A 只存在于动物性食物中，尤其是动物肝、鱼肝油、鱼卵、全奶、蛋黄。有色蔬菜和水果是胡萝卜素的良好来源，如菠菜、苜蓿、豌豆苗、胡萝卜、南瓜、西瓜、杏、柿子、芒果等。

3. 供给量

成年人维生素 A 的供给量为 $700\sim800\mu g$ RAE/d（retinol activity equivalents，RAE，为视黄醇的活性当量，动物性食物维生素 A 活性来自于全反式视黄醇，植物性食物维生素 A 活性来自类胡萝卜素）。供给量中至少有 1/3 来自全反视黄醇，其余 2/3 来自胡萝卜素。视力要求高、夜间及弱光下工作、皮肤黏膜经常受刺激者的需要量较高。摄入维生素 A 制剂过量，可发生中毒。维生素 A 过量引起中毒的急性表现为恶心、呕吐、嗜睡；慢性症状为毛发干枯易脱，皮肤干燥瘙痒、烦躁、厌食、肝大等，多见于婴幼儿（过量鱼肝油引起）。

（二）维生素 D（Vit D）

1. 生理功能及缺乏症

维生素 D 的重要生理功能是调节体内钙、磷代谢，促进骨对钙、磷的吸收和利用，有利于健全骨骼和牙齿。如果维生素 D 缺乏，就会引起钙磷代谢紊乱，血中钙磷水平降低，造成骨钙化障碍，成人发生骨软化症和骨质疏松，多见于孕妇、乳母及老年人，婴幼儿期可出现佝偻病。

婴幼儿因骨骼发育快，极易因缺乏维生素 D 导致缺钙而患佝偻病。发病初烦躁、爱哭、睡眠不安、食欲缺乏、睡后颈部多汗，头经常在枕上摩擦而出现枕秃现象。坐、立、走都比正常儿开始得晚。六个月以下的孩子前囟门闭合晚，有的推迟到三岁。头部边缘骨软化，按起来像乒乓球，头颅呈方形。骨骼的软骨连接处增大，鸡胸、腿部因承受不住躯干的压力而弯曲，形成 O 形腿或 X 形腿（图 2-15）。

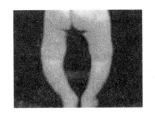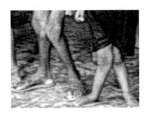

图 2-15　佝偻病

维生素 D 是 7-脱氢胆固醇（VD_3 原）和麦角固醇（VD_2 原）经紫外线照射后的产物。人的皮肤及脂肪中都含有 7-脱氢胆固醇，经日光紫外线照射后可转变为 VD_3，是人体 VD_3 重要来源。北方孩子易得佝偻病，主要因日光照射不足。有时肠道疾病造成吸收障碍，直接影响维生素 D 与钙的吸收，也会造成维生素 D 缺乏症。

2. 食物来源

维生素 D 主要存在于动物性食物中，如动物肝脏、鱼肝油、奶、酵母、禽蛋等。晒干后的青菜，其他维生素可能被破坏，但维生素 D 含量很高。多进行室外活动和适当的日光浴，食用富含维生素 D 的食品，对婴幼儿和经常在地下工作的人员特别重要。

3. 供给量

维生素 D 的供给量一般为 $10\mu g/d$，65 岁以上老年人为 $15\mu g/d$。适当户外日光照射、正常膳食者体内维生素 D 即可满足需要，只有特殊情况（如长期夜班工作）才需要补充。维生素 D 过量可引起中毒，表现为厌食、恶心、呕吐、腹泻、头痛、思睡、多尿、烦渴等。血清中钙磷增高，可引起软组织钙化，还容易造成结石症。

（三）维生素 E（生育酚）

维生素 E（维生素 E）又称生育酚，极易被氧化，并易被碱、铁盐破坏，对酸、热较稳定，但长期高温加热特别是油脂酸败时活性明显降低。

1. 生理功能

（1）抗氧化作用　机体在代谢过程中不断产生自由基（如呼吸链终端），自由基是一个或多个未配对电子的原子或分子（如 $\cdot OH$ 和超氧 $\cdot O_2^-$），具有强氧化性，易损坏生物膜和生理活性物质，并促进细胞衰老，使脂质过氧化，出现脂褐素沉着（老年斑）。维生素 E 本身结构中有一个羟基容易被氧化，因而可以保护细胞膜和细胞器的完整性和稳定性，有效地减少各组织细胞内脂褐素产生，延缓衰老过程。

维生素 E 的抗氧化性可以防止维生素 A、维生素 C、含硫酶和 ATP 的氧化，保证这些重要物质的生理功能。维生素 E 还能提高免疫反应，从而起到预防肿瘤的作用。目前还用于改善冠状动脉的循环，作为心脏病、血管硬化症和肝炎的辅助治疗。另外，一些化妆品也含维生素 E。

（2）维持正常的生殖功能　大鼠实验发现维生素 E 与动物生殖功能有关，故临床上常用于辅助治疗不育、习惯性流产、早产等症。

到目前为止，尚未发现维生素 E 明显缺乏症。

2. 食物来源

植物油中（特别是麦胚油中）富含维生素 E，另外谷物的胚芽、许多绿色植物、大豆、肉、奶、蛋等也富含维生素 E。

3. 供给量

正常情况儿童为 $3\sim9mg/d$，少年与成年人为 $14mg/d$，乳母为 $17mg$。维生素 E 的需要量还受膳食其他成分的影响，如饮酒、口服避孕药、阿司匹林等都会增加其需要量。

（四）维生素 K（维生素 K）

目前所知，维生素 K 的唯一功能就是促进凝血，缺乏时凝血时间延长。维生素 K 存在于各种食品中，并可由小肠和结肠中的细菌合成。成人很少有缺乏维生素 K 的报道。对新生儿来说，体内维生素 K 很少，而且新生儿的肠道是无菌的，在出生后的第三或第四天之前，肠内的正常菌系未发展，维生素 K 的供应不够充足，血液中活性凝血酶原很低，容易发生出血，但在三四天后即恢复正常。

由于健康人的肠道细菌能够合成维生素 K，而且食物来源多，因此一般情况下不会造成维生素 K 缺乏，但患胆道病、腹泻或脂类消化不良，或长期服用广谱抗生素抑制了肠道细菌生长时，容易引起维生素 K 缺乏，需及时补充。

二、水溶性维生素

包括 B 族维生素和维生素 C。

（一）维生素 B_1（维生素 B_1）

维生素 B_1 又称硫胺素或抗脚气病维生素，在酸性溶液中稳定，耐热，但在碱性条件下加热易氧化破坏，并易受紫外线破坏。故烹调时加碱，储存食物不当会造成维生素 B_1 的损失。

1. 生理功能及缺乏症

（1）促进糖类等新陈代谢，维护心脏和神经健康　维生素 B_1 主要是脱羧酶的辅酶（在糖代谢过程中，用于氧化脱羧 $\rightarrow CO_2$）。所以没有硫胺素，糖代谢受阻，一方面导致神经组织的供能不足；另一方面使糖代谢过程中产生的丙酮酸、乳酸在血、尿和组织中堆积，从而引起多发性神经炎，并影响心肌的代谢及功能。患者易怒、健忘、失眠、食欲缺乏、手足麻木（有蚂蚁爬行感等）、皮肤粗糙、肌肉疼痛萎缩，严重时可产生手足腕下垂、下肢水肿和心力衰竭，临床上称为脚气病。维生素 B_1 缺乏症多因膳食不合理，如主食精米为主，米搓洗过度，面粉加工过细等。烹调不当，如捞饭时弃丢米汤，煮粥时加碱等，均可造成维生素 B_1 摄入量减少。长期发热或患消耗性疾病，也可导致维生素 B_1 缺乏。我国早在隋唐时期就已食用富含维生素 B_1 的"谷皮"来治疗脚气病了。

（2）增进食欲与消化功能　维生素 B_1 可抑制胆碱酯酶的活性，使重要的神经传导递质乙酰胆碱不被破坏，从而保持神经的正常兴奋程度。当维生素 B_1 缺乏时，由于胆碱酯酶活性增强，乙酰胆碱水解加速，使神经传导受影响，会导致胃肠蠕动慢、消化液分泌不足、引起食欲不振、消化不良等症状。

2. 食物来源

含维生素 B_1 丰富的食品，有米糠、麦麸、豆类、干果和硬壳果类、动物内脏、瘦肉及蛋类、绿叶菜中含量也较高，如芹菜叶、莴笋叶中含量也较丰富，应当充分利用。谷类的胚芽和表皮含维生素 B_1 最丰富，是维生素 B_1 主要来源。所以长期吃精米、白面的人易患脚气病。另外，烹调不当，如熬粥加碱等，也损失硫胺素。

3. 供给量

由于硫胺素参与糖代谢，其需要量与机体热能总摄入量成正比，故维生素 B_1 的供给量以每 4.2MJ（1000kcal）热能供给多少来表示，据此，我国推荐维生素 B_1 摄入量成人一般为 $1.2\sim1.4mg/d$。高度脑力劳动者、高温、缺氧作业者的需要量增加，运动员的需要量较高，特别是从事耐力项目者应适当补充。

（二）维生素 B_2（维生素 B_2）

维生素 B_2 又称核黄素，在酸性溶液中稳定，但易被光（特别是紫外光）和碱破坏，因此宜避光保存，烹调中不能加碱。

1. 生理功能和缺乏症

核黄素可转化成黄素酶类辅基 FMN 和 FAD（呼吸链成员），在生物氧化过程中起递氢作用，与热能代谢直接相关。若维生素 B_2 不足，体内物质和能量代谢将出现紊乱。机体缺乏维生素 B_2 常表现为外生殖器、舌、唇、口角的综合征。据我国两次营养调查显示，居民平均摄入量只有供给量标准的1/2。维生素 B_2 缺乏症的临床表现为口角炎、唇炎、舌炎、睑缘炎、阴囊炎、脂溢性皮炎等。

2. 食物来源

鳝鱼、蘑菇、动物脏器、奶类、蛋类、绿色蔬菜（冬季食谱易缺维生素 B_2）和豆类中均含量较高。谷物和一般蔬菜含量较少。

维生素 B_2 在食物加工时容易损失，部分是由于热烫处理而溶于水中。部分是由于曝光损失，如牛奶暴露在阳光下 2h 就会损失 50% 维生素 B_2，所以维生素 B_2 较丰富的食品不宜久存。

3. 供给量

维生素的供给量与机体能量代谢及蛋白质的摄入量均有关系，机体热量需要量增大、生长加速、创伤修复期、孕妇和乳母的供给量都需要增加、我国推荐的供给量标准与维生素 B_1 相同，成人大约 $1.2\sim1.4mg/d$。

（三）维生素 PP（烟酸或尼克酸）

维生素 PP（维生素 PP）是吡啶的衍生物尼克酸和其活性物质尼克酰胺的总称。维生素 PP 性质稳定，耐高温，不易被酸、碱、氧及光所破坏，是维生素中最稳定的一种。

1. 生理功能和缺乏症

维生素 PP 是构成辅酶 I（NAD）和辅酶 II（NADP）的重要成分，二者均为

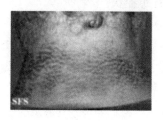

图 2-16　癞皮病

脱氢酶的辅酶。在生物氧化过程中，起到传递氢原子的作用。如果没有维生素 PP，人体就不能利用碳水化合物、脂肪和蛋白质来产生能量。当人体缺乏维生素 PP 时将引起癞皮病（又称糙皮病，见图 2-16）。其典型症状为皮炎（dermatitis）、腹泻（diarrhea）及痴呆（demantia），即所谓"三 D"症。早期常有食欲不振、消化不良、腹泻、失眠、头痛、乏力、体重减轻等现象。继之于皮肤裸露部位出现对称性皮炎，红、痒，皮肤呈暗褐色，有色素沉着，皮肤粗糙，有明显浮肿，可伴有疱疹、溃疡与感染。消化道与舌部也有炎症，舌呈猩红色，有溃疡，出现恶心、呕吐、腹泻等症状。神经系统除早期症状外，还有肌肉震颤，腱反射过敏或消失，可有烦躁、焦虑、抑郁、健忘，少数病人可有精神失常。维生素 PP 缺乏常与维生素 B_1、维生素 B_2 及其他营养素缺乏同时存在，故常伴有其他营养素缺乏症状。

维生素 PP 缺乏病多发生在以玉米为主食的地区，过去，相当一段时间内新疆南部居民以玉米为主食，副食品供应不足，故流行过癞皮病，部分地区居民患病率高达 50%。经长期防治，加之生活水平的提高，目前此病已基本得到控制。

2. 食物来源

尼克酸及尼克酰胺广泛存在于动植物组织中，含量丰富的食物有动物肝脏、酵母、花生、全谷、豆类及肉类；玉米中维生素 PP 含量不算少，但因为其中的维生素 PP 是结合型的，不能直接被人体吸收利用。用碱处理玉米可释放出大量游离型维生素 PP，在预防癞皮病中收到了良好的效果。另外，体内所需的维生素 PP 一部分可由色氨酸转换而来，约 60mg 色氨酸可转换为 1mg 维生素 PP。

3. 供给量

每 1000kJ 能量供给维生素 PP1.2mg，成人 $12\sim15mg/d$，不仅与热能需要量成正比，而且是维生素 B_1、B_2 供给量的 10 倍。在缺氧条件下活动，供给量还应增加。

（四）叶酸（folacin，FA）

叶酸在中性和碱性溶液中对热稳定，易被酸和光所破坏。

1. 生理功能和缺乏症

叶酸（FA）在体内经还原酶催化形成四氢叶酸（FH_4），是叶酸的活性形式。在核酸的含氮碱、胆碱、蛋氨酸等代谢过程中，叶酸可作为含一个碳原子的功能基团的载体，有促进红细胞成熟的作用，是细胞生长繁殖所必需的维生素。叶酸缺乏时，因骨髓 DNA 合成受阻，红细胞分裂增殖速度下降，红细胞成熟延缓，细胞代偿性增大，脆性增强，造成巨幼红细胞性贫血（贫血指血红蛋白浓度、红细胞计数均低于正常值的现象）。

如果孕妇的叶酸缺乏，会影响胎儿的细胞分裂与增殖，造成神经管的发育不良。我国已成为世界上新生儿神经管畸形（DNT）的高发国家，每年约有 10 万病例。主要表现为无脑儿、脊柱裂、腭裂（俗称"兔唇"或"狼咽"）等（图 2-17）。在北方神经管缺陷高发地区，新生儿神经管畸形率高达 10‰。增补叶酸可以减少 70% 以上 DNT 的发生。育龄妇女如果缺乏叶酸，可以在怀孕前 1 个月至怀孕后 3 个月每天服用一粒叶酸增补剂（专为孕妇生产的每片含 $400\mu g$，注意不能用普通的药用叶酸 5mg/片代替）。

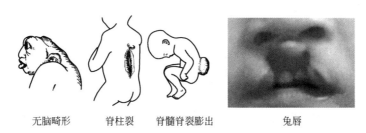

无脑畸形　　脊柱裂　　脊髓脊裂膨出　　　兔唇

图 2-17　神经管畸形

2. 食物来源与供给量

含叶酸最丰富的食物是动物肝脏，其次是绿色蔬菜、酵母等。肠道细菌也可合成少量叶酸，长时间服用抗生素，也可造成叶酸缺乏。成人每日约需 $400\mu g$。

（五）胆碱

胆碱是一种有机碱，通常为无色味苦的水溶性白色浆液，易溶于水，吸湿性强，耐热，在加工和烹调过程中不易损失。胆碱是卵磷脂的组成成分，也存在于神经鞘磷脂中，这两类磷脂是细胞膜的重要成分。胆碱对脂类物质有亲和力，以脂蛋白的形式参与脂类物质的运输，防止脂肪在肝脏里的异常积聚形成脂肪肝；胆碱作为机体甲基供体参与一碳单位代谢；胆碱也是乙酰胆碱的前体，而乙酰胆碱是重要的中枢神经传导递质。

胆碱在传统上不属于维生素，但经科学实验发现，胆碱对大鼠生长必不可少，表明它具有维生素的特性。1998 年，美国食物与营养委员会首次将胆碱列入人体必需营养物质之一，属于 B 族维生素（有人称 B_4）。胆碱的食物分布较广，含量多的主要有蛋类、动物的肝脏、肉类、坚果、大豆等，人体自身也可以合成，正常情况下缺乏病比较少见。胆碱缺乏症主要有脂肪肝、血管硬化、老年痴呆，还会影响神经系统发育造成胎儿神经管畸形等。《中国居民营养素参考摄入量（2013版）》中，成年男性胆碱适宜摄入量（AI）为 500mg/d，女性胆碱适宜摄入量（AI）为 400mg/d。

（六）泛酸（维生素 B_3 遍多酸）

泛酸在自然界分布广泛。常用泛酸钙对光及空气较稳定，但在 pH 值为 5～7 的水溶液中遇热而被破坏。

泛酸在机体中用于合成辅酶 A（酰基转移酶的辅酶），与碳水化合物、脂肪、蛋白质代谢关系都很密切。由于泛酸广泛存在于各种食物中，所以人体典型缺乏症尚未发现。但在治疗其他维生素缺乏症时若同时给予泛酸（复合维生素 B），可提高疗效。正常人需要量为 5mg/d。

（七）维生素 B_6

B_6 有吡哆醇、吡哆醛、吡哆胺三种形式。因为其生物活性相同，故统称维生素 B_6（维生素 B_6）。易溶于水和酒精，在酸性溶液中稳定，在碱性溶液中遇光易被破坏。

1. 生理功能和缺乏症

维生素 B_6 经体内磷酸化生成磷酸吡多醛及磷酸吡多胺，二者是氨基酸代谢中转氨酶的辅酶（转氨基作用）。另外，在代谢中参与某些神经递质（谷氨酸脱羧生成 γ-氨基丁酸）的形成，γ-氨基丁酸对神经系统有抑制作用，可用于治疗婴儿惊厥和妊娠呕吐等。

缺乏症：维生素 B_6 单独缺乏的情况是罕见的，如果治疗结核用药异烟肼、高温和电离子辐射作业等易引起维生素 B_6 缺乏，应注意补充。

2. 食物来源与供应量

维生素 B_6 分布较广，含量较多的食物有肝、蛋黄、肉、鱼、奶、全谷和酵母等。体内肠道细菌也可以合成一部分，成人需要量一般约为 1.4～1.6mg/d。

（八）生物素（维生素 B_7）

生物素是羧化酶的辅基，在体内羧化反应中可结合 CO_2，起 CO_2 载体的作用。与碳水化合物、脂肪、蛋白质代谢关系密切。生物素广泛分布在各种食物中，但含量较低。在酵母、动物肝、肾中含量较高，其次为大豆、蛋黄、花椰菜，而且肠道细菌也可合成，所以人体没有典型缺乏症。生的鸡蛋中有一种抗生物素蛋白，会破坏这种维生素。所以常吃不熟的鸡蛋会引起生物素的不足。

（九）维生素 B_{12}（钴胺素）

维生素 B_{12} 又称钴胺素，是以 Co 离子为中心的复杂多元环化合物，是唯一含金属的维生素。在中性或弱酸条件下稳定，在强酸或强碱中易分解，在阳光照射下易被破坏。但耐热性较好，故一般烹调方法不会破坏。

1. 生理功能和缺乏症

促进红细胞的发育和成熟，维持机体正常的造血机能。维生素 B_{12} 是转甲基酶的辅酶，可以提高四氢叶酸的利用率。当维生素 B_{12} 缺乏时造成巨幼红细胞贫血。

维生素 B_{12} 还是丙二酸单酰辅酶 A 变位酶的辅酶。可参与胆碱（卵磷脂的构件分子）的合成过程。胆碱是磷脂的组成成分，而磷脂在肝中参与脂蛋白的形成，有助于从肝脏中移走脂肪，因此肝脏病患者常以维生素 B_{12} 辅助治疗，以防治脂肪肝。

2. 食物来源及供给量

维生素 B_{12} 的食物来源主要是动物性食品，动物肝、肾、奶、肉、蛋、海鱼、虾等含量较多，肠道细菌也可合成部分。其需要量很少，一般成人供给量为 $2.4\mu g/d$。正常人一般不缺 B_{12}，但胃功能失调病人，不能吸收此种维生素，可能造成缺乏症。

（十）维生素 C（抗坏血酸）

维生素 C（维生素 C）又名抗坏血酸。维生素 C 具有很强的还原性，很容易被氧化。在干燥及无光线条件下比较稳定。加热或暴露于空气中、碱性溶液及金属离子（Cu^{2+}、Fe^{3+}）都能加速其氧化。

1. 生理功能和缺乏症

（1）参与氧化还原作用 保护含巯基酶的活性，保护维生素 A、维生素 E 以及必需脂肪酸免受氧化，清除自由基和某些化学物质对机体的毒害，还可使三价铁还原成二价铁，有利于铁的吸收和利用。

（2）促进胶原蛋白的合成 胶原是骨、结缔组织、血管的重要成分。胶原交联成胶原纤维才能构成组织结构成分。维生素 C 作为还原剂促进蛋白中某些氨基酸羟化后交联成胶原纤维。若维生素 C 缺乏，会造成毛细血管破裂（皮肤出现瘀血点与瘀斑）、出血、牙齿松动、骨骼脆弱易折断、伤口不易愈合等。严重缺乏导致坏血病（坏血病主要症状包括牙龈出血损坏、掉牙、腿疼）。

坏血病，早期又叫海员病。早期海员因为条件限制，又缺乏相应科学知识，在长时间大海航行过程中，因缺乏蔬菜水果的供应而造成维生素 C 缺乏，造成大量海员因坏血病死亡。1498 年，一葡萄牙航海家从里斯本到印度航行 11 个月，160 名海员中 100 名死于坏血病。1740 年，英国海军六艘舰船 961 人，经长途航行，仅剩下 335 人，其他人死于坏血病（626 人），比战死还多。后来逐渐发现，靠岸后补充水果蔬菜，可缓解病情。另外，在航海过程中每天配给一定量的柠檬汁，可以缓解坏血病的发生，大大降低了死亡率。

（3）提高应激能力（适应各种紧急状态如喜、悲、惊、怒等及各种条件变化的能力） 应激状态下，人的全身处于高度的紧张状态，出现相应的生理反应，如心跳加剧、血压升高、出汗、肌肉紧张等，此时机体处于充分动员状态，代谢水平加快，活动量增加，以适应紧急情况。体内各种激素，如肾上腺素、肾上腺皮质激素及胰高血糖素的增加，有利于保持体内重要器官葡萄糖的供应，保证能量来源。人的应激能力一般有两种表现：一种是对突如其来的情况目瞪口呆，无能为力，陷入一片混乱之中；另一种是急中生智，头脑清醒，当机立断、随机应变、动作准确，行动有力，及时摆脱困境。应激能力是一种包括心理、生理等因素的综合能力。

维生素 C 可参与甲状腺素、肾上腺皮质激素和 5-羟色胺（神经递质）等物质的合成与释放，可提高人的应激能力和对寒冷的耐受力。

（4）降低血胆固醇的水平　维生素 C 参与肝中胆固醇羟化过程以转变成胆汁酸（帮助消化），从而降低血浆胆固醇水平，预防心脑血管硬化。

（5）增强机体免疫力和抗癌作用　维生素 C 能刺激机体产生干扰素，增强抗病毒能力，预防感冒，还可以保护心脏，改善心肌功能。维生素 C 还能阻止一些致癌物的形成，如阻断强致癌物亚硝胺的生成，所以对预防癌症有效。

以上可见，维生素 C 功劳很大，鲍林（两次获得诺贝尔奖）推荐每日服用大量维生素 C，提高抗病能力。但是，目前发现，如果过量食用人工合成维生素 C 可引起腹泻、皮疹、生殖功能衰竭等症状。因为维生素 C 体内代谢产生草酸易成肾结石，还可导致维生素 C 依赖。

2. 食物来源及需要量

维生素 C 主要来源于新鲜蔬菜和水果，如青菜、韭菜、青椒、芥蓝、菜花、苦瓜、柑橘、鲜枣、草莓、山楂、猕猴桃、鲜荔枝等含量尤为丰富。干的豆类及种子不含维生素 C，但当豆或种子发芽后（豆芽菜）则可产生维生素 C。新鲜蔬菜储存过久会破坏维生素 C。合理保存和烹调蔬菜，做到不久存、不水烫、烹制不过火，提倡生食新鲜蔬菜和水果，有易于保护和利用维生素 C。

维生素 C 需要量较大，成人一般为 100mg/d，孕妇、乳母还需要增加 15～50mg/d。

三、维生素缺乏病原因

维生素是人体营养、生长所必需。机体如果缺乏维生素，就会出现某种疾病，下列原因均可引起维生素缺乏症。

（1）维生素摄入量不足　食物供应维生素不足和生活习惯不好，如精米白面、淘洗过度、偏食、挑食、烹调过火、新鲜蔬菜储存过久等。

（2）吸收障碍　摄入量充足，但不能吸收，如慢性腹泻、肠道梗阻、肝胆系统疾病等均造成维生素缺乏。

（3）机体需要量增加　生长期儿童、妊娠及哺乳期妇女，维生素 A、维生素 D、维生素 C 需要增加；高热及慢性疾病，对维生素 B_1、维生素 B_2、维生素 PP 和维生素 C 需要量增加，必须额外补充维生素。对疾病起辅助治疗和恢复作用。否则，容易缺乏。

（4）长期服用药物或维生素拮抗剂　因为肠道细菌可合成维生素 K、维生素 B_6、泛酸、叶酸等。长期服用抗生素，使消化道细菌生长受到抑制，可引起某种维生素的缺乏或不足。

预防维生素缺乏的措施是：提供平衡膳食；根据人体的生理、病理情况及时调整维生素供给量；及时治疗影响维生素吸收的肠道疾病；食物加工烹调合理，尽量减少维生素的损失；提倡多吃新鲜水果和蔬菜，均衡营养，保证各种维生素的供应。

有些人认为维生素是营养素，摄入量"多多益善"，实际不然。合理营养的关键在于"适度"，过多摄入某些维生素，特别是维生素制剂，对身体还可能造成伤害。

维生素的生理功能及典型缺乏症见表 2-11。

表 2-11　维生素的生理功能及典型缺乏症

分类	名称	生理功能	典型缺乏症
脂溶性维生素	维生素 A	(1)合成视紫红质,维持视觉功能,特别是暗视觉; (2)维持上皮组织的完整和健全; (3)促进生长发育; (4)抗氧化作用	夜盲症、干眼病
	维生素 D	调节体内钙、磷代谢,促进骨对钙、磷的吸收和利用	佝偻病、软骨病
	维生素 E	(1)抗氧化作用; (2)与动物生殖功能有关	
	维生素 K	促进肝合成凝血因子	凝血时间延长
水溶性维生素	维生素 B_1	(1)维生素 B_1 主要是脱羧酶的辅酶,促进糖类氧化,维护心脏和神经健康; (2)可抑制胆碱酯酶的活性,保护神经传导递质乙酰胆碱不被破坏,增进食欲与消化功能	脚气病
	维生素 B_2	构成黄素酶类辅基 FMN 和 FAD(呼吸链成员),在生物氧化过程中起递氢作用,与热能代谢直接相关	舌炎、口角炎等
	维生素 PP	构成辅酶Ⅰ(NAD)和辅酶Ⅱ(NADP),二者均为脱氢酶的辅酶。在生物氧化过程中,起到传递氢作用	癞皮病
	叶酸	叶酸可作为一碳单位载体,促进红细胞成熟	巨幼红细胞贫血
	泛酸	构成酰基转移酶的辅酶,起转移酰基作用	
	胆碱	胆碱是卵磷脂和神经鞘磷脂成分,二者可构成细胞膜;卵磷脂还参与体内脂类物质的运输;胆碱作为甲基供体参与一碳单位代谢;乙酰胆碱为中枢神经传导递质	
	维生素 B_6	构成转氨酶的辅酶,参与某些神经递质的形成	
	生物素	构成羧化酶的辅基,可结合 CO_2,参与羧化反应	
	维生素 B_{12}	转甲基酶的辅酶,促进红细胞的成熟。参与合成脂蛋白,预防脂肪肝	巨幼红细胞贫血
	维生素 C	促进胶原蛋白的合成,参与氧化还原等作用	坏血病

第五节 矿物质——生命的使者

人体是一个整体，需要各种营养物质的参与才能完成生命过程，缺一不可。前面介绍的营养物质主要是有机化合物（烃类化合物），除烃类化合物以外的元素和化合物统称为矿物质（无机盐），占人体重量的5%～6%。矿物质也是人体重要组成部分，虽然需要量不像三大营养素那样多，但也是维持机体正常生理功能不可缺少的营养物质。人体中20余种矿物质根据其含量可以大致分成两类，含量大于0.01%的，如钙、镁、钾、钠、磷、硫、氯等称常量元素，而含量小于0.01%的为微量元素。现已证明人体必需微量元素有14种，包括铁、锌、碘、硒、氟、铜、钼、锰、铬、镍、钒、锡、硅和钴（最新的一些研究表明：锶、硼、铷、砷、锗等对人体也发挥一定生理作用）。微量元素在人体内含量甚微，总量不足体重的0.05%，但在体内发挥重要的生理作用。随着科学技术的发展，人们的认识不断深化，新微量元素的功能还会被发现，微量元素的数目还可能增加。

一、无机盐的主要生理功能

1. 构成机体组织的重要材料

钙、磷、镁是骨骼和牙齿的重要成分；磷还是能量分子 ATP 和核酸的重要成分；铁参与血红蛋白、肌红蛋白和细胞色素的组成等。

2. 维持机体的酸碱平衡和渗透压

正常人体液（血液、细胞内外液等）的 pH 值变化范围很窄，甚至改变 0.1 个 pH 单位都会引起酶蛋白的变性、造成生理功能失调，因此体液缓冲系统如 $H_2PO_4^-$ / HPO_4^{2-}、H_2CO_3/HCO_3^- 等缓冲对，在维持酸碱平衡方面发挥了重要作用。另外，体液电解质主要是 Na^+、Cl^-、K^+、$H_2PO_4^-$、HPO_4^{2-}、HCO_3^- 等离子。Na^+、Cl^- 是维持细胞外液渗透压的主要离子；K^+、HPO_4^{2-} 是维持细胞内液渗透压的主要离子。细胞内外液的渗透压平衡主要由以上离子的浓度决定。

3. 维持神经肌的应激性

一些无机离子对神经肌肉的兴奋性有不同的影响，有的可增强其兴奋性，有的可抑制其兴奋性。实验证明神经肌肉的兴奋性与下列离子浓度和比例有关。

$$神经肌组织的应激性 \propto \frac{[Na^+] + [K^+]}{[Ca^{2+}] + [Mg^{2+}] + [H^+]}$$

从以上关系可看出 Na^+、K^+ 浓度升高，可增强神经肌组织的兴奋性；Ca^{2+}、Mg^{2+} 浓度升高降低神经组织的兴奋性。由此可见，缺钙严重的婴幼儿常出现手足抽搐，是由神经组织应激性升高所致。

心肌的应激性也与上述离子有关，但效应有所不同。其关系式如下：

$$心肌细胞的应激性 \propto \frac{[Na^+] + [Ca^{2+}] + [OH^-]}{[K^+] + [Mg^{2+}] + [H^+]}$$

掌握 K^+ 对心肌的影响非常重要，血钾过高对心肌有抑制作用，心脏舒张期延长，心率减慢，严重时甚至可使心跳停止在舒张期。血钾过低常出现心率失常，使心跳停止于收缩期。Na^+ 和 Ca^{2+} 可拮抗 K^+ 对心肌的不利作用，维持心肌的正常应激状态，保证其功能。

4. 酶的组成成分和激活剂

不少无机离子常作为酶的辅酶或激活剂影响酶的活性。如呼吸链中细胞色素体系含铁；碳酸酐酶含锌；细胞色素氧化酶含铜；ATP 酶需要一定浓度的 Na^+、K^+、Mg^{2+} 或 Ca^{2+} 存在才表现活性；Cl^- 是淀粉酶的激活剂，可提高淀粉酶对淀粉的消化能力，等等。

二、钙

1. 含量与分布

钙是人体内常量元素中含量最多的元素，成年人体总量可达 1200g。其中 99% 以羟磷灰石 $[3Ca_3(PO_4)_2 \cdot Ca(OH)_2]$ 的形式沉积于骨骼和牙齿中，使骨骼和牙齿坚固；其余的 1% 则存在于体液和软组织中，虽然这部分钙不多，却具有非常重要的生理功能。血清中钙浓度的正常值在 2.45mmol/L 左右。

2. 生理功能

（1）构成骨骼和牙齿　骨骼是由骨盐（主要是羟磷灰石）在胶原蛋白（属纤维蛋白）上沉积而形成的，这种沉积过程称为成骨作用。骨骼中胶原蛋白提供韧性和弹性，羟磷灰石提供硬度和刚性，这种坚硬的复合体，在体内起支撑作用。成骨作用的逆过程为溶骨作用，即骨盐溶解、胶原水解过程。骨骼在成骨和溶骨过程中得到更新。

牙齿的主要部分由牙质组成，牙质的成分类似于骨骼。只是比骨骼结构更致密，钙盐含量更高，所以更坚硬。牙釉质（牙齿外层）比牙质还坚硬。

龋齿是由于口腔中的细菌和酶把残留在口腔中的糖类物质发酵产生乳酸，酸性使牙齿矿物质溶解，破坏牙釉质，久而久之造成的。牙齿中的钙与骨骼中的钙不一样，不能被置换，因此牙齿不能自己修复。预防龋齿的办法是晚上睡前不吃甜食，睡前刷牙（因食物中酸性物质侵蚀牙釉质）。另外，含氟牙膏可起到预防龋齿的作用。

$$Ca_3(PO_4)_2 \cdot Ca(OH)_2 + F^- \rightleftharpoons Ca_3(PO_4)_2 \cdot CaF_2 + 2OH^-$$
羟磷灰石　　　　　　　　　　氟磷灰石

氟磷灰石较羟磷灰石溶解度小、更坚硬、更耐酸腐蚀。

（2）维持神经肌肉的正常兴奋性　神经肌肉的兴奋、神经冲动的传导和心脏的正常搏动都需要钙。当血浆钙离子明显下降时，可引起手足抽搐，甚至惊厥。原因是缺钙导致神经组织应激性升高，通常小孩儿和老人容易缺钙，常出现手足抽搐症状。

（3）维持细胞膜和毛细血管的正常功能 只有 Ca^{2+} 与卵磷脂密切结合，才能维持毛细血管和细胞膜的正常通透性和功能。

（4）凝血因子和信使 Ca^{2+} 可参与血液凝固过程。作为第二信使，调节机体的各种生理活动。

3. 钙的吸收及影响因素

钙的吸收量较低，通常成人对膳食中的钙的吸收率仅为 $20\%\sim30\%$。正在生长的婴幼儿、儿童、孕妇和乳母对钙的利用率最为有效，他们能吸收膳食中 40% 以上的钙。而对长期缺钙者来说，钙的吸收率高达 $60\%\sim70\%$。钙主要在小肠吸收，影响钙吸收的因素很多，主要有以下几方面。

（1）膳食中钙磷比例 在对儿童的试验观察中发现，随着钙摄入量增加，吸收率相对下降，说明单纯增加钙摄入并不能增加其吸收率。钙的吸收与体内磷元素有关，膳食中钙磷比例为 2：1 时，有利于钙的吸收。

（2）维生素 D 维生素 D 或其衍生物（VD_3 活性形式：$1,25$-二羟维生素 D_3）可以诱导机体合成钙结合蛋白，这种蛋白质有利于钙通过肠壁的转运以增进钙的吸收，从而使血钙升高并促进骨骼中钙的沉积。因此，缺钙还要补维生素 D。

（3）消化管的酸碱度 钙在酸性溶液中较易溶解，对钙的吸收有利。

（4）食物因素 凡能与 Ca^{2+} 形成可溶性复合物的食物成分都有利于钙的吸收。而钙与植酸、草酸形成不溶的植酸钙、草酸钙，从而抑制钙的吸收。脂肪与钙结合形成不溶性钙，随粪便排出体外。因此脂肪过多，会导致钙的丢失。另外，钙在碱性介质中难溶解，利用率低。

（5）年龄因素 年龄也是影响钙吸收的重要因素。40 岁以后钙吸收率明显下降，这是导致中老年骨质疏松的主要原因。加强运动使血液循环加快，有利于钙的吸收。

4. 食物来源和供给量

（1）食物来源 钙的最理想来源是奶及奶制品，奶中不仅含钙丰富，而且吸收率高（乳糖钙有利于吸收）。动物性食品如蛋黄、鱼、贝类、虾皮等含量也高。植物性食物以干豆类含钙量丰富。此外，绿叶蔬菜也含有较丰富的钙，但是有些蔬菜像苋菜、菠菜等含草酸较多，会影响钙的吸收。硬水含钙高，所以一般不提倡喝纯净水。

（2）供给量 我国人群中钙缺乏率较高，一方面膳食中含钙量不足；另一方面与生活习惯有关，因为钙的吸收与很多其他因素有关。我国营养学会推荐成人膳食钙的供给量为 $800mg/d$，儿童、孕妇、乳母和老年人的供给量应较正常人高。在儿童与青少年膳食中加入骨粉、蛋壳粉也是补充膳食钙的有效措施。

三、磷

1. 含量和分布

通过前面的讨论可知，骨盐主要是磷酸盐，所以，除钙以外磷是人体含量最多的成盐元素。成年人体内含磷 600～900g，其中约 87.6% 以上存在于骨骼和牙齿中。

2. 生理功能

① 构成骨骼和牙齿的无机盐。

② 核酸、磷脂、磷蛋白及某些辅酶的组成成分，参与和调节体内生理功能。

③ 磷酸根是细胞内液的主要阴离子，可维持细胞的渗透压。磷酸盐组成的缓冲对可维持体内的酸碱平衡。

④ 以磷酸高能键形式参与物质代谢和能量代谢，如 ATP、GTP、ADP 等。

3. 食物来源和供给量

含磷食物非常广泛，如动物性食物中，瘦肉、蛋、鱼、虾、奶中含磷丰富，植物性食物豆类、杏仁、核桃、南瓜子、蔬菜等也是磷的良好来源。

成人磷供应量约为 720mg/d，因为磷广泛存在于各种食物中，只要膳食中蛋白质和钙充分，磷也能满足需要。磷的供应量与钙有关，我国建议成人钙∶磷为 (1.5～2)∶1。磷的吸收率比钙高，故不易出现缺乏。

四、钾、钠和氯

1. 含量与分布

正常人钾的含量为 45mmol/kg 体重，钾总量 98% 在细胞内，只有 2% 在细胞外。正常人体内钠含量约为 45～50mmol/kg 体重，其中约 45% 分布于细胞外液，40%～45% 分布于骨组织，其余分布于细胞内液。氯主要分布于细胞外液，是细胞外液的主要阴离子。

2. 生理功能

（1）钾的生理功能　钾是细胞内液的主要阳离子，也是血液的重要成分。钾不仅维持细胞内液的渗透压和酸碱平衡，维持神经肌肉、心肌的兴奋性，而且还参与蛋白质、糖及能量代谢过程。

（2）钠的生理功能　钠是细胞外液的主要阳离子，在维持细胞外液的渗透压和酸碱平衡中起重要作用，并对细胞的水分、渗透压、应激性、分泌和排泄等具有调节功能。

（3）氯的生理功能　氯是细胞外液的主要阴离子，对维持细胞外液渗透压和酸碱平衡起重要作用，并且是合成胃酸的原料，也是唾液淀粉酶的激活剂，能促进唾液分泌，增进食欲。

3. 食物来源与需要量

正常人每日需钾约 2g，所需钾来自蔬菜、水果、谷类、薯类等食物。日常膳食就能满足机体对钾的需要量。但饮食中缺乏蛋白的儿童可能发生低钾血症。血钾降低的最常见原因是由药物的利尿作用造成的，特别是应用噻嗪类利尿剂、长期应用肾上腺皮质激素及泻剂等。血钾降低的最严重后果是心律失常和神经肌肉病变。但高钾血症的最常见原因是肾脏排钾障碍，可见于肾上腺皮质功能减退；维生素 K 补充失当；应用醛固酮拮抗剂等。最严重的后果是剧烈心律失常和传导缺陷。其他征象包括软弱无力和感觉异常等。

人体每日摄入的钠和氯主要来自食盐，高钠饮食会导致血压升高。成人每日氯化钠的需要量为 3~6g。在天热、运动量大、出汗多或严重腹泻情况下，需要适当补充，可用 0.3% 的淡盐水直接补充。

世界卫生组织和我国的调查均表明，食盐的摄入量与高血压发病率成正相关（表 2-12）。

表 2-12 食盐摄入量与高血压发病率的关系

食盐量/(g/d)	地 区	高血压发病率/%
4	因纽特	0
7	马绍尔群岛	6.9
10	非洲部分地区	8.6
26	日本东北地区	29.0

在日常生活中，很多调味品中都含有盐，如各种甜面酱、辣酱、酱油、醋、味精、鸡精、调味包、食用碱等都是高盐高钠。还有一些加工食品如方便面、锅巴、含盐奶酪、虾皮、话梅、薯片等零食也都是富盐食品。所以在考虑每天盐的摄入量时不能忽略这些含盐食品。另外在购买加工食品时，还要注意营养标签上的钠含量（表 2-13）。

表 2-13 某些调味品和加工食品中的钠含量

食物名称	钠/(mg/100g)	食物名称	钠/(mg/100g)
酱油	5757	方便面	400~800
豆瓣酱	6012	饼干(夹心)	303
甜面酱	2097	饼干(咸)	697
腐乳(红)	3091	海苔	1599
榨菜	4253	薯片	508
味精	8160	麦片	318
鸡精	18864.4	奶油五香豆	1577

低钠血症指血钠<135mmol/L，通常指合并有细胞外液渗透压过低的情况（摄入不足、呕吐腹泻、利尿过度等因素引起）。血钠下降造成细胞外液渗透压下降，水分从细胞外进入细胞内，导致细胞水肿，特别是脑细胞水肿。急剧出现的低钠血症病者常可出现明显神经系统症状。血钠水平<125mmol/L 时常有恶心、不适，血钠水平为 115~120mmol/L 时则有头痛、乏力及感觉迟钝等症状，血钠进一步下降则可出现一系列更严重症状，包括神经异常、抽搐、昏迷等。

生活中遇到这种情况应该及时补充盐分。如当患有肠道疾病呕吐腹泻时，应及时补充糖盐水，这样可尽快缓解恶心、乏力等电解质失衡症状。

老年人由于多种器官功能减退，自身调节能力差，一旦患病，极易引起水、电解质和酸碱平衡失调，其中以低钠血症较为常见。患者有的表现为表情淡漠、精神恍惚、嗜睡、疲乏无力，有的表现为烦躁不安、幻视、打人、不识家人，还有的表现为癫痫发作或昏迷等。由于其临床表现不尽相同，易被误诊为肺性脑病、脑卒中、老年性精神病等。

一般血钠低于135mmol/L即为低钠血症。低钠血症可分为缺钠性、稀释性、消耗性三种。低钠血症往往是复合型的，很少是单一的。常见的引起血钠降低的原因如下。

① 进食少，摄入不足。

② 不恰当地应用利尿剂。

③ 严重心衰、肾功能不全、肝硬化腹水。

④ 肾上腺皮质功能低下。

⑤ 抗利尿激素分泌过多等（脑炎、脑卒中等造成）。

五、镁

1. 含量与分布

成年人镁含量为20～30g，其中约70％分布于骨骼中，约30％储存于骨骼肌、心肌、肝、肾、脑组织的细胞内，只有1％分布于细胞外液。

2. 生理功能

① 以磷酸盐和碳酸盐的形式组成骨骼和牙齿的重要成分。

② 镁可使很多酶系统（如羧化酶、己糖激酶、ATP酶等）激活活化，也是氧化磷酸化、体温调节、肌肉收缩和神经兴奋所必需的辅助因子。

③ 维持神经肌正常兴奋性，维持心肌正常的结构与功能。

3. 食物来源与需要量

成年人需要量约为330mg/d，镁的需要量与蛋白质、钙、磷摄入量是平衡的。镁广泛存在于动植物组织中，谷类、豆类食物中含镁最丰富。进食多样化的正常人一般不会缺镁。

低镁血症可见于嗜酒者，加西卡病（kwashiorkor）、糖尿病、吸收不良综合征、甲状腺功能亢进和减低、肾病患者等。低镁血症可使神经元兴奋性和神经肌肉传递提高，故严重缺镁，可致抽搐和惊厥。血镁增高可使末梢血管舒张、腱反射消失，极大剂量的镁可使呼吸衰竭、心脏停搏。

六、铁

1. 含量与分布

铁是人体内含量最多的一种必需微量元素，正常成人体内含铁总量为4～5g，女性较男性略低。体内铁总量的 $60\%\sim70\%$ 存在于血红蛋白中，约 3% 分布于肌红蛋白中，约 0.3% 分布于含铁卟啉的酶类（如细胞色素、过氧化物酶等）中，这部分具有代谢功能和酶功能的铁称功能性铁。另有 30% 以运铁蛋白或储铁形式存在于肝、脾和骨髓中，称储备铁。

铁是世界上缺乏率较高的营养素之一，据世界卫生组织报道，缺铁率在发达国家为 $10\%\sim20\%$，在发展中国家为 $30\%\sim40\%$，铁对人体机能和健康有很大影响，在营养中十分重要。

2. 生理功能

① 运输氧和二氧化碳，参与组织呼吸，推动生物氧化还原反应。铁是血红蛋白和肌红蛋白的成分，在人体内血红蛋白担负了 O_2 和 CO_2 的运输，肌红蛋白在肌肉中转运和储存氧，在肌肉收缩时释放氧以满足代谢的需要。含铁的细胞色素和一些酶类，参与体内生物氧化和能量释放。

② 催化 β-胡萝卜素转化为维生素 A，参与胶原蛋白的合成，并促进抗体的产生，增强机体的免疫力。

3. 营养性缺铁性贫血

营养性缺铁性贫血（iron deficiency anemia，IDA）是由于铁摄入不足或吸收不良，需要量增加，丢失过多，造成的铁缺乏。尤其是婴幼儿，由于生长发育迅速，体内铁储备又不足，如果不能及时给予补充，势必会影响血红蛋白的合成而引起缺铁性贫血。这是一种世界性的营养缺乏病，可发生在各个年龄段，尤以婴幼儿多发，妇女和老人中也有不同程度的发生。该病起病缓慢，轻者可无明显症状，仅表现为面色苍白、口腔黏膜和眼结合膜苍白无血色。严重者有头昏、耳鸣、乏力、食欲低下、体重增长缓慢、记忆力减退、思想不集中等症状。重度贫血者可有肝脾肿大，出现贫血性心脏病，红细胞数和血红蛋白均低于正常值等症状。

4. 食物来源

膳食中铁的良好来源为动物肝脏、动物全血、红肉类、鱼类和某些蔬菜（白菜、油菜、雪里红、苋菜、韭菜等）。食物中含铁化合物为血色素铁和非血色素铁，估计膳食铁的吸收率为 10%。铁的吸收率与铁在食物中的存在形式和饮食结构有关。吸收率一般为血红素铁 $>Fe^{2+}>Fe^{3+}>$ 胶态铁。若膳食中有较多的植酸、草酸和碳酸等盐类抑制铁吸收的因素存在，可影响铁的吸收与利用。植物性食品铁的吸收率较低，多在 10% 以下，如豆类食物含铁虽多，但不易吸收；菠菜因含草酸较高，所以铁的吸收率只有 2%。维生素 C 和动物细胞蛋白质（如猪、牛、羊等红肉与肝脏、鱼、禽肉等）为铁吸收的促进因子，可促进铁的吸收。动物性食品的铁为血红素铁，吸收率一般较高，如鱼为 11%，动物肉与肝脏为 22%。牛奶是一种贫铁食物，有些国家限制儿童每日鲜奶的摄取量，每周安排一次无奶日，以预防缺铁性贫血。蛋中铁的吸收率也较低，仅为 3%。

5. 供给量

机体内的铁与蛋白质结合在一起而没有游离的铁离子存在，体内的铁可以反复被机体利用。在新陈代谢过程中每日约损失 1mg 铁，只要每日从膳食中摄入的铁能够吸收，就可以弥补这个损失，满足机体的需要，在体内完成重要的生理功能。

我国居民铁的每日推荐供给量为：0～4 岁不分性别为 10mg；7～11 岁为 13～18mg；成年男 12mg，成年女 20mg；孕妇及乳母不同时期分别为 20～29mg（详见附录 3-2）；自老年前期（50 岁）以后的男女皆为 12mg。

必要时可通过强化食物和铁制剂补充铁，但必须慎重，因为过量的铁在体内积蓄可造成恶心、呕吐、腹泻、昏迷等急性铁中毒症状，严重者会致人休克、死亡。一般通过正常膳食营养补充铁不会引起铁中毒。

七、锌

最早发现锌缺乏症是在 1961 年，当时有一名英国医生在伊朗的乡村发现一些儿童和青少年食欲很差，生长发育缓慢，身材矮小而成为侏儒。有的已到性成熟年龄，但第二性征发育不全，性功能低下，女孩子没有月经。临床检查发现，这些孩子皮肤粗糙，并有色素沉着，严重贫血，肝脾肿大。后来经营养学家研究发现，这些孩子的症状与动物实验中小白鼠缺锌的症状相似，于是就让患者口服锌制剂，果然取得了良好的效果。由于这种缺锌病首先在伊朗乡村发现，又因为患者的身体短小，故又称"伊朗侏儒症"或"缺锌性侏儒症"。这样，锌的营养作用逐渐被人们重视。

1. 含量与分布

锌在正常人体中含量为 1.4～2.3g，是含量仅次于铁的必需微量元素。锌广泛分布于各组织器官中，其中骨骼与皮肤中分布较多。头发锌含量可以反映膳食锌的长期供应水平和人体锌的营养状况。

2. 生理功能

（1）促进机体的发育和组织再生　锌参与人体内许多金属酶的组成。经研究发现，有 80 余种酶必须有锌存在才能发挥作用。锌是调节 DNA 复制、翻译和转录的 DNA 聚合酶的必需组成部分，锌不仅对于蛋白质和核酸的合成，而且对于细胞的生长、分裂和分化的各个过程都是必需的。因此，缺锌可导致生长发育减缓或停滞。

（2）增强机体免疫力　锌能促进淋巴细胞有丝分裂，T 细胞（胸腺依赖性淋巴细胞）的功能增强，使免疫球蛋白增加，使机体免疫力和抗衡自由基的侵袭能力加强。

（3）加速创伤愈合　锌为合成胶原蛋白所必需，故能促进皮肤和结缔组织中胶原蛋白的合成，加速创伤、溃疡、手术伤口的愈合。大家知道，氧化锌橡皮膏（医用白胶布）有使裂口愈合的作用。

（4）促进食欲 唾液蛋白是一种味觉素，也是含锌的蛋白质，当机体缺锌时此种蛋白合成减少，将影响味觉和食欲。

（5）促进维生素 A 的正常代谢和生理功能 锌可参与维生素 A 还原酶和视黄醇结合蛋白的合成，故缺锌时暗适应能力下降，夜间视力受影响。

（6）促进性器官与性机能的正常发育 缺锌会影响男性第二性征和女性生殖各期的发育成熟，并有性功能减退的现象。

（7）提高智力 锌是脑细胞含量最高的微量元素，它使神经兴奋性提高，思维敏捷，所以被称为益智元素。

3. 食物来源和供给量

锌的最佳来源是海产品中的蛤贝类，另外，肉类、蛋类、菇类、硬果类含量也较丰富。而谷类食品不仅含锌量低，而且因为有较多的纤维素和植酸而降低锌的吸收率。

1988 年修订的营养素供给量表中首次将锌列入其中，每天 1 岁以内为 2～4mg；儿童与青少年为 5～12mg；成人至各年龄段男 12.5mg，女 7.5mg；孕妇和乳母各增加 2～5mg。

八、铜

1. 含量与分布

成人体内铜含量为 100～150mg，以肝、脑、肾及心含量最高，其次在肺、肠及脾，肌肉和骨骼中最低。铜的吸收机制与铁、锌类似，借助肠黏膜细胞中的载体蛋白，铜锌之间的拮抗作用可能与竞争共同的载体蛋白有关。血浆铜有 90％与蛋白载体结合成铜蛋白进行运输并发挥生理作用。

2. 生理功能与缺乏症

① 参与生物氧化和能量代谢。铜是细胞色素氧化酶和细胞色素 a 的成分，在呼吸链中起传递电子的作用。缺铜引起心血管系统和神经系统损害与细胞色素氧化酶活性低下有关。

② 促进组织中铁的转移和利用，参与造血过程。铜是血浆铜蓝蛋白的成分，铜蓝蛋白是铁的运输形式，当血浆铜低下时，铜蓝蛋白活性降低，使铁蛋白中铁的利用受阻，从而引起铁在肝中潴积，发展成含铁血黄素，导致沉着性贫血。另外，铜可促进 Fe^{3+} 还原为 Fe^{2+}，有利于铁的利用。

③ 铜是某些酶活性中心的必需成分，如胺氧化酶、酪氨酸酶、超氧化物歧化酶等。酪氨酸酶催化酪氨酸转化为黑色素，此酶缺乏会造成毛发色素消失的白化病。超氧化物歧化酶可以清除体内自由基，具有抗衰老和抗癌作用。

3. 食物来源与供给量

含铜食物种类比较广泛，尤以肝、肾、甲壳类、硬果类、干豆类、芝麻、绿叶蔬菜等食物中含量较丰富。正常成人 0.8mg/d 即可。人体正常膳食结构一般不会缺铜。

九、氟

1. 含量与分布

正常人体含量约为 2.6g。人体组织以骨骼含氟量最多，其次是牙齿、指甲和毛发。

2. 生理功能与缺乏症

① 预防龋齿和老年人的骨质疏松。氟的存在使骨质稳定性增加，因氟可取代骨骼和牙齿中羟磷灰石中的羟基形成氟磷灰石。氟磷灰石硬度高，在酸中溶解度小，在牙釉质表面抗酸腐蚀，并抑制嗜酸细菌的活动和拮抗某些酶对牙齿的不利影响，有防龋齿作用。适量的氟有利钙和磷的利用及其在骨骼中沉积，加速骨形成，增加骨硬度。

缺氟后，牙釉质中氟磷灰石形成受阻，使结构疏松，易被微生物、有机酸及酶的作用侵蚀损坏而发生龋齿。在低氟地区，常可见到老年性骨质疏松症。在高氟地区，长期饮用含氟量超过 1.2mg/L 的水，使用煤烟熏（燃煤取暖不用烟囱）都会引起氟中毒，表现为氟斑牙和骨变形（称氟骨病），见图 2-18 和图 2-19。

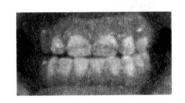

图 2-18　氟斑牙

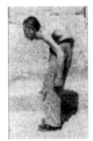

图 2-19　氟骨病（骨变形）

② 近年来有实验发现，氟可加速伤口愈合和铁的吸收，机理尚不清楚。

3. 食物来源和供给量

氟主要由饮水获得，植物性食物含氟丰富，尤其是茶叶，故茶是含氟最高的饮料。氟的供给量，以既能预防龋齿，又不造成氟中毒为宜，成人约为 1.5mg/d，最高摄入量可耐受 3mg。

十、碘

1. 含量与分布

成年人体内含碘量为 15～25mg，其中 70%～80%存在于甲状腺，甲状腺是机体含碘最多的器官。

2. 生理功能与缺乏症

碘是合成甲状腺素的必需原料。甲状腺素是一种激素，有促进物质代谢，如促进蛋白质合成；调节能量转换；加速生长发育；维持中枢神经系统结构等功能。

　　缺碘导致甲状腺素合成减少，血中甲状腺激素水平降低，促甲状腺素分泌增多，引起甲状腺代偿性肥大。由于缺碘往往是地区性的，所以将这类因缺碘引起的甲状腺肿称地方性甲状腺肿。患者除甲状腺肿大外（图 2-20），还伴有甲状腺功能低下的症状，如发育迟缓、生殖力下降、智力低下甚至痴呆，称呆小症。

　　呆小症又称"克汀病"（图 2-21）。由于先天甲状腺发育不全或功能低下造成的幼儿发育障碍，主要症状表现在骨骼系统和神经系统，如身体矮小，上身长，下身短，常有四肢畸形；精神呆滞，表情淡漠，智力低下，有的有耳聋（这是由于患儿在母体中或出生之后，神经细胞的轴突、树突的形成和神经系统的发生、发展都需要一定量的甲状腺素，但由于母体缺碘或食物中缺碘，导致了这一系列过程的障碍）；常伴有体温低，毛发稀少，面部浮肿等症状。患儿出生时身高体重无明显差异，一般在 3～6 个月可出现异常，若能在 3 个月左右即得到明确诊断，食物中开始加碘或补充甲状腺素，可以使患儿基本正常，若发现晚，贻误了治疗期，则治疗难以生效。

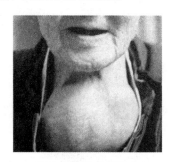

图 2-20　甲状腺肿大

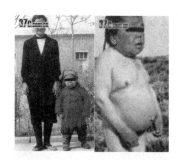

图 2-21　呆小症（克汀病）

3. 食物来源与供给量

　　碘的重要食物来源是海产品，因此经常吃含碘丰富的海藻、紫菜、海鱼等产品，可以有效地补充碘。成人需碘量是 $120\mu g/d$，在地方性碘缺乏病流行地区应额外补碘。我国也是世界上碘缺乏危害最重的国家之一（日本最低），除沿海地区和大城市外，多数省份都曾有该病流行。由于国家及时采取强制补碘措施（食盐中加碘），使这种地方病得到了缓解。

　　值得注意的是，1994 年到现在，全民补碘政策已实施了 15 年，全国碘盐覆盖率已达到 97.5%，有效遏制了内陆地区的碘缺乏病。但在辽宁、浙江、天津、上海、福建等沿海高碘地区，却出现了碘过量的问题。有调查显示，一些居民每天摄碘量高达 220～850μg。由于长期碘过量，这些地区正迎来甲状腺病的高发期。如甲状腺机能低下、慢性甲状腺肿大和囊性纤维化、慢性淋巴细胞性甲状腺炎（桥本甲状腺炎）等呈现发病率高和年轻化的趋势，桥本式病癌变发生率甚至高达10%。原本预防大脖子病的碘盐，反而成为了健康风险。所以目前食盐加碘"一刀切"的政策或将面临深层次的整改和调整。

十一、硒

对于硒的认识曾经有过使人啼笑皆非的经历。早在20世纪40年代，人们曾认为硒有较大的毒性，甚至有人认为是致癌物。近年来通过深入研究发现，适量的硒是维持身体健康，防治疾病所不可缺少的营养素之一，且有抗癌作用。

1. 含量与分布

成人体内含硒14～20mg，多分布于指甲、头发、肾和肝中，肌肉、脂肪、血液等组织器官中含量很少。血硒与头发中硒可以反映体内硒的营养水平。

2. 生理功能

（1）维持细胞功能和结构的完整性　作为谷胱甘肽过氧化物酶（GPX）的成分，硒可以保护细胞膜中的脂类免受过氧化氢和其他过氧化物的侵害。与维生素E作用类似，两系统相互补充，共同保护细胞膜的完整性。

（2）预防克山病和大骨节病　克山病一种是以心肌坏死为特征的地方性心脏病，此病因在克山县发现而得名。我国学者在1973年从正常心肌中分离得到了一种硒蛋白，这种硒蛋白在缺硒地区心肌功能不全的动物心肌中没有找到，因此，硒作为心肌代谢不可缺少元素被认可。大骨节病（图2-22）为慢性畸形性骨关节病，主要累及四肢骨和关节，病人指短，关节增粗，有时肘关节不能完全伸直。这两种病用亚硒酸钠预防和治疗可收到良好效果。

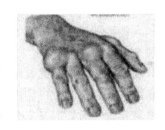

图2-22　大骨节病

（3）促进免疫球蛋白合成，增强机体的免疫功能。

（4）抗肿瘤作用　硒具有调节癌细胞的增值、分化及使恶性表型逆转的作用，并能抑制癌细胞的浸润、转移以延缓肿瘤的复发。因此对多种癌有一定的预防和治疗作用。调查结果表明，硒与癌症发病率呈负相关。

（5）抵御毒物对人体的侵害　硒与金属有很强的亲和力，有解除体内重金属毒性的作用。硒在体内与金属如汞、甲基汞、镉及铅等结合成金属硒蛋白复合物而解毒，并使金属排出体外。动物实验还发现硒有降低黄曲霉素急性损伤的作用，还可降低肝中心小叶坏死的程度和死亡率。

（6）促进生长，保护视觉功能的健全　实验表明，硒参与辅酶A和泛醌的合成，参与能量代谢，在三羧酸循环和呼吸链氢和电子传递过程中发挥一定的生物学作用，因此硒可促进生长发育。另外，硒能保护视器官的健全功能和视力。谷胱甘肽过氧化物酶和维生素E可使视网膜上的氧化损伤降低，亚硒酸钠可使神经性视觉丧失得到改善。所以，白内障患者和糖尿病失明者补充硒后，视觉功能有所改善。

3. 食物来源与需要量

海产品、动物肝、肾、鱼、肉类、蛋、南瓜、大蒜等为硒的良好来源。粮谷类、蔬菜、水果中含硒量随该地区土壤含硒量而异。正常成人需硒量约 $60\mu g/d$。可耐受摄入量较高，为 $400\mu g/d$。

除缺硒地区外，一般膳食不缺硒。硒的毒性很大，过量会引起中毒。硒能抑制某些酶的活性，中毒表现为脱发、脱甲、乏力以及一些精神症状等。硒是体内需要量最少的必需元素，也是毒性最大的元素。因此，缺硒时只能根据内科医生或营养师的意见才可采用含硒丰富的补充品。

食物中无机盐的含量比较丰富，一般都能满足机体的需要。微量元素的补充主要依靠食物，因各种食品含微量元素多少不同，为预防微量元素缺乏，应增加食物的种类，不能偏食、挑食。只有丰富多样的饮食，才能维持体内微量元素含量的正常与均衡。膳食调配不当或患有某些疾病，容易造成缺乏症。从实用营养学的观点出发，比较容易缺乏的元素是钙和铁，特殊地理环境或其他特殊条件也可能造成碘、锌、硒的缺乏。应该注意的是，某些元素也可因摄入过量而发生中毒。

人体必需矿物质元素的生理功能及相关因素见表2-14，各元素推荐摄入量见附录3-2。关于矿物质在人体当中的作用，我们应该辩证地去看待。人体和地球一样，都是由各种化学元素组成的，存在于地壳表层的90多种元素均可在人体组织中找到。元素根据在机体内的含量，可划分为宏量与微量两种。另外，根据机体对微量元素的需要情况又分为必需微量元素和非必需微量元素。维持人体正常生命活动不可缺少的元素称为必需微量元素。所谓不可缺少，并非指缺少将危及生命，而是指缺少时会引起机体生理功能及结构异常，导致疾病发生。目前尚未明确其生物学作用，也未发现有毒性的元素称为非必需微量元素。将微量元素分为必需与非必需、有毒或无害，只有相对的意义。因为即使同一种微量元素，低浓度时是有益的，高浓度时就可能是有害的。同时不是以任何浓度使用该元素都是安全的。因此，今后应对微量元素的生物学作用及其安全浓度进行更深入的探讨，以防止盲目摄入过多的必需微量元素或从膳食中去除某种可能的"有毒"元素。随着研究的深入，将会发现一些"非必需元素"甚至"有害元素"可能具有一定的生物学作用，甚至可能是必需的元素。

表 2-14   人体必需矿物质元素的生理功能及相关因素

元素	主要生理功能	缺乏症状	富含食物
钙 （Ca）	构成骨骼、牙齿成分,维持神经肌肉兴奋性,参与血凝	软骨病,肌肉痉挛,出血难止	乳品、虾皮、贝类、豆类、蔬菜、骨汤
磷 （P）	构成骨骼、牙齿成分。核酸、酶成分,参与物质代谢和能量代谢。调节酸碱平衡	罕见缺乏症	食源广泛

续表

元素	主要生理功能	缺乏症状	富含食物
钾 （K）	维持细胞渗透压和酸碱平衡。维持神经、肌肉的兴奋性。参与蛋白和糖代谢	心律紊乱和神经肌肉病变，倦息	蔬菜、水果、谷类、豆类、薯类
钠 （Na）	维持细胞外液的渗透压和酸碱平衡。对分泌和排泄等具有调节功能。维持肌肉的兴奋性	神经系统症状、头痛、乏力及感觉迟钝等	食盐
氯 （Cl）	维持细胞外液渗透压和酸碱平衡。合成胃酸的原料。唾液淀粉酶的激活剂	食欲不振	食盐
镁 （Mg）	多种酶的激活剂。参与体内蛋白合成。维持神经肌正常兴奋性	肌肉震颤，心跳过速，情绪不安	食源广泛
铁 （Fe）	血红蛋白成分，参与 O_2 和 CO_2 的运输。细胞色素，参与生物氧化	缺铁性贫血	动物肝、肾、蛋黄、豆类、深色蔬菜
锌 （Zn）	参与许多金属酶的组成。参与蛋白和核酸的合成。促进正常发育。加速创伤愈合	厌食，生长停滞，少年性发育不全	海产品、肉类、蛋类、菇类、硬果类
铜 （Cu）	参与生物氧化和能量代谢。促进组织中铁的转移和利用。是某些酶活性中心	生长迟缓，贫血，情绪易激动	动物肝、肾、甲壳类、豆类、硬果、绿色蔬菜
氟 （F）	构成牙齿、骨骼成分	骨质疏松，龋齿	茶叶、饮水
碘 （I）	合成甲状腺素的必需原料，促进生长发育	甲状腺肿、生长迟缓、智力低下	海带、紫菜、海产品
硒 （Se）	抗氧化作用，保护细胞膜	克山病、大骨节病	动物食品、海产品、南瓜、大蒜

关于营养素的适宜摄入程度和比例请参照附录3。

第六节　水——生命的温床

　　水是生命存在的基本条件，也是生命结构的基本成分。水占成人体重的 $60\%\sim70\%$，正常情况下，人一旦失去 2% 的水分就会感到口渴，失去 10% 的水分就会因代谢功能衰竭而出现昏迷，失去 20% 的水分就会死亡。

　　人们咀嚼食物要唾液，消化食物要胃液、肠液、胆汁等，这些消化液绝大部分都由水组成。人体在整个新陈代谢过程中，所产生的有毒物质和废物需要排出体外，如大便、小便、出汗、打喷嚏、呼吸等，都需要有水才能进行。人体如果没水，则养分无法吸收和输送，废物不能排出，血液不能运行，体温不能调节，体内各项生理活动无法进行。水参与了生物体内所有的生理生化过程，生物体内缺水达一定程度，生命过程就无法进行，因此水是生命之源，和阳光、空气一样，是生命不可缺少的最基本、最必需的营养物质。

一、水在人体内的功能

1. 构成人体组织

水在人体内含量随年龄、性别而异，年幼者含水分高，年龄增大，水分相应减少，成年人体重的 1/3 由水组成。脑组织大约含有 85％的水；血液大约含有90％的水；肌肉、神经、内脏、结缔组织等含水 60％～80％；脂肪组织含水 30％以下；看起来与水无关的骨头也含有 20％以上的水。

2. 参与物质代谢

水是良好的溶剂，许多营养物质必须溶于水才能发生代谢反应；水的解电常数高，可促进电解质的解离，人体内许多物质只有解离成离子状态才能发挥生物学作用；水在体内还可直接参加一些代谢反应，如水解、加水、去水、氧化还原等；水还参与排泄废物（如大、小便，呼吸，蒸发等）；总之，水在体内参与各种生理活动和代谢反应都是维持生命的重要过程，没有水，生命就无法存在。

3. 运输载体

水有流动性，在消化、吸收、循环和排泄过程中，充当载体并有运输功能。如消化物的吸收和转运、血液循环、代谢废物排出体外等。

4. 调节体温

水的比热容大，蒸发热也大。这一性质有利于人体在环境温度高时通过蒸发散热来维持体温的正常。由于水的比热大，使血液流经体表部位时，不会因环境温度的差异导致血液温度发生大的改变，有利于保持体温恒定。

5. 滋润、润滑作用

机体含有足够的水分能使皮肤滋润，人显得水灵。体内缺了水，不仅影响新陈代谢，皮肤也会失去光泽，使人显得干瘪和苍白。老年人的皮肤皱纹逐渐增多、加深的原因之一，就是由老年性营养障碍、失水、皮脂腺逐渐减少引起的皮肤干燥造成的。一个体液正常的老人，皱纹及老年斑就会相对减少，衰老过程也缓慢得多。

水作为关节、肌肉和脏器的润滑剂，可维护其正常功能。例如唾液有助于吞咽食物；泪液防止眼球干燥；关节液可减少运动时关节之间的摩擦等。

二、水平衡

人体在正常情况下每天通过皮肤、呼吸道、尿液和粪便的形式把体内一部分水排出体外，同时通过摄取食物、饮料等方法补充机体损失的水分。当排出体外的水和摄入体内的水基本相等时称为"水平衡"（water balance）。肾是排出水的主要器官，肾在排水的同时对水还有重吸收作用，通过重吸收也可以调节水平衡。正常人排出的水受饮食状况、气候环境、劳动强度等多种因素的影响，一般约为

2500mL，见表 2-15。

表 2-15 正常人每天水代谢情况

水的摄入量/mL		水的排出量/mL	
饮料水	1200	呼吸蒸发	350
食物水	1000	皮肤蒸发	500
代谢水	300	粪便排出	150
		尿液排出	1500
总量	2500	总量	2500

要维持水在体内的平衡，不断地补充水是必要的。体内水的来源主要有三方面：一是糖类、脂肪、蛋白质三大物质代谢过程产生的水分（代谢水）；二是食物中含有的水分（食物水）；三是每天喝的水（饮料水）。其中饮料水是机体补水的主要来源，代谢水和食物水的变动较小，所以饮料水是调节水平衡的主要方式。饮水时以少量、多次，饮用至无口渴感为适量。一天 7～8 杯（1500～1700mL），当然饮水量和季节、活动量等造成排汗多少也有关。

水的摄入与排出须保持平衡，否则会出现机体内水过多或过少引发的疾病。在水分摄入不足、大量出汗、腹泻等情况下均可引起体内缺水。人体缺水或失水过多时会使血液浓缩，黏稠度增高，不利于血液循环及营养物的吸收，表现出口渴、黏膜干燥、消化液分泌减少、食欲减退、精神不振、身体乏力等症状。体内缺了水，不仅影响新陈代谢，还会影响美容，使皮肤失去光泽。老年人还容易形成血栓。因此人体每日必须摄入足量的水，以保证各种生命活动的正常进行。从某种程度上看，水比食物还要重要。人不吃食物，大约能活 2 周甚至更久，但是没有水，生命维持不了几天。但是，如果水喝得太多、太急，也会造成电解质不平衡（钠、钾离子流失）、水溶性维生素（如 B 族维生素及 C 族维生素）流失、冲淡消化液等问题。

三、科学的饮水方式

正确的饮水方式如下。

1. 保证饮水量

每日摄入的水量与机体排出的水量应保持动态平衡，量出而入，即需要多少喝多少。那么，正常人每天喝多少水才恰当？科学研究指出，健康成年人每天需要补充 2000mL 左右的水分，但 2000mL 水分不一定都由喝水获得，应该把食物里摄入的水分算进去。其实，我们每天吃的各种食物内含很多水分。例如，大部分蔬菜、水果 90% 以上是水，而像鸡蛋、鱼类中也有大约 75% 的水。粗略估计，我们吃一餐饭，至少可以由食物或汤里摄取 200～300mL 的水。因此根据饮食情况，扣除三餐中由食物摄取的 1000～1200mL 水分，我们每天至少需要 1200～1500mL 水，就算基本达到水平衡的要求。但在特殊情况下要增加饮水量。例如在炎热、高温和体力活动量大的情况下，饮水量应相应增加。老年人因血黏稠度增高，也要适当增加饮水量。发烧、呕吐、腹泻、痛风（嘌呤分解产生尿酸浓度高在骨骼组织沉积造成的炎症）、肾结石等患者必须增加饮水量，对急速脱水性疾病要补充糖盐（约 0.3%）水，以防止电解质紊乱。

总之，喝水和摄取热量一样，要量出而入，需要多少就补充多少，以免造成可溶性营养素的损失。美国纽约州立大学研究人员的一项研究表明，每天饮用水过多会增加膀胱癌的危险性。另有医学专家通过研究发现，饮水过多会冲淡血液，使全身细胞的氧交换能力受到影响。特别是细胞一旦缺氧，人就会变得迟钝。另外，饮水过多，会增加心脏、肾脏等器官的负担，也可能引起不良后果。

2. "渴了再喝水"是错误的饮水概念

口渴是体内缺水的生理反应，说明体内水分已经失衡。口渴是大脑中枢发出要求补水的信号，是机体开始脱水的警钟。所以，不要等到口渴再喝水，要每隔一段时间就喝一次水，及时补充体内水分。

美国科学家通过调查发现，高达半数以上的人，长期处于不同程度的"脱水状态"，因为他们都是感到口渴时才喝水。实际上，口渴时再补水已经为时过晚。人长期处于慢性脱水状态会导致头昏、疲劳、食欲减退等症状，更严重的是长期慢性脱水还会诱发多种疾病。尤其人的脑部，含水量均高于身体其他组织。学生如果饮水不足、长期脱水，就会产生上课疲劳、精神不集中、记忆力下降等现象。所以我们应养成随时主动饮水的习惯。另外，老年人的感觉趋于迟钝，如果不注意饮水，体内长时间缺水容易导致严重疾患，因此更应主动饮水。2016 版中国居民膳食指南建议在正常情况下，每天饮水 7～8 杯（200mL/杯）。注意不要暴饮，因为一次饮水过量，超过肾脏排出能力时可能引起水中毒。水中毒多见于肾病、肝病和充血性心力衰竭等疾病状态，正常人极少出现水中毒。

3. 科学饮水时间

喝水的时间是有讲究的，就好像吃饭一样，一日喝 7～8 次，以保证体液正常生理功能。具体什么时间喝水好，可参考营养学家推荐的时间。

（1）早起即喝水　早起饮水一杯有很多好处，不仅可补充身体一夜的水分消耗；还能冲洗消化道，促进消化液分泌，增加食欲；同时可以刺激胃肠蠕动，有利于定时排便；夜间新陈代谢趋于缓慢，血液流动也相对减慢，血液易黏稠，清晨饮水能降低血液黏稠度，预防"三高"（血脂高、血压高、胆固醇高）及降低血压。

日本有人曾经做过一次老年人防病调查，460 名 65 岁的老人，坚持 5 年每天清晨喝一杯凉开水，84% 被调查的老人都面色红润，精神饱满。由此可见，早起饮水对健康有利。

（2）睡前要喝水　近年来，美国和日本学者发现，常有不少病人都猝死于清晨，其中不可忽视的一个因素，就是人在夜间不吃不喝，并在呼吸、出汗和排尿等新陈代谢过程中消耗了大量的水分，清晨机体相对缺水，易造成血浆浓缩，血液黏稠度升高，血小板凝集能力增强，从而引发血栓的形成，这是高血压、冠心病、脑血管硬化患者发生心肌梗死和中风的导火线。因此，心脑血管疾病患者，特别是老年人，应在睡前适当补充水分，使黏稠的血液得以稀释，促进血液的正常循环。

（3）饭前喝少量的水或汤　俗话说"饭前先喝汤，老来不受伤"，每次进食前应少量喝一点水（半杯）或汤，可以保证分泌足够的消化液，从而促进食欲，把整个消化器官调动起来，充分发挥消化系统的功能。汤水可以溶解食物，并促进胃蠕动，把食物变成食糜，有利于消化吸收。另外，饭前喝汤还有减肥作用，广东人胖子少，饭前喝汤是原因之一。

（4）两顿饭之间适当补水　其他时间可以少量多次补充水分，并且以饮用白开水为主。午休后可以饮两杯绿茶。因为午休后精神不佳，清茶有醒脑提神、润肺生津、解渴利尿之功效。

4. 饮水禁忌

（1）老化水　老化水俗称"死水"，也就是长时间储存不动的水。常饮用这种水，对未成年人来说，会使细胞新陈代谢明显减慢，影响身体生长发育；中老年人则会加速衰老；有关资料表明，一些地区食道癌、胃癌发病率日益升高，可能与长期饮用老化水有关，原因是老化水中的有毒有害物质随着储水时间的延长而增加。

（2）不开的水　人们饮用的自来水，都是经氯化消毒灭菌处理的。氯处理过的水中可分离出多种有害物质，其中卤代烃、氯仿还具有致癌、致畸作用。当水温达到90℃时，卤代烃含量由原来的 $53\mu g/kg$ 上升到 $177\mu g/kg$，超过国家饮用水卫生标准的 2 倍。专家指出，饮用未煮沸的水，患膀胱癌、直肠癌的可能性增加 $21\% \sim 38\%$。当水温达到100℃，这两种有害物质会随蒸汽蒸发而大大减少，如继续沸腾 1 分钟，则饮用安全。

（3）千滚水、蒸锅水、重新煮开的水　千滚水就是在炉上沸腾了很长时间的水；蒸锅水就是蒸馒头等剩锅水；重新煮开的水就是把热水瓶中的剩余温开水重新烧开的水。这三种水中不挥发性物质，如钙、镁等金属成分和亚硝酸盐含量增高，常喝这些水会对机体造成伤害和毒性。

要注意饮水机内的千滚水。饮水机中水的加热是通过内置热胆来完成的，热胆材料多为不锈钢或铝壳。饮用水在热胆中反复加热后，会形成千滚水。经检验，水中的铁、铝、铵和亚硝酸盐明显增加。如果内胆超过 3 个月不清洗，还会孳生大量的细菌、残渣甚至红虫附着在热胆内壁上，成为有毒的添加剂。

（4）不能长期饮用纯净水　纯净水口感好，发甜，是因为经过一种特殊过滤装置加工。纯净水一方面过滤掉了水中一些有害、有毒物质，但另一方面也过滤掉了对人体有益的矿物质，例如钙、镁等。长期饮用纯净水会影响人体内的酸碱平衡，影响神经、肌肉和多种酶的活性，降低人体免疫力。

（5）不能喝太烫的水　太烫的水会烫伤消化道，经常喝烫水（或汤、饭）会造成食管损伤，久而久之可能形成食管癌。

思考题

1. 试述构成人体的物质组成和比例。
2. 营养素的定义是什么？人体所需要的营养素有哪几类？
3. 什么是新陈代谢？新陈代谢的意义是什么？
4. 物质代谢过程分哪三个阶段？
5. 你如何理解营养素在消化系统消化和吸收的含义？
6. 碳水化合物的含义及科学名称。
7. 名词解释：单糖、寡糖、多糖、血糖、糖原。
8. 三种双糖的组成特征。
9. 为什么葡萄糖可以进行静脉注射而蔗糖不行？
10. 三种葡聚多糖的组成、特征。
11. 试述糖类物质的主要功能。
12. 为什么人体不能消化纤维素？纤维素对人体没用吗？
13. 面包、牛奶等食品"无糖"标识正确吗？你怎样理解？
14. 血糖的检验指标（正常、高、低、肾糖阈）分别是多少？
15. 脂和油在结构上有何区别？
16. 下列符号：EFA 、SFA、PUFA、MUFA、TFAs 、EPA 、DHA 各表示什么脂肪酸？试述其生理作用。
17. 什么脂肪营养价值高，为什么？
18. 脂肪的主要生理功能是什么？
19. 什么是类脂？了解磷脂与胆固醇的生理功能。
20. 血脂是什么？了解血脂的正常指标和高血脂的危害。
21. 熟悉脂蛋白的三种形式及作用。
22. 饮食中的脂肪和胆固醇与动脉粥样硬化有何关系？你如何看待？
23. 蛋白质的特征元素是什么？特征元素换算成蛋白的方法？
24. 蛋白质的结构单元是什么？
25. 组成人体蛋白的氨基酸有多少种？必需氨基酸有几种，是什么？
26. 蛋白质的生理功能有哪些？
27. 蛋白质消化到什么程度才能被吸收？
28. 从营养的角度，你如何理解完全蛋白质和不完全蛋白质？
29. 了解蛋白质的营养评价指标和含义。
30. 如何实现蛋白质营养价值？何谓食物蛋白互补作用的三个原则？
31. 什么是氮平衡、正氮平衡和负氮平衡？
32. 简述蛋白质的营养失调对健康的影响。
33. 什么是维生素？其主要作用是什么？
34. 什么是维生素 A 原？列举两种富含维生素 A 原的食品。
35. 维生素如何分类？分几类？各几种，是什么？
36. 维生素 D 的主要生理功能有哪些？其主要缺乏症是什么？

37. "三D"症是什么含义？是缺乏哪种维生素造成的？

38. 试述维生素C的主要生理功能和缺乏症。

39. 试回顾各种维生素的功用、主要缺乏症及来源。

40. 维生素缺乏症的主要原因是什么？

41. 矿物质有哪些主要生理功能？

42. 钙盐的主要作用、缺乏症和影响其吸收的因素？

43. 内陆地区容易发生甲状腺肿、克汀病，为什么？

44. 缺铁对人有何影响？在饮食方面应注意什么？

45. 锌的功能和重要性。

46. 氟缺乏和过量对人体造成的伤害？如何预防？

47. 用含氟牙膏为何能预防龋齿？

48. 缺硒造成的地方病是哪两种？

49. 你如何看待无机元素在体内含量的辩证关系。

50. 水的生理功能有哪些？

51. 你对机体水平衡的理解。

52. 你的饮水时间科学吗？你认为应如何？

53. 你对饮水禁忌的理解，你有不好的饮水习惯吗？

第三章

食物的能量和营养价值

食物的能量和营养价值是营养学的根本问题。生命过程依赖食物供给能量，能量平衡是维持人体正常发育和健康的重要保证。食物的种类、状态、加工方法等决定其营养价值的高低。通过对能量和食物营养价值的讨论，可以使我们对营养物的理解更加透彻，从而根据自己的身体状况，进行科学的营养配餐，以保证机体营养的需要。

第一节 | 能量——生命活动的动力

人体每时每刻都在消耗能量。一切生命活动，如营养消化吸收、血液循环、呼吸、心脏跳动、神经传导、组织更新、排泄废物等都需要消耗能量。另外，人类的生命活动，如脑力劳动、体力劳动、运动锻炼等也需要消耗大量的能量。因此，人类必须不断补充能量来满足生命活动的需要。能量是一切生命活动的动力。

能量的来源主要是食物。碳水化合物、脂肪和蛋白质是人类的主要产能营养素，这三大营养素又称为"生热营养素"。这些营养素在体内通过生物氧化释放热能，一部分用于维持体温，一部分形成三磷酸腺苷（ATP）在高能磷酸键中储存，ATP在生命活动需要时就会释放能量供机体利用。

三大产能营养素在体内有其各自的生理功能又相互影响，在总能量的供给中需要合适的比例。一般成年人的膳食中，三种营养素占总能量的供能比例为：碳水化合物50%～65%，脂肪20%～30%，蛋白质10%～15%（特殊情况除外）。年龄越小，蛋白质和脂肪供能占的比例适当增加。人体能量的需要量因人而异，受年龄、性别、生理特点、工作性质、劳动强度等因素的影响。

一、能量单位和能量系数

1. 能量单位

国际能量的单位是焦耳（J）、千焦（kJ）或兆焦（MJ）。因为营养学过去的习惯，常用能量单位卡（cal）或千卡（kcal），其换算关系如下：

$$1MJ(兆焦)=1000kJ=10^6J$$

$$1kcal=4.184kJ \quad 1kJ=0.239kcal$$

2. 能量系数

每克营养素在体内氧化产生的热能值称为能量系数（或热能系数）。每克碳水化合物、脂肪和蛋白质在弹式量热器中完全氧化所产生的热能值分别为：

碳水化合物　　17.15kJ/g(4.1kcal/g)

脂肪　　　　　39.54kJ/g(9.45kcal/g)

蛋白质　　　　23.64kJ/g(5.65kcal/g)

碳水化合物和脂肪在体内可以完全被氧化成 CO_2 和 H_2O，所产生的热量与量热器所测热量相同。蛋白质在体内不能完全氧化，其最终产物除 CO_2 和 H_2O 以外，还有不能再进行分解的尿素、肌酐、尿酸等含氮物，它们最终被排出体外。每克蛋白质产生的含氮物在量热器中还可产生 5.44kJ（1.3kcal）热能，计算能量系数时应予扣除。此外三种营养素在消化吸收过程中所造成的损失也应该减去。碳水化合物、脂肪和蛋白质的消化吸收率估计分别为 98％、95％和 92％。故三大营养素在体内的实际能量系数应为：

碳水化合物　　17.15kJ/g×98％=16.8kJ/g(4kcal/g)

脂肪　　　　　39.54kJ/g×95％=37.6kJ/g(9kcal/g)

蛋白质　　　　(23.64-5.44)kJ/g×92％=16.7kJ/g(4kcal/g)

由此可见，碳水化合物和蛋白质的能量系数相近，而脂肪的能量系数是它们的 1 倍多，说明同量的产能营养素，脂肪产能高。需要指出的是，以植物性食物为主的膳食结构，其消化吸收率低于上述估计值，则能量系数有所下降，尤其是蛋白质。另外乙醇的能量系数也较高，为 29.3kJ/g(7.0kcal/g)，所以寒冷或水中作业时饮酒可以御寒。

二、能量消耗

对于体重正常的健康人体，能量的摄入量与其能量的消耗量相等，即处于能量平衡状态。如果知道了能量的总消耗量，就可以知道人体能量的总需要量，这样就可以指导我们在进食过程中定量地获取能量。

人体所需要的能量，是食物中的营养物质在体内代谢过程中产生的，供给能量的营养素。除维持自身呼吸、心跳、循环等生命活动外，还有脑力活动和体力活动，这些活动的能量消耗主要有以下 5 个方面。

1. **基础代谢**（basal metabolism，BM）

基础代谢（BM）是维持人体最基本生命活动所必需的能量消耗，是人体能量消耗的主要部分，占人体总能量消耗的60%～70%。世界卫生组织和世界粮农组织（WHO/FAO）对基础代谢的定义为：经过10～12h空腹和良好的睡眠、清醒仰卧，恒温条件下（一般为22～26℃）无任何身体活动和紧张的思维活动，全身肌肉放松时所需的能量消耗。此时机体处于维持最基本的生命活动状态，其能量消耗仅用于维持体温、心跳、呼吸、各器官组织和细胞功能等最基本的生命活动。

基础代谢水平用基础代谢率（basal metabolic rate，BMR）来表示，指人体处于基础代谢状态下，每小时每千克体重（或每平方米体表面积）的能量消耗。BMR的常用单位为$kJ/(kg \cdot h)$或$kJ/(m^2 \cdot h)$。

2. **体力活动的能量消耗**

除基础代谢外，身体活动消耗的能量是影响人体总能量消耗的最重要部分，约占总能量消耗的15%～30%，体力活动所需能量取决于活动类型、持续的时间和强度。体力活动一般分为职业活动、交通活动、家务活动和休闲活动等。其中职业活动消耗的能量差别最大。我国的体力活动水平分为三级，分别为轻、中、重体力活动。

3. **食物的特殊动力作用**

人体因为摄食引起的一种额外的能量消耗，是食物消化、转运、储存和排泄等过程，即代谢本身能量消耗的结果。这种能量消耗占混合膳食约10%，高糖膳食约8%，高蛋白膳食约15%。

4. **生长发育的能量消耗**

处在生长发育阶段的婴幼儿、少年儿童一天的能量消耗，还应包括生长发育所需要的能量。1岁以内的婴儿生长最快，生长发育所需要的能量约占总能量的25%～30%。新生儿按每千克体重计算时，比成人多消耗2～3倍的能量。有研究表明，每增加1g新组织约需20kJ（4.78kcal）的能量。在12个月时，生长发育所需能量迅速降低到总能量的5%，出生后第二年约为总能量的3%，到青少年期为总能量的1%～2%。孕妇和乳母也要考虑孕育胎儿和分泌乳汁所消耗的能量。

5. **能量消耗的其他因素**

① 精神紧张及应激状态可使人的能量消耗增加，在较高应激状态时，基础代谢可提高25%（应激指机体在受到各种内外环境因素刺激时所出现的非特异性全身反应，应激时会出现以交感神经、肾上腺皮质轴兴奋为主的神经内分泌反应，会出现一系列功能代谢的变化）。

② 寒冷可使能量消耗增加2%～5%，高温条件下（30～40℃）能量消耗也增加，从30～40℃每升温1℃约增加0.5%的能量消耗。但热带已适应者，其基础代谢率比寒带人要低。

③ 机体发热时基础代谢升高。体温到39℃时，基础代谢可增加28%。

以上这些引起机体能量消耗增加的因素又称为"兼生热作用"。

三、能量消耗的测定

人体总能量消耗的测定是预测能量需要量的关键，WHO 建议各国应尽可能以实际测定的能量消耗量为基础，来制定人体的能量需要量。能量消耗的测定方法很多，各有其优缺点，可根据具体条件和需要选择测定方法，以下简单介绍几种。

1. 直接测热和间接测热

直接测热和间接测热都是用仪器测定人体散发热能的方法，或通过耗氧量推算热能消耗。随着科学技术的发展，可直接用精密仪器通过心率直接推算耗氧量。

2. 双标水法（doubly labeled water，DLW）

双标水法（DLW），是不影响受试者活动和健康的间接测量人体能量消耗的技术。原理是受试者饮用一定量以稳定同位素标记的 H_2O 作为示踪物［通过稳定性核素氘（^2H）标记水中的 H，用重氧（^{18}O）标记水中的 O］，通过自由人体的代谢过程，收集受试者尿液和唾液样本，通过分析同位素随时间变化的衰减率和这两种同位素消除速率的差别计算代谢产生的 CO_2 体积，通过一定的数学方法计算出人体总能量消耗（total energy expenditure，TEE）。由于此方法精确度较高，被誉为能量消耗测定的金标准。

3. 体重平衡法

此法只适用于健康成年人。健康成年人发育成熟，机体有健全的能量平衡调节机制，使能量的摄入与消耗相适应。因此，精确地计算出一定时期（连续 15 天以上）所摄入的食物热量，并测定此时期始末的体重，根据每克体重相当于 33.48kJ/g 热量计算，即可得出此时期的能量消耗。

比如，某人在 15 天测试期始末，体重分别为 60kg 与 61.5kg，平均每天增加 100g 体重，说明摄入的热量比消耗的热量每天多 33.48kJ/g×100g＝3348kJ，若此人每天摄入的热量为 12758kJ，而每天的消耗实际上应为 12758kJ－3348kJ＝9410kJ。

经常测量体重是监测能量是否平衡的最简单的方法。如果体重恒定或相当于标准体重，说明这段时间能量摄入平衡，即摄入量和消耗量大致相等。若体重有所增加，说明摄入大于消耗，过剩的能量以脂肪的形式在体内堆积。如果在没有疾病的情况下体重减少，说明能量的摄入低于消耗，只能消耗体内脂肪来满足所需能量。我国成人标准体重可参考下列公式大概计算：

$$标准体重(kg)＝身高(cm)－105$$

如实测体重在标准体重±10％之间，属正常；在±（10％～20％）之间，属超重或消瘦；如果超过 20％就属肥胖或瘦弱。如某成年健康女性身高 165cm，她的标准体重应为 60kg，若体重在 54～66kg 之间属正常体重，超出或低于这个范围都不能算能量摄入平衡，要设法在饮食中适当调节。

4. 估计法

测定能量消耗最简单的方法是估计法，此法根据受试者的活动级别查或计算出每日能量的需要量。如某轻体力活动成年男性，每日热能需要量约为 9.41MJ 等（见表 3-2）。

这样，我们就可以根据自身的实际情况设计能量需要。

四、能量需要量（estimated energy requirement，EER）

由于实际测定人体能量消耗的方法受技术设备、试剂及受试人员的时间、状态等因素的制约，多年以来，世界各国的生物科学家在不断研究人体能量的测算方法，试图通过简便易行的手段和计算方法得到符合人类能量消耗的数据，进而指导人们科学地摄取能量。但是由于技术条件、地域、种族、性别、年龄、身高、体重、个体差异等诸多因素的不确定，到目前为止，测算人体能量广泛应用且精度可靠的通用方法仍不完美，有待进一步提高。

WHO（1985）认为能量需要量（EER）指能长期保持良好的健康状态、维持良好的体型、机体构成以及理想活动水平的个体或群体，达到能量平衡时所需要的膳食能量摄入量。中国营养学会编著的《中国居民膳食营养素参考摄入量（2013 版）》中，根据中国居民的营养调查数据，也提出了能量需要量 EER 的概念并给出了不同人群的 EER，对成人 EER 的定义为：一定年龄、性别、体重、身高和身体活动水平的健康群体中，维持能量平衡所需要摄入的膳食能量。下面重点介绍其成人 EER 的估算方法。

1. 基础能量消耗（basal energy expenditure，BEE）

BEE 指机体维持正常生理功能和内环境稳定及交感神经系统活动所消耗的能量。以成年人为例，不可避免的能量消耗包括基础代谢、体力活动和食物的热效应三个方面，这些维持生命基本活动的能量总和称为基础能量消耗。由于采用双标水法测量中国成人的 BEE 数据有限，参照 1985 年世界卫生组织推荐的 Schofield 计算公式（按体重推算基础代谢率 BMR 公式），在西方人群数据的基础上进行经验下调（国内研究显示，中国人 BMR 的实测值低于 Schofield 公式的修正计算值），结合我国 8 项研究的实测数据加权平均修正后，计算中国成人（18～49 岁）具有参考体重（男 66kg，女 56kg）的平均基础能量消耗 BEE平均 分别如下。

男 BEE平均：1500kcal/d（6276kJ/d）
女 BEE平均：1200kcal/d（5021kJ/d）

2. 体力活动水平（physical activity level，PAL）

体力活动的能量需要量不同，主要是由体力活动水平（PAL）的不同所致。其中以职业活动的消耗能量差别最大，如静态或轻体力活动者，其身体活动的能量消耗约为基础代谢的 1/3；而重体力劳动者如运动员，其总能量消耗可达到基础代谢的 2 倍或以上。中国营养学会将我国居民体力活动水平分为三级，其活动方式举例及体力活动水平（PAL）系数见表 3-1。

表 3-1　成人体力活动水平（PAL）分级

活动水平及方式	职业活动举例	PAL
静态-轻体力活动方式	办公室工作、修理电器钟表、售货员、酒店服务员、教师等	1.5
活泼-中体力活动方式	学生日常活动、机动车驾驶、电工安装、车床操作等	1.75
剧烈-重体力活动方式	非机械化农业劳动、舞蹈、体育运动、装卸、采矿等	2.0

3. 成人能量需要量（EER）

《中国居民膳食营养素参考摄入量（2013 版）》提供的成人 EER，是根据要因加算法计算得来的，结合参考体重，得到 EER$_{参考}$计算公式如下：

$$EER_{参考}(kcal/d) = \frac{1500}{参考体重}[kcal/(kg \cdot d)] \times 参考体重(kg) \times PAL$$

$$= BEE_{平均}(kcal/d) \times PAL$$

注：kcal—千卡；/kg—每千克，日常中常用公斤，1 千克＝1 公斤；/d—每天。具体数据见表 3-2。

如：18～49 岁轻体力活动的男士 EER$_{参考}$为：

$$EER_{参考} = \frac{1500}{66}[kcal/(kg \cdot d)] \times 66(kg) \times 1.5$$

$$= 2250(kcal/d)$$

表 3-2　18 岁以上成人 EER$_{参考}$

年龄	体力活动水平	男 体重/kg	男 BEE$_{平均}$ kcal/d	男 BEE$_{平均}$ MJ/d	男 BEE$_{平均}$ kcal/d	女 体重/kg	女 kcal/d	女 BEE$_{平均}$ MJ/d	女 BEE$_{平均}$ kcal/d
18～50 岁	轻	66	1500	9.41	2250	56	1200	7.53	1800
	中			10.98	2625			8.79	2100
	重			12.54	3000			10.04	2400
50～65 岁	轻	65	1400	8.79	2100	58	1170	7.34	1755
	中			10.25	2450			8.57	2048
	重			11.72	2800			9.79	2340
65～80 岁	轻	63	1350	8.47	2025	55.5	1120	7.03	1680
	中			9.89	2363			8.20	1960
80 岁以上	轻	60	1300	8.15	1950	51	1030	6.46	1545
	中			9.52	2275			7.53	1800

对于不同体重的成人个体估算 EER 的方法如下：

$$EER = BEE \times PAL \qquad BEE = BEE_{平均}[kcal/(kg \cdot d)] \times 体重(kg)$$

如：某青年 20 岁，从事轻体力活动，身高 1.75m，体重 68kg。其 EER 估算如下：

根据：
$$
\begin{aligned}
EER &= BEE \times PAL \\
&= (BEE_{平均} \times 体重) \times PAL(kcal/d) \\
&= \left\{ \frac{1500}{66}[kcal/(kg \cdot d) \times 68(kg)] \right\} \times 1.5 \\
&= 2318kcal/d \quad (2318kcal/d \times 4.184kJ/kcal = 9698kJ/d)
\end{aligned}
$$

关于个体的能量需要，严格说应该进行实际测定。鉴于受试体条件的限制、测定方法和试剂的局限，中国营养学会给出了上述较方便的估算法。需要注意的是，EER 估算值有一定的误差，正常体重可结合自身情况参考表 3-3 给出的数据，结合能量平衡原则来制定自身能量摄取计划。

表 3-3　常见食物中的能量含量

食物	能量含量		食物	能量含量	
	/(kcal/100g 可食部)	/(kJ/100g 可食部)		/(kcal/100g 可食部)	/(kJ/100g 可食部)
猪油(炼)	897	3753	绵白糖	396	1657
花生油	899	3761	奶糖	407	1705
葵花籽油	899	3761	巧克力	589	2463
大豆油	886	3707	小麦	339	1416
腊肉(生)	498	2084	面条(平均)	286	1195
肉鸡(肥)	389	1628	馒头(平均)	229	934
鸡(平均)	167	699	方便面	473	1979
鸭(平均)	240	1004	曲奇饼干	546	2286
鸡蛋(平均)	144	902	稻米	347	1452
鸭蛋	180	753	玉米	196	820
猪肉(肥瘦)	395	1653	黄豆	390	1631
羊肉(肥瘦)	203	849	豆腐(平均)	82	342
牛肉(肥瘦)	125	523	土豆	77	323
全脂牛乳粉	478	2000	豆角	34	144
牛乳(平均)	54	226	油菜	25	103
酸奶(平均)	72	301	大白菜	18	76
带鱼	127	531	香蕉	93	389
草鱼	113	473	苹果	54	227
鲫鱼	108	452	柑橘	46	193
鲢鱼	104	435	葡萄	44	185

注：可食部即可以食用的部分，如肉要去骨、鱼要去刺、果要去核去皮方为可食。

儿童 EER 的定义为：一定年龄、体重、身高、性别（3 岁以上儿童）的个体，需要维持能量平衡和正常生长发育两方面所需的膳食能量摄入量；孕妇的 EER 需要加胎儿组织沉积所需的能量；对于乳母，EER 需要加上泌乳所需的能量。

五、能量平衡

所谓能量平衡即机体消耗和摄入的能量趋于相等。能量平衡是营养学中一个最基本的问题，也是评价营养状况最重要的指标。当热量的摄入量与消耗量相当时，体内能量平衡，人体的体重保持恒定。当热能摄入量大于消耗量时，体重和体脂会增加；热能摄入量小于消耗量时，则体重会减轻。两者能量不平衡的状态都有损身体健康。

长期能量摄入不足，会动用机体储存的糖原及脂肪。发生营养不良，临床主要表现为消瘦、贫血、神经衰弱、皮肤干燥、脉搏缓慢、工作能力下降、体温低、抵抗力低，儿童出现生长停顿等。

长期能量摄入过多，会造成人体超重或肥胖，血糖升高，脂肪沉积，肝脂增加肝功能下降，过度肥胖还造成肺功能下降，易造成组织缺氧。肥胖并发症主要有脂肪肝、糖尿病、高血压、胆结石、心脑血管疾病及某些癌症等。

造成热能不平衡的原因主要有两个方面，一是饮食，二是运动。就个体而言，热能不平衡可能是饮食热能过剩或不足，也可能是运动不足或运动过度。当然，某些疾病也可能造成热能失去平衡。为了避免热能摄入过多或过少对人体造成的伤害，要注意保持热量的收支平衡。定期观察体重变化是检验热能收支平衡最简便的方法，通过饮食调节和体育运动保持体重稳定，也是最有效的热能平衡调节手段。

第二节　食物的营养价值

食物的营养价值（nutritive value）指食物中所含营养素和能量能满足人体营养需要的程度。食物营养价值的高低，取决于食物中所含营养素的种类是否齐全，数量多少及其相互比例是否适宜。在自然界，可供人类食用的食品种类繁多，但是除母乳能满足 4～6 个月以内婴儿的全部营养需要外，没有哪一种食品含有人体所需要的全部营养素。为了满足机体需要，最好的方法是将多种食品搭配食用，如果营养素搭配合理、利用得当，就能保证人体正常的生长发育与健康。反之，就可能因某些营养素不足或缺乏造成营养缺乏症。因此，各种食品的营养价值以及各种营养素的含量、成分等方面的知识，是均衡膳食、合理营养的基础。合理挑选与搭配各种食品，合理的烹调，才能发挥食物的最大营养作用，保证营养平衡，满足机体需要。

下面分别介绍各类食物的营养价值。

一、谷类

谷类包括大米、小米、大麦、小麦、玉米、荞麦、高粱等。在我国居民的膳食结构中，谷类食物是热能的重要来源，人体每日摄取热能的 50%～65% 是由谷类食品提供的，谷类还是蛋白质、B 族维生素和无机盐的主要来源。

1. 谷类营养素的分布

各种粮谷种子的形态及大小有所不同，但都有相类似的结构，一般可分为谷皮、胚乳与胚芽三部分，谷皮和胚乳之间称糊粉层（图3-1）。其营养分布如下。

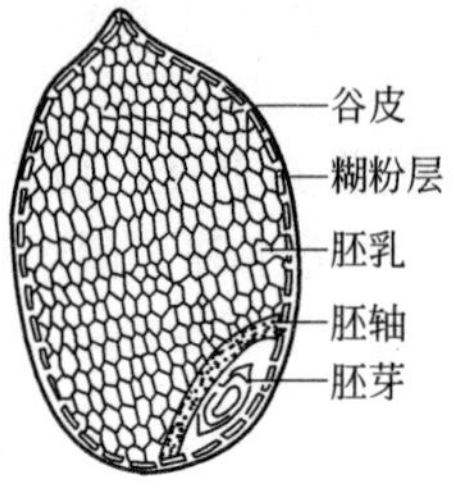

图 3-1　谷粒的纵断面结构示意

（1）谷皮　主要由纤维素、半纤维素与木质素组成，并含有少量蛋白质、脂肪和 B 族维生素。谷皮与胚乳之间的糊粉层则含有较多蛋白质、脂肪与碳水化合物，矿物质的含量也较高。

（2）胚乳　整个谷粒所含的淀粉几乎全部集中在胚乳中，其次为蛋白质，几乎为籽粒含量的 3/4 左右，而脂肪、矿物质及粗纤维却很少。

（3）胚芽　位于谷粒的一端，含有丰富的脂肪、蛋白质（各种酶）、纤维素、可溶性糖和维生素以及无机盐。胚芽在磨粉加工中容易与胚乳分离而混入糠麸中。

2. 谷类的营养价值

粮食籽粒中各种营养素的含量，受品种、土壤、气候等情况影响有较大差别，不同种类的粮食差别更大。我们主要以大米和小麦为例，将谷类主要营养素分析如下。

（1）碳水化合物的含量　谷类中碳水化合物的含量为 70%～80%，其主要成分是淀粉，主要集中在胚乳中。淀粉经烹调加工后容易吸收，是机体最理想、最经济的热能来源。

（2）维生素　谷类是人类膳食中 B 族维生素特别是 Vit B_1、泛酸、尼克酸的重要来源。维生素主要集中在谷皮、糊粉层和胚芽中，在精加工过程中容易丢失。

（3）蛋白质　谷类蛋白质含量，稻米约为 8%，小麦约为 10%。稻米中的蛋白质数量不多，但质量较好，尤其是谷胚与糊粉层中的蛋白质营养价值较高，所以加工精细的米面蛋白含量降低。谷类蛋白质所含的必需氨基酸较动物性食品低。玉米、高粱米、小米、面粉等谷物，其必需氨基酸在比例上又有较大缺陷。如面粉含赖氨酸低；玉米含色氨酸明显偏低，但含赖氨酸却稍高；小米含赖氨酸特别低，但色氨酸、蛋氨酸却较高。因此各类谷物蛋白质的营养价值较差，如果米面与杂粮混合食用，可发挥互补作用，提高蛋白质的营养价值。

（4）脂肪 谷类脂肪含量很少，除玉米和小米可达4％以外，其他约占总重量2％以下，主要是甘油三酯和少量的植物固醇和卵磷脂。玉米和小麦胚芽所提取的脂肪，80％为不饱和脂肪酸，其中60％是人体必需的亚油酸。所以胚芽油是一种营养价值很高的食用油。近几年国内外利用胚芽油在防治脂肪肝、动脉粥样硬化、降低血清胆固醇等方面取得了一定效果。

（5）矿物质 谷类的矿物质含量为1.5％～5.5％，主要分布在谷皮和糊粉层中。其中以磷的含量最多，约为矿物质总量的1/2，多以植酸（肌醇六磷酸酯）钙镁复盐形式存在，由于结合紧密，所以影响膳食中钙、铁、锌等元素的吸收利用。谷类中铁含量不高，且吸收率也低。

二、豆类及其制品

豆类品种很多，根据其营养成分，大致可分为两类：一类是大豆（黄豆、黑豆、青豆）；一类是杂豆（豌豆、蚕豆、绿豆、豇豆、赤小豆和芸豆等）。其中大豆产量大，食用普遍，营养价值也很高。大豆类食物提供的蛋白质、脂肪和钙较其他粮谷高出数倍。因此，充分开发利用豆类食物，对改善我国人民膳食与营养状况，补充蛋白质来源，增进健康有极重要的意义。

1. 大豆的营养价值

（1）蛋白质 大豆平均含蛋白质30％～40％，是粮谷类的3～5倍。其氨基酸组成和比例较适合于人体需要，其中特别丰富的是赖氨酸和亮氨酸，只有蛋氨酸略低，其余氨基酸接近人体需要的比值，是植物蛋白质理想补充品，见表3-4。大豆蛋白中丰富的天门冬氨酸、谷氨酸和微量胆碱，对神经系统有促进发育和增强记忆的作用。

表 3-4　大豆必需氨基酸组成与理想蛋白对比　　　　　　　　　　单位：mg/g

种　类	异亮氨酸	赖氨酸	亮氨酸	蛋氨酸+胱氨酸	苯丙氨酸+酪氨酸	苏氨酸	色氨酸	缬氨酸
大豆蛋白质	70	50	85	28	88	42	14	53
理想蛋白质	55	40	70	35	60	40	10	50
全蛋蛋白质	70	54	86	57	93	47	17	60

蛋白质消化率因加工、烹调方法的不同而有很大的区别，如煮整粒大豆为65.3％，豆浆为84.9％，豆腐为92％～96％。

（2）脂类 大豆平均含脂肪18％（15％～20％），其中85％为不饱和脂肪酸，饱和脂肪酸仅占15.3％。脂肪酸中55％为亚油酸，磷脂约占1.5％，其中主要是大豆磷脂，卵磷脂约29.0％，脑磷脂为31.0％。因此，大豆及制品常被推荐为防治冠心病、高血压、动脉硬化等疾病的理想食品。大豆油的天然抗氧化能力强，是少有的优质食物油。

（3）碳水化合物　豆粒重量的 1/4 左右为碳水化合物，其组成较为复杂，多为纤维素、淀粉、阿拉伯糖、半乳糖等，其含量约占碳水化合物的 1/2。另一半存在于大豆细胞壁中，并为人体所不能消化的寡糖，如棉籽糖、水苏糖等，在肠道细菌作用下，可发酵产气，称为胀气因素，可引起腹胀不适。整粒豆加热烘炒并不能去除，但在分离蛋白、制成豆腐或黄豆发芽时，可部分减少。腐乳制作中，由于霉菌可分解该糖，使胀气因素不复存在。进行大豆营养价值计算时，碳水化合物含量应折半计算。

（4）矿物质与维生素　大豆含有丰富的矿物质，钙、磷、铁的含量均高于粮谷类食物，是发育期儿童和患骨质疏松病人膳食钙的极好来源。此外，大豆维生素含量较丰富，胡萝卜素、硫胺素、核黄素和维生素 E 含量在植物性食物中也属较高，比粮谷类食物多数倍甚至数十倍。

（5）植物雌激素　大豆等（葛根）植物，其本身就含有大量的异黄酮活性成分，是天然的植物雌激素，其结构与女性体内的雌激素相似，临床实验证明可防治激素水平下降的有关病症，如更年期综合征、骨质疏松及血脂升高等，可以起到模拟、干扰、双向调节内分泌水平的生理生化作用，给广大女性追求健康、保健养颜、远离更年期烦恼带来了新的希望。植物雌激素还可以用来保护血管弹性，降低血管疾病的危险性。与药物雌激素相比，大豆中的异黄酮既安全又可靠，可以放心地长期使用，在日常饮食中就可以得到补充。

2. 其他豆类的营养价值

其他豆类（杂豆）主要有豌豆、赤（小）豆、绿豆与蚕豆等，其化学组成与大豆类有较大不同，碳水化合物含量较高，约 45%～55%；蛋白质与脂肪含量低于大豆，分别在 25% 与 1% 左右。维生素和矿物质，不同的豆有不同的特点。

（1）豌豆　又名寒豆，干豆中蛋白质约 25%，以球蛋白为主，白蛋白仅少量，氨基酸组成中赖氨酸含量也较高，蛋氨酸相对较低。脂肪中以磷脂为主，但总量也仅占 1% 左右。钙、磷、铁含量也较多。维生素则以 B 族维生素为主，维生素 E 和胡萝卜素含量也较多，鲜豆中还含有抗坏血酸。未成熟的豌豆含有 7% 左右蔗糖，因而呈微甜味。

（2）赤（小）豆　蛋白质与脂肪含量近于豌豆但稍低，也以球蛋白为主，赖氨酸相对较高，胱氨酸与蛋氨酸相对不足。碳水化合物较高，可达 55%，其中 1/2 以上是淀粉，其余为五碳糖、半乳糖、蔗糖和糊精等。钙、磷与铁含量稍低于豌豆，但钾含量高达 860mg/100g。

（3）绿豆与蚕豆　绿豆含丰富的碳水化合物、蛋白质、多种维生素与矿物质，其组成与蚕豆相近，且均类似于赤（小）豆。绿豆淀粉中戊聚糖、半乳聚糖、糊精和半纤维素所占比例较高，因此，用绿豆制成的粉丝有较好的韧性，久煮不易溶化。

中医还认为，绿豆味甘、性寒，有清热解毒、消暑利水等作用。

3. 豆制品的营养价值

豆制品主要是以大豆为原料加工而成，我国人民传统食用的豆制品主要有：豆腐及其制品、豆浆、豆芽以及发酵豆制品等。

（1）豆腐　豆腐蛋白质含量为 6%～8%，脂肪 1.8%～3%，碳水化合物 2.8%～3.8%；豆腐干、豆腐丝、豆腐皮等蛋白质较高，达 17%～45%。加工中，大部分纤维素、可溶性碳水化合物被去除，胀气因子（水苏糖与棉籽糖）明显降低，抗胰蛋白酶被破坏，因此，其消化率明显提高。

（2）豆浆　根据其稀释度不同，营养成分变化较大。一般 1 份黄豆加 8 份水制成的豆浆，蛋白质可达 4.0% 左右，且必需氨基酸含量较齐全。脂肪与碳水化合物含量分别在 1.8% 与 1.5% 左右，还含有一定量的矿物质和 B 族维生素。因此在某些营养成分方面不亚于鲜乳，见表 3-5。其不足之处是蛋氨酸、脂肪和碳水化合物偏低，所以产热较少。另外，钙、维生素 A 和维生素 D 比鲜乳也少。

表 3-5　豆浆、人乳和牛乳各种营养素含量/100g 对比

项目	水分 /g	蛋白质/g	脂肪 /g	碳水化合物/g	热量 /kJ	钙 /mg	磷 /mg	铁 /mg	维生素 A /IU	硫胺素 /mg	核黄素 /mg	尼克酸 /mg
牛乳	87.0	3.3	4.0	5.0	289	120	93	0.2	140	0.04	0.13	0.2
人乳	87.6	1.5	3.7	6.9	280	34	15	0.1	250	0.01	0.04	0.1
豆浆	91.8	4.4	1.8	1.5	167	25	45	2.5	—	0.03	0.01	0.1

注：IU 是维生素 A 的国际单位，1IU＝0.3μg 视黄醇当量（1μg Vit A＝1μg 视黄醇当量＝6μgβ-胡萝卜素）。

需要注意的是在熬制豆浆时，要充分煮沸，进而破坏大豆中胰蛋白酶抑制因子、脂肪氧化酶、植物红细胞凝集素等抗营养因子的作用，避免其对消化道刺激引起恶心、呕吐等症状，促进蛋白质的消化吸收。

目前有很多食品相克的信息通过网络、书刊等方式流传，导致人们对食品搭配顾虑重重，不知如何是好。实际上许多传言都是错误的，人云亦云没什么科学根据。如有传说"豆浆不能和鸡蛋一起吃，原因是，豆浆含胰蛋白酶抑制因子，影响鸡蛋蛋白的吸收"。笔者认为，大豆含蛋白较多，含胰蛋白酶抑制因子不假，它是豆类保护自身蛋白的必然机制。但是胰蛋白酶抑制因子也是蛋白质（小分子蛋白），加热煮熟后就会变性失活丧失抑制作用。如果生豆浆、黄豆芽等没煮熟，就是不吃鸡蛋也会对人体产生一定的毒性反应，但是一旦煮熟就是安全的，不会影响蛋白吸收。

（3）豆芽　大豆、绿豆均可生豆芽，豆芽营养素种类几乎均同于大豆、绿豆。但发芽后的豆类淀粉可转化为单糖和低聚糖，糖类物质更易于消化吸收。发芽过程中，在酶的作用下，使无机盐和维生素倍增，尤其是维生素 C，发芽前几乎为零，发芽后每 100g 可达 6～8mg。钙、铁、锌、镁等元素也由于植酸分解吸收率增强。对于缺乏新鲜蔬菜和水果的季节或地区，豆芽可作为补充维生素 C 和矿物质营养素的良好来源。

（4）发酵豆制品　经发酵加工的大豆制品，如豆豉、豆瓣酱、腐乳等，通过发酵等工艺处理后，其中蛋白质部分被酶分解，使得口感好，消化率也有所提高。一些营养素含量也稍有增加，如湖南豆豉含铁和核黄素的量均明显高于大豆。在微生物的作用下，还增加了维生素 B_{12}。所以，发酵豆制品是素食人群中某些重要营养素（如蛋白质、维生素 B_{12} 等）的良好来源。

三、蔬菜水果

蔬菜水果多属碱性食品，是多种维生素和矿物质的主要来源，在膳食中占有较大比例，在体内可以调节酸碱平衡和电解质平衡。蔬菜水果中还含有纤维素、果胶、有机酸，能促进胃肠蠕动和消化液分泌。此外，蔬菜水果中还富含糖类、色素和芳香物质，可增进感官性状和食欲，使膳食多样化。因此，蔬菜水果是维持机体健康所必需的营养食物。

1. 蔬菜的营养价值

蔬菜品种繁多，有叶菜类、根茎类、瓜茄类、鲜豆类、花芽类、蕈藻类等。各类间营养成分含量有较大差别，我们主要介绍它们的营养特性。

（1）叶菜类　叶菜类包括白菜、油菜、菠菜、卷心菜、苋菜、韭菜、芹菜、空心菜、蒿菜、雪里红等，主要提供胡萝卜素、维生素 C、维生素 B_2 和叶酸，也是机体矿物质铁、钙、磷等无机盐的重要来源。深色叶菜含铁和叶酸较高，对贫血患者、孕妇、乳母非常重要。菠菜、苋菜虽然含钙丰富，但其中草酸易与钙结合成难溶性草酸钙而影响钙的吸收，在饮食中应加以注意。叶菜类还是膳食纤维的主要来源。

（2）根茎类　品种有土豆、胡萝卜、白萝卜、莴笋、山药、甘薯、芋头、藕、洋葱等。其营养价值不如叶菜类，但亦有其特点。土豆、藕、甘薯淀粉含量较高，被称为"植物面包"。胡萝卜中含有较多的胡萝卜素，还含有木质素，具有防癌和降压作用。

（3）瓜茄类　品种有冬瓜、南瓜、西葫芦、丝瓜、黄瓜、茄子、番茄和辣椒等，其水分多，营养价值较低。但辣椒含丰富的维生素 C 和胡萝卜素，茄子富含维生素 E。番茄具有防癌抗癌、延缓衰老、防止心脏病发生等作用。番茄的这些功能源于其中所含的番茄红素。番茄红素在消灭人体内游离自由基的作用方面超过其他 β-胡萝卜素的 2 倍之多。有研究证明经常摄入番茄及其制品的人患前列腺癌和消化道癌的概率较小。此外，番茄红素比 β-胡萝卜素更能抵抗酒精和尼古丁。番茄红素与其他的类胡萝卜素一样，一般都与大分子物质紧密结合在一起，导致吸收困难，食用时加少许烹调油或加热均可促进番茄红素的释放，从而提高肠道对它的吸收率。

（4）鲜豆类　品种有毛豆、豌豆、蚕豆、扁豆、豇豆、四季豆等。与其他蔬菜相比，鲜豆类蛋白质不仅含量高，且质量也比谷类好，能与谷类蛋白质互补，提高营养价值。鲜豆类蔬菜矿物质和维生素含量也较其他蔬菜高，其中铁易被人体吸收。需要注意的是有些鲜豆角含有皂角和植物凝集素，这两种物质对胃肠黏膜有较强刺激作用，并对细胞有破坏和溶血作用，如果煮不熟会造成中毒，出现恶心、呕吐、腹泻、四肢麻木等症状。

（5）花芽类　主要品种有菜花、黄花菜和各种豆芽等。菜花有白色（称花椰菜）和深绿色（称茎椰菜或西兰花）两种。花椰菜和西兰花营养价值都较高。但西兰花与花椰菜相比，蛋白质含量高95％；胡萝卜素含量高近200倍；维生素C含量多55％、钙多1.9倍、磷多53％，而且口感清脆鲜美。所以在营养价值和食用品质上，西兰花更胜一筹。

黄花菜，别名金针菜、萱草，可鲜吃，也可干吃。黄花菜营养十分丰富，鲜品含蛋白质、脂肪、糖类、胡萝卜素、维生素、钙、磷、铁等，营养价值很高。鲜黄花菜中含有一种叫"秋水仙碱"的物质，它本身虽无毒，但经过肠胃道的吸收，在体内氧化为"二秋水仙碱"，则具有较大的毒性。在食用鲜黄花菜时，要经过水泡和充分加热，秋水仙碱可破坏掉，这样食用鲜黄花菜就安全了。

（6）蕈藻类　食用蕈种类繁多，包括人工栽培和野生，属菌类，主要是香菇、草菇、银耳、黑木耳等，所含营养物质各不相同。食用菌有一定的保健和药用价值，如黑木耳具有补血、强精、镇静和降低人体血液凝块的作用；从猴头菌中提取出的猴头菌素，已经用于胃炎的临床治疗；食用菌中含有的多糖体，可成为抗癌肿药物的潜在资源。由此可见，食用菌既营养味美又可防病健身，应经常食用。

海藻是海洋蔬菜，如海带、紫菜、裙带菜等。海藻含营养物质很多，常吃对健康有利。实践证明沿海居民常吃富含碘的海藻食物，不仅甲状腺疾病的发病率降低，其他如心血管病、癌肿和肝病等的发病率也很低。海藻还有抗放射性污染的作用。日本营养学家总结海藻的保健作用认为，海藻有抗癌、降血压、预防动脉硬化和便秘、防止血液凝固和甲状腺肿、维持钠钾平衡以及减肥等作用。

2. 水果的营养价值

水果的营养成分主要有维生素、无机盐、微量元素以及碳水化合物。水果的营养价值与蔬菜相近，但有其特点。水果富含有机酸如苹果酸、柠檬酸、酒石酸、琥珀酸和延胡索酸等。水果中果胶含量高，由于果胶具有很强的凝胶力，所以常可制成果酱、果冻。水果中存在的油状挥发性化合物，含有醇、酯、醛、酮等，构成了其独特的香气。

一些水果有其特殊的营养功能，诸如苹果富含镁、果糖、果胶；香蕉富含钾，对人的心脏和肌肉功能很有好处；山楂含有多种有机酸，可助消化，降血脂；野生的猕猴桃、刺梨、酸枣含维生素C特别丰富；大枣、葡萄、荔枝等含有蛋白质、葡萄糖苷，大枣的含糖量比甘蔗、甜菜还多；杏、橘子、枇杷、芒果、海棠和山楂胡萝卜素含量很高等。

水果及水果制品的色、香、味可提高食欲；水果中无机盐有利于维持机体的酸碱平衡；丰富的维生素给生命增加活力；果酸、果胶和纤维可刺激胃肠蠕动，促进消化液的分泌，有助于食物的消化吸收和排泄。总之，水果的营养价值很高。

尽管蔬菜和水果在营养成分和对健康的效应方面有很多相似之处，但它们毕竟是两类不同的食物。一般来说，多数蔬菜（特别是深色蔬菜）的维生素、矿物质、膳食纤维和植物化学物质的含量高于水果，故水果不能代替蔬菜。在膳食中，水果可补充蔬菜摄入的不足。水果中的碳水化合物、有机酸和芳香物质比新鲜蔬菜多，而且水果食用前不需要加热，其营养成分不受烹调因素的影响，故蔬菜也不能代替水果，二者必须均衡摄取。

四、水产类和肉类

水产类和肉类食物含有大量的优质蛋白、丰富的脂肪、无机盐和维生素，具有很高的营养价值。可加工成各种味道鲜美的菜肴及制品供人们享用，是人类机体内蛋白质、脂类、矿物质与维生素的重要来源。

1. 水产类食品的营养价值

水产类包括各种鱼、虾、蟹、贝类等水产品。

（1）蛋白质　鱼类蛋白质含量为 $15\%\sim20\%$，利用率可达 $85\%\sim90\%$，其中蛋氨酸、苏氨酸和赖氨酸较丰富，是优质蛋白的良好来源。鱼类的肌肉组织纤维细短，间质较少，水分含量高，故组织柔软细嫩，比畜禽肉更容易消化。鱼汤中含氮浸出物较多，味道鲜美，能刺激胃液分泌，促进食欲。

（2）脂肪　鱼类脂肪含量一般为 $3\%\sim5\%$，且多为不饱和脂肪酸，特别是海鱼，不饱和脂肪酸高达 $70\%\sim80\%$。由于含不饱和脂肪酸的油脂熔点低，对预防动脉硬化和冠心病有一定的效果。鱼类的胆固醇含量较高，特别是鱼子、虾子和蟹黄。

（3）无机盐　鱼类无机盐的含量多于畜禽肉。鱼虾类的钙含量丰富，如虾皮含钙高达 $1\%\sim2\%$。海产品还含有丰富的碘。

（4）维生素　鱼类是维生素 B_1、维生素 B_2 和尼克酸的良好来源；鱼的肝脏中富含维生素 A 和维生素 D，可作为生产鱼肝油的原料；有些鱼肉中含有硫胺素酶，能分解硫胺素，不新鲜的鱼硫胺素容易被破坏。所以鱼要在新鲜时烹调食用。

2. 肉类的营养价值

肉类食品包括畜禽肉、内脏及其制品。人们习惯食用的畜肉主要是猪肉、牛肉、羊肉等，禽肉主要是鸡肉、鸭肉、鹅肉等。畜肉的肌色呈暗红色，故有"红肉"之称；禽肉和鱼虾等肌色浅，所以称为"白肉"。畜和禽的内脏主要是心、肺、肝、肾、胃（肚）、肠等。它们不仅能提供人体所需的蛋白质、脂肪、无机盐和维生素等丰富的营养物质，还可烹制成美味菜肴，供人们享用。肉类食物的排空速度慢，所以食后有较长时间的饱腹感。

（1）蛋白质　肉类食品含 $10\%\sim20\%$ 蛋白质，且主要存在于肌肉组织中，由于蛋白质中氨基酸的组成比例与人体组织相近，所以属于完全蛋白质，有很高的生物学价值。

但筋、脆骨、肉皮等间质蛋白属胶原蛋白和弹性蛋白，由于蛋白中色氨酸、酪氨酸及蛋氨酸含量少，所以属于不完全蛋白，生物利用率较低。

（2）脂肪　脂肪含量常因动物品种、年龄、肥瘦、部位而有很大的差异。畜肉脂肪在10％～90％间波动，瘦肉约为10％～30％，肥肉可达50％～80％。禽类一般在2％～11％。畜肉脂肪以饱和脂肪酸为主，熔点较高。瘦肉中胆固醇含量约为80mg/100g，肥肉较高，达109mg/100g，而内脏为200mg/100g，脑中含量最高，可达2000mg/100g以上。禽肉的脂肪含量低，且容易消化吸收。

（3）碳水化合物　畜禽鱼肉中碳水化合物含量极低，仅少量以糖原形式存在于肌肉（肌糖原）和肝脏（肝糖原）中。

（4）矿物质　畜禽肉中矿物质含量在0.6％～1.0％，主要有磷、铁，并含有少量铜，肝脏铁和铜丰富，红肉铁的存在形式主要是血红素铁，由于不受膳食因素的干扰，其生物利用率高，可有效补充铁。

（5）维生素　畜禽肉类含有丰富的B族维生素，包括核黄素、硫胺素、泛酸、吡哆酸、胆碱等；肝脏富含维生素A和维生素D；禽肉中还含有维生素E，因此在−18℃冷藏条件下，储存一年也不易酸败变质。

五、蛋类

人们通常食用的禽蛋主要是鸡、鸭、鹅和鹌鹑蛋。尤以鸡蛋最多，食用广泛。蛋类的营养较全面、均衡，容易消化吸收，食用方便，是理想的营养食品。

1. 蛋的营养价值

（1）提供最优质的蛋白　蛋类的营养价值相似，全蛋蛋白质含量约13％～15％。鸡蛋蛋白质的营养价值很高，其必需氨基酸组成模式与人体需要的模式很相近，生物学价值达到95％以上，是最理想的优质蛋白质。在进行食物蛋白质的营养价值评价时，常以全鸡蛋蛋白质作为参考蛋白。

（2）蛋黄的营养成分　蛋黄约占全蛋的1/3，较蛋清的营养成分多。蛋黄中除含有蛋白质外，还含有多种其他营养成分，如矿物质成分。钙、磷、铁等多集中在蛋黄。但是蛋黄中含有的卵黄高磷蛋白干扰铁的吸收，使蛋中铁的吸收率降低。蛋黄中维生素A、维生素D、维生素B_1和维生素B_2含量均较丰富。蛋黄中的卵磷脂和胆固醇是构成机体脂蛋白的成分，有利于脂类物质的运输和利用。

2. 合理食用

蛋富含优质蛋白，是理想的营养食品，但胆固醇含量确实很高。全蛋胆固醇含量为585mg/100g，蛋黄更高，为1510mg/100g。吃一个鸡蛋胆固醇的摄入即可达到200mg。以前一些国家的膳食指南（包括我国）限制胆固醇的摄入在300mg以下，因此许多人不得不止步于"蛋"前，有的不得不丢弃蛋黄。近期研究表明，胆固醇并不单纯是吃出来的，我国 2016 版膳食指南已经取消了对胆固醇摄入的限制。那么是否可以无限制地吃蛋？答案也应该是否定的。蛋不能无限制多吃，一则膳食结构不合理浪费优质蛋白，二则蛋白质的分解产物会增加肝肾负担。所以每天一颗蛋足以满足营养需要，蛋白蛋黄都要吃。

蛋类的食用方法也应注意，有人喜欢喝生鸡蛋，认为这样可以补身体，易消化，其实适得其反。生蛋清中有抗生物素和抗胰蛋白酶，前者妨碍生物素的吸收，后者抑制蛋白酶活性，从而影响蛋白质的消化。以上两种成分在蛋煮熟后均可被破坏。另外，当蛋煮熟后，由于蛋白质变性使其分子结构变得松散，蛋白中肽键裸露更易被酶分解为氨基酸，所以熟蛋更容易消化吸收。

六、奶类及奶制品

奶类食品是一种营养丰富、食用价值很高的食品。动物奶类富含优质蛋白、钙、磷及维生素 A、维生素 D，是人类营养素的理想来源。增加奶类及其制品的摄入，对于改善我国居民膳食结构有非常重要的意义。

1. 奶类的营养价值

（1）蛋白质　奶中蛋白质平均含量约为 3.0%～3.5%，消化吸收率高达 87%～89%，必需氨基酸组成含量与鸡蛋类似，属优质蛋白。牛奶中酪蛋白与钙、磷等结合，形成酪蛋白胶粒，蛋白质生物学价值为 85，略低于人乳（90 左右）。牛奶中酪蛋白与乳清蛋白含量的构成比与人乳不同，牛奶中的酪蛋白高于乳清蛋白，而人奶中乳清蛋白高于酪蛋白，容易被婴幼儿吸收。作为婴幼儿食品，可以用乳清蛋白改变其构成比，调制成近似于母乳的婴儿乳品。

（2）脂类　奶中脂肪含量约 3.0%，其中 95% 左右为甘油三酯，亚油酸和亚麻酸分别占 5.3% 和 2.1%。奶脂肪呈极细微粒，高度分散在乳中，颗粒多为直径 $1～10\mu m$ 的微粒，消化率高达 98%。奶中胆固醇含量不高，为 7～17mg/100g。

（3）碳水化合物　牛奶所含碳水化合物为乳糖，含量约为 3.5%，较人奶低。乳糖是鲜奶中主要的碳水化合物，它要靠乳糖酶的作用，才能在肠道内分解为半乳糖和葡萄糖，然后被吸收利用。人体若缺少乳糖酶，奶中未被分解的乳糖就在肠内发酵，产生大量的二氧化碳气体，引起腹胀、腹痛和腹泻，这便是"乳糖不耐症"。在东方人中，有乳糖不耐症的人较多。原因是膳食奶制品少造成乳糖酶的功能退化，如果养成饮奶习惯，乳糖酶还会增加。牛奶的营养价值很高，所以一定要喝。如果不适应，可以先少量，或从酸奶开始，酸奶中益生菌有助消化，这样可以逐渐克服乳糖不耐症。

（4）矿物质　牛奶中矿物质含 0.6%～0.7%，其中以钙、磷、钾含量较高。每 100g 鲜牛奶中约含钙 100～120mg，其吸收率高，是人体钙的良好食物来源。此外还含有多种微量元素，如铜、锌、碘、锰等。铁含量很低，每 100g 鲜牛奶中仅含 0.2～0.3mg，吸收也较差，如以牛奶喂养婴儿，应注意铁的强化，如注意补充绿色菜泥和鲜果汁等。

（5）维生素 牛奶中较多的是维生素 A 和维生素 B_2，此外，维生素 B_1、维生素 B_6、维生素 C 和生物素含量通常较人乳高。但奶中维生素含量受饲养条件和季节的影响。如当用青饲料时，其维生素 A 和维生素 C 的含量较喂干饲料时有明显增加；奶中维生素 D 含量不高，夏季日照多时，其含量有一定增加；奶中 B 族维生素经光照会很快消失，维生素 C 也会所剩无几，因此，鲜牛奶必须避光保存。

2. 奶制品的营养价值

市场上有很多奶制品，如炼乳、奶粉、酸奶、奶油、奶酪等，都是由鲜奶加工制成的。

（1）炼乳 淡炼乳，又名蒸发乳、浓缩奶，鲜奶在巴氏消毒瓶匀质后，再经低温真空法，将奶浓缩至原有体积的 1/3，装罐、灭菌而成。食用时，加水稀释至原来浓度即可。其营养价值与鲜奶基本相同，但赖氨酸和硫胺素稍有损失。

甜炼乳，在鲜奶中加入约 15％蔗糖，再经低温减压浓缩至原体积 40％，此法因不能灭菌，成品以罐装密封保存，其含糖量可高达 40％以上。稀释后，其营养素含量仅为鲜奶的 1/3 左右。此奶不适合婴儿喂养，主要供制作甜食、冲咖啡饮用。

（2）奶粉 由鲜奶经脱水干燥而成，有全脂奶粉、脱脂奶粉、调制奶粉（母乳化奶粉）等。

全脂奶粉为鲜奶经浓缩，再脱水干燥而成。脱水干燥方法现在多采用喷雾干燥法，其所制奶粉营养成分变化较小，市售奶粉有加糖和不加糖两种。

脱脂奶粉工艺与全脂奶粉基本相同，只是先将鲜奶脱去脂肪（奶油），此种奶粉含脂肪量仅约为 1.5％。除脂溶性营养素有部分随奶油一起被脱去，其他营养素变化不大。

调制奶粉又称母乳化奶粉，是参照母乳成分，将奶粉成分进行调整与改进，以适合婴幼儿生长发育的需要。

（3）酸奶 将已消毒的鲜牛奶接种嗜酸乳杆菌，经发酵制就。酸奶营养成分与鲜奶基本一致，但其中乳糖已被发酵为乳酸，酸度增高后更有利于维生素的保存。乳酸能刺激胃酸分泌和肠蠕动，能更好地被消化吸收，因此"乳糖不耐症"者饮用时，不会再出现腹痛、腹泻等不耐受症状。酸奶也特别适宜于消化功能不良者及老年人饮用。

（4）奶油、黄油 奶油是将牛奶中的脂肪成分经过浓缩而得到的半固体产品，奶香浓郁，可用来涂抹面包和馒头，或制作蛋糕和糖果。黄油是从奶油中进一步分离出来的脂肪，又叫乳脂、白脱油，一般很少被直接食用，通常用作烹调食物的辅料。奶油和黄油在西餐中的应用非常广泛。

奶油和牛奶成分大致相同，但成分的含量有所不同，其中奶油的脂肪含量比牛奶约增加 20～25 倍，其余成分如非脂乳固体（蛋白质、乳糖）及水分都大大降低。黄油的主要成分是脂肪，其含量远高于奶油，还含有多种脂溶性维生素，基本不含蛋白质。奶油在人体的消化吸收率较高，可达 95％以上，是维生素 A 和维生素 D 含量很高的调料，而黄油中含有的低级脂肪也容易被人体消化吸收。奶油较适合缺乏维生素 A 的人和儿童食用。冠心病、高血压、糖尿病、动脉硬化患者忌食。孕妇和肥胖者尽量少食或不食。奶油和黄油中都含有多种饱和脂肪酸、反式脂肪酸和胆固醇，对血管有害。男性摄入过多还可能导致前列腺肥大。

（5）奶酪　奶酪是在牛乳中加入凝乳酶，使乳中的蛋白质凝固，经过压榨、发酵等过程所制取的乳品，每 1 千克奶酪制品都是由 10kg 的牛奶浓缩而成的纯天然食品。奶酪也叫乳干、乳饼，蒙古族人有时称奶豆腐。奶酪的营养十分丰富，蛋白质含量达到 25％左右，乳脂含量为 27％左右，吸收率可达 90％以上，是补充优质蛋白质的理想食品。奶酪中含有多种维生素和矿物质，钙可达 1.2％，而且钙磷比值接近 2∶1，更有利于人体吸收。奶酪比人乳、牛乳营养更丰富，对于提高人体免疫力有极大的帮助，而且对青少年生长发育、提高身体耐力有益。目前世界上干酪种类达 800 种以上。据统计，2001 年欧洲年人均奶酪消费达 18kg，而中国年人均消费量只有 0.1g。

目前市场上的奶酪以片状为主，特别适合早晨匆忙的上班族和学生，两片面包加上一片奶酪，就是一份简单而又营养价值很高的早餐。

在饮食中要根据自己的身体情况和营养状况制定食谱，请参考常见食物的一般营养成分（见附录 4），也可以请教专业营养师。

思考题

1. 你如何理解能量是生命活动的动力？
2. 三大营养素的具体含义是什么？
3. 一般成年人的膳食中，三大营养素的供能比例各为多少？
4. 何谓基础代谢、基础代谢率？有何区别和联系？
5. 何谓能量系数，实测能量系数与实际能量系数有何差别？
6. 人体能量消耗有几个方面？
7. 本章介绍了几种人体热量消耗的测定方法？你认为哪种最实用？
8. 你如何理解能量平衡？
9. 食物的营养价值指什么？
10. 为什么谷类常作为主食？其主要营养物质是什么？
11. 谷粒的结构和营养特点？
12. 加工烹调对谷类的营养价值有何影响？怎样得到充分营养素？
13. 熟悉豆类及其制品的营养特点。
14. 蔬菜和水果在营养方面的重要性？
15. 试比较鱼类和禽肉和畜肉的营养价值。
16. 试述蛋类的营养价值。其营养价值高，是否可以无限制地多食？
17. 通过学习，你对奶类及其制品有何认识？
18. 你如何理解"乳糖不耐症"？

第四章

合理营养与膳食

人体只有在合理摄取食物的前提下，才能保证营养素的均衡，才能维持正常的生长发育、组织更新和良好的健康状态。

吃是生命活动的表现，是健康长寿的保证。饮食不仅维系着个体的生命，而且关系到种族的延续、国家的昌盛、社会的繁荣和人类的文明。人不能为吃而活着，但活着必须吃，而且要吃得科学，吃得合理，吃出健康。科学合理的营养要通过平衡膳食来实现。

第一节　平衡膳食

平衡膳食又称为健康膳食，指膳食中营养素种类齐全，数量充足，比例适当，且与人体的需要保持平衡。各种食物的成分有各自生物学特性，并不是按照人类营养素需要而构成的。由于它所含各种营养素的比例与人体所需比例不同，人体在摄入后消化吸收和利用过程中，不同营养素之间既有互相补充一面，也有相互制约的一面。因此，要获得较高和较完全的营养价值，只有同时进食种类齐全、数量充足和比例适当的混合食物才能取得适宜的营养效果。

1. **平衡膳食的基本原则**
① 食物调配得当。
② 食物品种多样。
③ 产热营养素之间的比例适宜。
④ 非产热营养素与产热营养素之间协调合理。
2. **平衡膳食的基本要求**
① 能供给足够的热能来满足生活和工作的需要。

② 能供给足量的优质蛋白，以满足修补机体组织和生长发育的需要。

③ 能供给适量的脂肪来保证必需脂肪酸和各种相关功能的需要。

④ 能供给各种维生素，保证机体正常的生理功能和健康状态。

⑤ 能供给足够矿物质，维持机体正常的代谢和功能。

⑥ 能供给适量膳食纤维来调节肠道系统的状态，降低有毒物质的侵害。

一、平衡膳食中主要营养素的平衡

1. 三大热能营养素的平衡

碳水化合物（糖）、脂肪、蛋白质是人体的三大热能营养物质，在膳食中含量最多。三者在代谢过程中关系最为密切，主要表现为碳水化合物和脂肪对蛋白质的节约作用。膳食中如果有足够的碳水化合物和脂肪，就可以减少蛋白质作为能量而消耗的部分，有利于蛋白质在体内的利用和组织更新。若膳食蛋白供给量不足，单纯提高碳水化合物和脂肪的供给量，不能维持体内的氮平衡。若热能供给不足，未达到机体的最低需要量时，仅提高蛋白质的供给量，蛋白质就会分解产能，这样不仅造成蛋白质的浪费，还会使体内的氮失衡。因此，只有蛋白质的供给量达到最低需要量以上，提高碳水化合物和脂肪的供给量，才能发挥它们对蛋白质的"节约"作用；同样也只有在碳水化合物和脂肪的供给量达到最低需要量以上时，提高蛋白质的供给量才能使其充分发挥生物功能。所以，膳食中三大营养物质之间的比例合理才能既保证组织的修复更新，又可保证热能的需要。

通常成人膳食中糖、脂肪、蛋白质三者的供给量比例约为 6∶2∶1，少年儿童因生长需要可适当增加脂肪和蛋白质的摄入。

2. 蛋白质中氨基酸平衡

平衡膳食中，蛋白质所含人体必需的 8 种氨基酸应种类齐全、数量充足、比例适当，而且还要有一定比例的非必需氨基酸。一般认为，必需氨基酸与非必需氨基酸的比值应为 4∶6。

3. 脂类物质中脂肪酸的平衡

约 90% 的脂肪由脂肪酸组成，膳食摄入的脂肪中，约一半来自食物本身所含的脂肪；另一半来自食用油脂。食物的脂肪酸有几十种，它们有的参与形成人体的组织结构，有的参与代谢过程，有的调节人体的生理生化反应，对人体都有不同程度的营养作用。因此用简单的比例或"好"与"坏"来评价它们是不科学的。不同脂类食物脂肪酸组成不同，但没有一种能满足人体的全部需要，且不同人群对各类脂肪酸的需求也是不一样的，只有通过广泛的食物种类、合理搭配及适当的数量才能满足人体的脂肪酸平衡（详见第二章第二节脂肪酸和食用油常识的相关内容）。

4. 其他营养素的平衡

维生素、矿物质和纤维素也要满足机体的需要。这些营养素在体内主要是调节生理功能。如果缺乏或不足，就会造成某些生理机能的失调，导致一些缺乏症的发生。

二、平衡膳食的组成

人们的日常膳食由多种食物构成，食物的种类大致分为四类：粮食类、动物类和豆类、油脂类及蔬菜水果类。平衡膳食要求各类食物在膳食中应占适当比重。自古以来，我国的营养学观点就认为平衡膳食应该"五谷为养、五畜为益、五菜为充、五果为助"，不仅指出了平衡膳食的食物种类，还阐明了各类食物在平衡膳食中的地位。

1. 粮食类

粮食类食物是主食，主要提供热能和B族维生素。粮食类蛋白质含量虽然不高，但因为吃的量大，所以也是蛋白质的主要来源。一个人一天吃多少粮食，主要根据生活和工作情况而定。通常约占膳食总量的 $30\% \sim 40\%$。每天的粮食种类尽可能多样，最好有多个品种，并且不要长期食用精米白面，全麦粉和糙米有利于B族维生素的吸收利用。

2. 动物类和豆类

这类食物包括肉、蛋、奶、水产品、大豆及制品等。主要功能是提供优质蛋白质，以弥补粮食蛋白的质量缺陷。同时，它们还是许多维生素和无机盐的主要来源。在一般人的膳食中应为 $15\% \sim 20\%$。在动物性植物中，应选择蛋白质含量高、脂肪含量低的禽、蛋、奶、鱼类及食草畜类，而蛋白含量较低、脂肪含量较高的猪肉类比重应相对减少。而对于缺铁性贫血人员，要适当增加红肉的摄取量。

3. 油脂类

油脂类主要满足热能和必需脂肪酸，且能促进脂溶性维生素的吸收，在膳食中应占膳食总量的 2% 左右。每天应摄入一定量的优质植物油，严格控制动物性脂肪的摄入量，特别是中老年人，因为过多的饱和脂肪酸，将导致心血管系统疾病。

4. 蔬菜水果类

蔬菜水果类主要满足机体无机盐和维生素的需要。蔬菜水果是碱性食物（所含无机盐多为钠盐、钾盐，代谢最终显碱性；而糖类、蛋白类、脂肪类都属于酸性食品，因为代谢最终产生 CO_2、氨基酸等显酸性）。在膳食中如果没有蔬菜和水果，体液的酸碱平衡就很难维持，维生素的缺乏甚至可以致命。因此膳食中的蔬菜水果非常重要，除了提供无机盐和维生素外，还可提供膳食纤维、果胶和有机酸，所以食后可促进胃肠蠕动，帮助消化。一般成人每天应摄入 $300 \sim 500g$ 的蔬菜和 $200 \sim 350g$ 水果，品种尽量多样化，有色蔬菜和叶类应各占 50% 左右。

除了各类食物的比例要协调以外，不同类型的食物搭配也很重要，如主副食的搭配、粗细粮的搭配、荤素搭配等。总之，全面、均衡的食物才能保证机体营养的需要，才能有利健康。

三、科学的饮食习惯

饮食习惯指进餐间隔时间，食物的种类、数量、质量在各餐中的分配情况以及吃水果和吃零食的习惯等。科学的饮食习惯应该使饮食与日常作息时间和生理状况相适应，与消化规律相协调，从而提高食物消化、吸收和利用的程度，使人体感觉舒服、精力充沛、身体健康。

1. 培养科学的饮食习惯的重要性

人的工作性质和日常作息时间，决定一天内不同时间对热能和营养素的需求。所以根据自己的情况，建立适应生理需要的膳食习惯非常重要。一旦习惯养成，就会产生相应的生物条件反射，例如到了进餐的时间，就会感觉饥饿，消化道分泌消化液做好了进餐的准备，机体就会产生良好的食欲。如果没有良好的习惯，进餐时间不规律，或不吃饭，或暴饮暴食，违背饮食规律就会造成消化功能紊乱，甚至疾病。

建立科学饮食习惯的原则如下。

① 进餐时间掌握在饭前不是过分饥饿但有正常食欲。

② 所摄取的营养物质被机体充分地消化、吸收和利用。

③ 能满足机体生理和工作的需要，保证健康的生活和工作。

2. 科学的饮食习惯

饮食习惯因人而异，但要符合自身的生理和健康需要。

(1) 两餐间隔的时间　正常成人一日三餐，两餐的间隔时间以 4～5 小时为宜。间隔时间太短没有良好的食欲，会造成进食后消化液分泌减少，肠胃工作量和负担加重，影响消化功能。间隔时间太长会造成明显饥饿感，组织器官的营养不能及时补充，会造成精神萎靡不振，工作热情和学习效率下降，长期空腹还可导致胃炎、胃溃疡。

有人因为早晨时间紧而不吃早餐，很不科学。特别是青年学生，脑组织活动旺盛，消耗能量很大，而脑中没有糖原储备，需要不断地从血液中摄取葡萄糖来维持能量的需要。所以一定要吃早饭来保证血糖的供应，否则造成学习或工作量效率低下，甚至发生低血糖，严重时会晕倒（低血糖休克）。

(2) 食物的营养分配　中国民间流传"早餐吃好、午餐吃饱、晚餐吃少"的说法；西方国家也流传"早餐吃得像国王，午餐吃得像平民、晚餐吃得像乞丐"的说法，都形象地比喻了一日三餐营养物分配的情况和比重，有一定的科学道理，是多年生活经验的总结。营养师的建议如下。

① 早餐：早餐应占全天食物总摄入量的 30%，以满足上午工作、学习的需要。我国农村和部分地区早餐以清淡的白粥加咸菜为主，热能分配偏低，有的仅占全天总热量的 10%～15%，这与上午的工作消耗不相适应。而西式早餐以牛奶、

面包为主，黄油、色拉酱或果酱佐餐，辅以煎鸡蛋、新鲜水果或果汁，含较高的热能营养素和维生素，值得我们借鉴。西餐我们可能不太适应，但我们的营养早餐也可以非常丰富。早餐主食如馒头、豆包、菜包、肉包、麻酱卷、花卷、面包等；蛋白质可由鸡蛋、牛奶、豆浆、黄豆、花生米补充；咸菜可改为绿色小菜，如拌胡萝卜芹菜花生米、拌黄瓜、拌茼蒿等，再配上适量的水果，这样，各类营养素如碳水化合物、脂肪、蛋白质、维生素、矿物质和食物纤维就可以有保证了。

总之，早餐是一天中最重要的一顿饭，千万不能掉以轻心，必须吃好。人经一夜睡眠，晚上进食的营养已基本耗完，只有得到早餐的营养补充，才能满足机体的需要。经常不吃早餐会导致身体一系列疾病，如胆结石、低血糖等，所以医学专家告诫人们"吃早餐等于吃补药"。我们必须重视早餐，不但要吃，而且一定要吃好。

② 午餐：糖、蛋白质、脂肪及维生素的供给量应增加，摄入量应占全天总摄入量的 40%。中餐在一日三餐中有承上启下的作用，既要补偿饭前的能量消耗，又要储备饭后工作所需的能量，因此，中餐在全天中的热量应最多，而且食物的品种和数量也要增加。除主食外，副食的品种要多，如肉类、蛋类、豆类、青菜类最好全有，还要有一碗营养丰富的汤。我国大部分地区对中餐还是比较重视的，南方比北方更注意多样性。

③ 晚餐：应多食谷类、蔬菜等易消化的食物，最好是稀饭或面汤。摄入量应占全天总摄入量的 30%。富含蛋白、脂肪的食物应少吃。因蛋白、脂肪类食物较难消化，且含热量高，晚餐后活动量小，热能消耗大大降低，营养物质容易在体内储存造成肥胖。

现在城市的有些家庭，因成员白天各自忙工作、忙学习，所以早餐、午餐经常用快餐凑合，晚餐时间充裕，一家人又在一起，所以吃得比较充实。久而久之大人变得大腹便便，血脂血压升高，少儿也成了小胖墩。有的单位也是晚上应酬多，造成相关人员肥胖、脂肪肝和心脑血管疾病等，正如古人所说"饱食即卧，乃生百病"。因此，必须引起高度重视。

④ 水果：水果富含糖、维生素、无机盐、纤维素、果胶、有机酸等物质，可调节酸碱平衡、胃肠蠕动等多种生理功能，在营养方面越来越受到人们的重视。每天吃多少水果，什么时间吃最好一直都有争论。实际上因为水果分温热、寒凉、甘平三类，人的体质也有阴阳寒热之分，所以不能一概而论。中医学根据阴阳学说从生理功能特点对体质进行分类，大致可分为阴阳平和质、偏阳质和偏阴质三种类型。阴阳平衡是阴阳消长的动态平衡，因此总是存在偏阴或偏阳的状态，只要不超过机体的调节和适应能力，均属于正常生理状态。阴阳平和质是功能较协调的体质。特点是面色明润，目光有神、胖瘦适度、性格随和、食量适中、二便调畅、休息效率高，对自身调节和对外适应能力强，不易感受外邪，少生疾病，即使患病，往往自愈或易于治愈。偏阳质指具有偏热、多动等特性的体质。偏阳

质者，通常较结实。面色多偏红或微黑；性格外向，喜动，易急躁，自制力较差；其食量较大，消化吸收功能旺盛。偏阳质者平时畏热、喜冷，易出汗，喜饮水；精力旺盛，动作敏捷，性欲旺盛。偏阳质的人对风、暑、热邪的易感性较强，受邪发病后多见阳盛阴虚，表现为皮肤易生疖疮；容易发生眩晕、头痛、心悸、失眠以及出血等病症。偏阴质指阳气不足、偏寒、多静等特性的体质。具有这种体质的人，面色偏白，体质较弱，容易疲劳；性格内向，喜静少动，或胆小易惊；食量较小，消化吸收功能一般；平时畏寒、喜热；精力不足，动作迟缓，反应较慢。偏阴质者对寒、湿之邪的易感性较强，冬天易生冻疮。内伤杂病多见阴盛阳虚之症，容易发生湿滞（湿邪困阻脾胃，导致脾胃运化不利，消化吸收不好）、水肿、瘀血、痰饮（痰多而稀白，胸闷或恶心，喘咳）等病症。

阴阳调和有利于身体健康，因此可根据气候选择相宜食物，四季气候可划分为春温、夏热、秋凉、冬寒，而人体内的阴阳气血也会随四季阴阳消长而产生有规律的变化。通常肉类偏阳，植物偏阴，为此，中医提倡"春夏养阳，秋冬养阴"的饮食原则，即春夏多吃偏阴性食物，秋冬多吃偏阳性食物，还要根据体质来调节饮食的种类和数量。

所以，吃水果也要因人而异，因水果而异，根据自己的实际情况来选择水果的种类。比如，属温热类水果的有枣、栗、李、橘、杏、龙眼、荔枝、山楂、樱桃、杨梅、菠萝等，偏阳质的人吃这类水果应适量。属寒凉类水果的有：菱、荸荠、梨、香蕉、柿子、白果、柚子、西瓜等，偏阴质的人进食时要加以控制。属甘平类水果的有：枇杷、苹果、青梅、橄榄等，各类体质的人均可食用。另外，咳喘病人宜吃些梨、杏、枇杷、柑橘、苹果等水果，可起到消炎、平喘、止咳的作用。消化不良、高血压和冠心病患者，可多食山楂、金橘、桃子、枣等水果，可帮助消化、降低血压、减缓血管硬化。心肌梗塞病人宜吃些香蕉、鲜桃、梨等水果，有利于通便。焦虑多梦、心慌神疲的人，宜选用益气补血、养心安神的水果如龙眼、荔枝、胡桃、枣等。糖尿病人可适当选用菠萝、樱桃、杨梅、梨、猕猴桃等含糖量相对较少的水果。肝炎病人可选用梨、苹果、香蕉、西瓜、柑橘和荔枝等富含维生素 C 和胡萝卜素的水果，这些水果具有保肝及促进肝细胞再生的功能。

一天什么时间吃水果好？有这样的民间传说："早晨吃水果是金，中午吃水果是银，下午吃水果是铜，晚上吃水果是铅"。提倡早晨吃水果是因为早餐通常维生素、纤维等营养物的质量不高，补充些方便的水果可以弥补营养素缺陷。实际上吃水果与时间关系没有那么夸张。另外提倡在两餐之间食用水果，适时补充些水分和维生素有益健康。正常人每日进食 1～3 次水果即可。减肥可以在餐前进食水果。这样可使正餐的进食量减小，从而减少蛋白质、淀粉、脂肪等摄入，达到减肥的目的。一般不提倡晚上吃水果，睡前吃水果等于加餐，增加胃肠道负担，并且还容易升高血糖。

饱餐后马上吃水果不可取。因为食物还堆积在肠道和胃里，马上吃过多的水果会造成血糖升高，增加胰腺负担，影响消化过程。但也不能一概而论，如果吃缺乏蔬菜的早餐或快餐，可增加一些水果来满足体内维生素、矿物质和纤维的需要，有利于膳食平衡。

有些水果也不能空腹吃。柿子甜软可口，营养丰富，但柿肉含大量单宁酸、柿胶等，有收敛的作用，遇到胃酸就会形成柿石，既不能被消化，又不能排出。空腹大量进食后，轻者会出现恶心呕吐等症状，重者必须通过开刀才能将柿石取出；而山楂含的鞣酸比较多，空腹食用会对胃产生刺激。对于心脏和肠胃功能不好的人不适合空腹吃香蕉，因为香蕉富含钾元素，含糖和淀粉较高。空腹时，胃肠内几乎没有可供消化的食物，会加快肠胃运动，促进血液循环，使血钾增加，对心肌有一定的抑制作用，易造成心肌梗塞。另外因糖分多增加胃酸分泌，造成胃肠不适。

3. 克服不良饮食习惯

（1）挑食和偏食　科学和长期的生活实践使人们认识到，没有任何一种天然食品能包含人体所需的所有营养素。例如，谷类的糖丰富，但脂肪和蛋白少；肉类、蛋类含优质蛋白，但某些维生素和粗纤维少；蔬菜、水果富含维生素、无机盐和膳食纤维，但蛋白和脂肪少。所以，单一食物不管吃的量多大，都不能保证机体营养平衡的需要。如果长期挑食、偏食，势必造成营养不良，影响健康。

现在生活条件好了，但是偏食和挑食的情况更多了，特别是少年儿童。实际上，儿童的膳食都是由父母安排的，家长应特别注意自幼让孩子多接触一些食物种类，扩大饮食范围，这样，对各式各样的食物才容易接受。每种食物都有各自的长处和不足，只有各种各样的食物都能吃，才有利于身体健康。从小养成良好的饮食习惯，家长以身作则很重要。如果家长本身就对某些食物有偏见，很容易影响孩子。如果在孩子面前随便说我不爱吃什么食物，孩子听了这话，即使从来没吃过这种食物，也会对这种食物产生反感。因为儿童正处于心理的发育阶段，对新事物的认识和接受过程中具有受暗示性和模仿性。合格的家长应了解和利用儿童的这些心理特点。

现在有些家族病，实际和遗传因素关系不大，主要是生活方式特别是饮食习惯造成的，如心脑血管病、肠癌、食管癌等。

（2）进食不规律　进食不规律主要表现为，有时暴饮暴食，有时忍饥挨饿，吃零食等。例如因为夜间活动，睡懒觉，错过了早餐时间，午餐势必吃得多；或者平时省吃俭用，逢年过节大吃大喝；或者聚餐聚会暴饮暴食；或者不停地吃零食，到进餐时没有食欲。这样饥一顿，饱一顿，日积月累必然使肠胃功能失调，诸如胃炎、胃穿孔、胰腺炎、心肌梗死等疾病，都与进食不规律等陋习有关。

人们一日三餐吃的食物，要经胃的消化，变成与胃酸相混合的食糜，再经过小肠的胆汁、胰液、肠液中酶的化学作用把食物大分子分解成小分子才能够吸收利用。人的消化能力是有一定限度的，每天消化液的分泌是一定的。如成年人每天分泌胃液 1500～2500mL，胰液 700～2000mL，胆汁 600～700mL，小肠液 1000～3000mL。如果超过消化限度，就可能破坏胃、肠、胰、胆等脏器的正常功能。如果胃胀得很大，一是胃自身蠕动困难，二是体积大抬高横膈膜影响心脏功能。由此诱发的疾病甚至是致命的。

按时进食使消化系统形成条件反射而有规律地工作，有利于保护消化器官的正常功能。除保证一日三餐外，还要注意每餐不要太饱，八分饱有利健康长寿。美国科学家做过这样的实验，100 只猴子随它吃饱，另外 100 只定量供应七八分饱。结果 10 年以后，饱食的 100 只猴子肥胖、高血压、脂肪肝的多，死亡了 50 只，剩下的也不精神。另 100 只平时吃七八分饱的猴子只死了 12 只，而且体态苗条、健康、很少生病，精神状态好得多。有一些生活谚语如"吃饭少一口，活到九十九""若要身体好，吃饭不过饱""若要身体安，三分饥和寒"等都是生活经验的总结，对健康确实有好处。

（3）经常喝含糖饮料　含糖饮料指含糖超过 5% 以上的饮品（普通碳酸饮料如可乐、汽水的含糖量约 10%，市售果汁超过 10%，茶饮料 5%～10%），目前可乐、汽水等碳酸饮料，橙汁、蜜桃汁、营养快线还有儿童热衷的各种甜品饮料充斥着人们的生活。甚至有的青少年认为日常饮水淡而无味，以甜品饮料代替饮水。经常喝含糖饮料会对身体造成一定伤害，一方面由于热值高容易导致肥胖；另一方面甜品饮料还有导致糖尿病、肾和尿路结石、痛风、骨质疏松和龋齿的风险。

（4）过冷过热的食物　过冷过热的食物都会对身体造成伤害。食物过热，会烫伤消化道，引起食道发炎，久而久之会诱发癌变。过冷饮食使食管与胃肠血管收缩，造成胃平滑肌痉挛，分泌液减少，长期食用冷食会引起胃肠功能紊乱，引发多种胃肠病。

（5）盲目节食减肥　爱美之心，人皆有之。希望自己有一张漂亮的面孔，有一个标准的身材也是人之常情。肥胖不仅难看，而且容易得心脑血管疾病，最好的方法是通过科学地控制饮食和运动来达到减肥的目的。有的人不"肥"也要减，为追求魔鬼身材而不惜代价。如滥用减肥药、不吃饭、不吃主食、不吃肉等，最终导致营养不良性疾病，甚至厌食症而遗憾终生。

（6）乱用滋补药　盲目听信广告对滋补药的夸大宣传，乱用滋补品，甚至以药代食，错误地认为补品可以补救一切营养缺乏。其实滋补药的作用，只是调节某些生理功能。需不需要补，补什么，要因人而异。例如维生素合剂的目的是补充维生素，如果是健康人，在膳食中注意多吃蔬菜和水果，就没必要额外补充维生素制剂，除非有什么特异性疾病。补药不是人人皆宜的健身法宝。

（7）不注意饮食卫生　不要购买无卫生保证的街头食品，如烤羊肉串、臭豆腐等。街头流动食品持有卫生许可证、健康证的从业人员不到 1/2。餐具不消毒、滥用食品添加剂和调料造成的食品污染严重，很容易引起食源性感染，危害身体健康。

要养成饭前便后洗手的习惯，以防止病菌侵入机体造成伤害。

有些人为图省事，用塑料袋当餐具，这种做法不可取。因为塑料袋中的酞酸酯是塑料制品加工过程中必不可少的增塑剂，是一种有毒物质。它与塑料制品的结合并不紧密，很容易从中分离，溶解在食物中，特别是在热的油腻食物中溶解得更多。有研究证明，酞酸酯是一种环境激素，可以导致男性生殖功能障碍。

以上平衡膳食的讨论，为便于记忆，总结如下：

> 杂食为优，偏食为忌。
>
> 粗食为好，淡食为利。
>
> 暴食为害，慢食为宜。
>
> 鲜食为妙，过食为弊。
>
> 平衡膳食，每日必须。
>
> 饮食卫生，更需牢记。

第二节 饮食结构、 膳食指南和食谱编制

对维护健康来说，饮食是最重要、最经常的一种行为。在我国，能按科学方式饮食的人至今仍属少数。原因是：多数人不懂如何科学饮食，有什么就吃什么，吃饱了就行；一些贫困地区刚刚达到温饱，还没条件讲究营养；还有的人是不重视，无所谓，美食面前，管不住嘴；再有就是太重视、太模式化，生搬硬套理论，结果事与愿违。我们学习营养的目的是真正认识到平衡膳食的重要性，能够因地制宜、灵活科学地安排每天的食谱，真正吃出健康来。

一、食物结构

食物结构是合理膳食的核心问题，它指居民消费的食物种类及其数量的相对构成。不同的生活习惯、不同的饮食文化和生活水平现状，决定人们的饮食结构。营养工作者的目的是根据不同国家、不同地区的具体情况，把营养的生理需求和现有条件的可能性结合起来，使人们的饮食健康变为现实。

（一）食物的结构类型

食物的结构不同，人体所摄取的热能和营养素的数量和比例也就不同。通过分析可见，目前的饮食结构主要有如下类型。

1. 平衡膳食型

平衡膳食型是科学的膳食模式。这种膳食结构继承了以粮食为主食的东方膳食传统，又吸取了欧美国家动物食品的一些长处。其特点是以植物性食物为主，动物性食物为辅，热能、蛋白质、脂肪的摄入均衡。平衡模式的国家和地区经济较发达，食品资源丰富，国民的健康水平较高。其年人均摄取粮食达 110kg，动

物性食物达 135kg 左右，基本属于平衡膳食。第二次世界大战后，日本高度重视国民营养，先后制定了《营养师章程》《营养法》《学生午餐法》等，使国民身体素质明显提高。20 世纪 50 年代，日本 14 岁男童身高只有 147.3cm，20 世纪 80 年代已上升为 163.4cm。据 2014 年统计，我国男性的平均身高低于韩国和日本，但差距不大（韩国 174cm，日本 172.2cm，我国 171.7cm，朝鲜 166cm）。据 WHO《2016 世界卫生统计》报告显示，根据 2015 年统计，世界人均寿命为 71.4 岁，日本人均寿命为 83.7 岁，居全球之首，中国的人均寿命为 76.1 岁，高于世界平均水平。

2. 热能与蛋白质过剩型

热能与蛋白质过剩型是经济发达国家模式，又称营养过剩型。这种膳食结构主要分布在北美及欧洲。其特点是"三高一低"，即高热能、高蛋白、高脂肪，低纤维。每人每日摄入的热能和蛋白质大大超过每日的需要量，其中肉、蛋、奶类食品年人均消费 270kg 以上，而粮食类消费不过 60～70kg，人均每日热能可达 14.7MJ（3500kcal）。出现严重的营养过剩，使肥胖、高脂血症、脂肪肝、高血压、糖尿病等所谓"现代文明病"明显增高。

长期营养过剩是引发肥胖病的重要原因。流行病学和临床研究及一些动物实验证实肥胖病与冠心病、绝经期后乳腺癌、Ⅱ型糖尿病、高血压、胆囊疾病、子宫内膜癌、骨关节炎等有关。人体研究显示，腹部脂肪堆积比臀部和大腿部脂肪积聚对Ⅱ型糖尿病、冠心病、高血压、中风的风险更大，并可增加这些疾病的死亡率。

关于蛋白质摄入量，冠心病死亡率与饮食关系研究表明，动物蛋白质摄入量与冠心病死亡率相关显著（$r=0.765$），植物蛋白质摄入量与冠心病死亡率呈负相关（$r=-0.43$）。在一些国家的相关研究中显示，进食肉类食物多的膳食与冠心病及结肠癌和乳腺癌增加相关。这种膳食的特点是饱和脂肪和胆固醇含量偏高，说明高动物蛋白质、高脂肪（尤其是高饱和脂肪）是冠心病和某些癌症的共同危险因素。

营养过剩严重损害了西方人的健康。如今，心脏病、脑血管病和恶性肿瘤已成为西方人的三大死亡原因，尤其是心脏病死亡率明显高于发展中国家和日本。1988 年美国一份《营养与健康》状况研究报告详述了冠心病、癌症、高血压、糖尿病、肥胖病、骨骼病等 11 大类疾病和酒精中毒以及行为等问题，也详尽地分析了这些所谓"富贵病"与膳食结构的关系。报告指出，美国每年有 125 万人发生心肌梗死（2/3 为男性），其中 15 万人死亡；每年发生动脉硬化、脑卒中（脑血管意外）50 万人，15 万人死亡或失去自理能力；每年有 47.5 万人死于癌症；有 1100 万糖尿病人。目前，随着世界各国对健康饮食的重视，发达国家的富贵病死因已呈减缓或下降趋势，但形势仍不乐观，美国心脑血管疾病的死亡顺位仍排在前几位。

3. 热能与蛋白质不足型

热能与蛋白质不足型是发展中国家模式，又称营养不良型（图 4-1），多分布在发展中国家的贫困地区。膳食结构的特点是热能基本满足需要，主要以植物性食物为主，尤其是谷类和薯类。食物营养质量不高，动物食品不足，造成蛋白质和脂肪欠缺。有的国家年人均消费谷类、薯类达 200kg，而肉、蛋、鱼不足 5kg，动物蛋白仅占蛋白总量的 1/5 左右。居民存在营养不良，贫血或多种营养缺乏症，主要是蛋白质不足造成的。

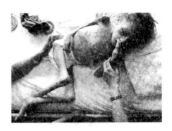

图 4-1　热能与蛋白质
不足型营养不良

（二）我国的膳食结构

1. 我国的膳食结构现状

近年来，随着我国的经济发展，人们的生活水平不断提高，膳食结构也在发生变化。就全国范围来讲，热能已达推荐量标准，但膳食结构中仍以谷类为主。城市的变化更为明显。主要特点是粮食消费下降，动物性食物成倍增加。随着膳食结构的变化，能量来源分配也发生了明显变化，来源于碳水化合物的能量逐年下降，来源于脂肪的能量逐年上升。中国城乡膳食供能比例见表 4-1。

表 4-1　中国城乡膳食供能比例变化　　　　　　　　　　　　　　　　单位：%

年份平均 膳食供能比	城市平均			农村平均			城乡平均		
	1992 年	2002 年	2012 年	1992 年	2002 年	2012 年	1992 年	2002 年	2012 年
谷类食物	57.4	48.5	47.1	71.7	61.5	58.8	66.8	57.9	53.1
动物类食物	15.2	17.6	17.6	6.2	10.7	12.5	9.3	12.6	15.0
脂　肪	28.4	35.0	36.1	18.6	27.5	29.7	22.0	29.6	32.9

从食物结构来看，中国居民油脂摄入量已严重超标；谷类、薯类摄入量较以前有所下降；豆类消费太少，只达到要求的 30%；蔬菜和水果也太少，分别达到要求的 50% 和 70%；盐和酱油太多，特别是北方分别达到 12g 和 9g，远远超过了相关标准。

2. 中国居民死亡病种的改变

动物性食物消费增加使蛋白和脂肪的摄入量增加，人体的免疫力提高了，于是传染病逐年减少，与营养过剩有关的非传染性慢性病逐年增加。这已成为一种特定的规律，如不加以干预，对人类健康也会产生严重危害。

用逐步回归分析方法分析上海居民自新中国成立以来膳食营养与疾病谱的变化显示，肉类、蛋类、蔗糖和饱和脂肪摄入量与心脏病、脑血管病呈正相关，说明膳食结构的变迁与死因顺位的变化有关。据统计，20 世纪 50 年代死因前三位的疾病是麻疹、肺结核和老衰，80 年代则为恶性肿瘤、脑血管病和心脏病。

据 2002 年统计，中国居民的死因顺位又发生明显变化。动脉粥样硬化性疾病排名第一，死亡率在 30％以上；第二是恶性肿瘤；还有一些和饮食相关的退行性疾病如糖尿病、高血压、骨质疏松、白内障、视黄斑变性等也在增加。2014 年《中国心血管病报告》指出，心血管病占我国居民疾病死亡病因的 40％以上，成为我国居民死亡的最主要病因，每 5 例死者中就有 2 例死于心血管病。报告还指出，农村患病比例要高于城市，原因在于农村生活水平提高了，但在健康生活方式方面认识仍然不足。

目前，因营养过剩的死亡人数超过因营养不良死亡的人数。生活条件虽然好了，但富贵病严重影响了人们的生活质量，必须引起高度重视。

3. 我国传统膳食结构的利弊

我国传统的膳食结构是以粮食为主，蔬菜类丰富，肉类较少，食品多不作精细加工，精制糖的使用量较少，茶为大众的饮料，烹调油中荤油占有一定比例。

（1）传统膳食结构的优点分析

① 谷类为主的膳食结构，由于谷类食品中碳水化合物含量高，故碳水化合物产生的热能占总热能的 60％以上，是最经济、最主要而且无污染的热能来源，可防止脂肪和蛋白分解产生能量时，分别产生的酮体和胺类物质对机体的毒害作用。

② 蔬菜便宜、品种多，维生素、矿物质和纤维素较多。

③ 食品精加工少，并且有粗粮摄入，增加了膳食纤维，因此，消化系统疾病及肠癌的发病率较低。

④ 丰富的豆制品，豆腐、腐乳、豆浆、豆汁等，能够补充优质蛋白和钙。

⑤ 饮茶、甜食少，减少了糖的过多摄入，增加了一些必需矿物质的摄入。

⑥ 丰富的调料，如葱、姜、蒜、辣椒、醋等，起到了杀菌、降脂、增加食欲、助消化等诸多作用。

（2）传统膳食结构的不足

① 牛奶及奶制品摄入不足。膳食调查表明，全国范围内钙的摄入量只达到每日推荐量的一半略多。牛奶的营养价值很高，又是钙的最好来源，所以提倡多喝牛奶，每日应不少于 250mL。

② 缺乏瘦牛肉、瘦羊肉、鱼等动物性食品，导致优质蛋白质摄入量不足。

③ 食盐摄入量过高。我国居民每人食盐摄入量平均 12g/d，这与世界卫生组织关于防治高血压，冠心病的建议中提出的每人每天食盐食入量在 6g/d 以下的标准相差 1 倍。

④ 白酒的消耗量过多。

我国的饮食文化历史悠久，其传统膳食结构和配膳原则信奉"杂食者，美食也；广食者，营养也"的摄食原则，提倡食品的来源多样化，提倡含不同营养成分的食物之间的互补。以谷类为主，采食多样蔬菜，适量搭配水果和动物性食物的传统饮食原则，符合人体生理全面营养的需要和膳食平衡，有助于人体健康，是中国人民数千年饮食生活的经验积淀，充分体现了中华民族在膳食科学领域的高度智慧。我们应该发扬传统饮食习惯的长处，克服不足，在科学膳食原则基础上改进我们的饮食，使国人的健康水平进一步提高。

二、膳食指南（dietary guidelines，DG）

膳食指南是根据营养科学原则和当地居民的健康需要，由政府或权威机构研究并提出的膳食指导方针。DG 是健康教育和公共卫生政策的基础性文件，可以正确引导人们的食物消费，优化饮食结构，从而达到减少与营养失衡有关的疾病发生，增进健康水平的目的。膳食指南每隔几年都要根据人群营养新问题和营养研究的新进展进行修订。膳食指南对营养科学的宣传和普及极为有效。美国在1963～1975 年，通过大力宣传合理的膳食指南原则，取得了显著成果（表 4-2），从而激发了各国制定和宣传膳食指南的积极性。

表 4-2　美国人膳食改善与相关疾病死亡率的变化

摄取物质	摄取量变化/%	死亡率变化（降低）/%		
		年龄组/岁	脑血管	心肌梗死
动物性油脂	−56.7	35～44	−19.1	−27.2
植物性油脂	+44.1	45～54	−31.7	−27.4
黄油	−31.9	55～64	−34.1	−23.5
牛奶、奶油	−19.2	65～74	−33.2	−25.3
鸡蛋	−12.6	75～84	−21.9	−12.8
香烟	−22.4	85 以上	−29.4	−19.3

注：依据陈炳卿，营养与食品卫生学，1977。

1. 我国居民膳食指南变迁

为了适应我国居民营养健康的需要，提高居民的健康意识，从 1989 年起，我

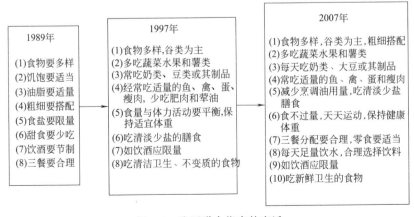

图 4-2　我国膳食指南的变迁

国第一次发布了《中国居民膳食指南》，并且每隔 10 年左右，根据居民营养健康的新情况对膳食指南进行修订。我国 1989 年、1997 年和 2007 年三版 DG 主要内容见图 4-2。

随着人们生活水平的提高，物质条件的逐渐改善，营养不足的情况已基本缓解，人们对平衡膳食的理念也逐渐重视起来。实践证明，我国发布的膳食指南，在指导、教育人民群众采用平衡膳食、增强健康素质方面发挥了积极作用。国民的健康状况和寿命逐年提升，从新中国成立前的 35 岁，到 2015 年的 76.1 岁，人均期望寿命增加了 1 倍还多（图 4-3）。

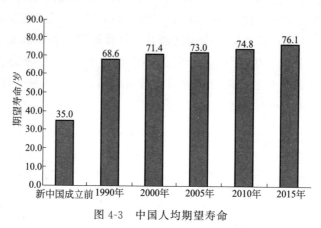

图 4-3 中国人均期望寿命

2007 版 DG 发表至今又有一些营养健康状况的新变化和研究成果出现。为保证《中国居民膳食指南》的时效性，中国营养学会于 2016 年 5 月又发布了第四版 DG《中国居民膳食指南（2016）》。

2. 2016 膳食指南（第四版 DG）

第四版 DG 由一般人群膳食指南、特定人群膳食指南（见第五章）和中国居民平衡膳食实践三个部分组成。同时还有中国居民膳食宝塔、中国居民平衡膳食餐盘和儿童平衡膳食算盘三个可视化图形，指导大众在日常生活中进行具体实践。

（1）一般人群膳食指南 一般人群的膳食指南适用于 2 岁以上的健康人群。共有六个核心推荐条目：

推荐一 食物多样，谷类为主
推荐二 吃动平衡，健康体重
推荐三 多吃蔬果、奶类、大豆
推荐四 适量吃鱼、禽、蛋、瘦肉
推荐五 少盐少油，控糖限酒
推荐六 杜绝浪费，兴新食尚

中国营养学会和笔者对以上推荐的六个条目解读如下。

① 食物多样，谷类为主。

平衡膳食模式在最大程度上保障人体营养需要和健康的基础，食物多样是平衡膳食模式的基本原则。每天的膳食应包括谷薯类、蔬菜水果类、畜禽鱼蛋奶类、大豆坚果类等各类食物。建议平均每天应不少于 12 种食物，每周应达到 25 种以上（烹调油和调味品不计入其中），这听起来玄乎，实际并不难。关于食物种类推荐可见表 4-3。谷类为主是平衡膳食模式的重要特征，每天摄入谷薯类食物 250～400g，其中全谷物和杂豆类 50～150g，薯类 50～100g；膳食中碳水化合物提供的能量应占总能量的 50％以上。

表 4-3　食物品类建议

食物类别	每天品种数	每周至少品种数	食物类别	每天品种数	每周至少品种数
谷类、薯类、杂豆类	3	5	奶、大豆、坚果类	2	5
蔬菜、水果类	4	10	合计	12	25
畜、禽、鱼、蛋类	3	5			

生活中应本着食物多样的原则来调配我们的膳食。现在家庭的人口少，多种饭菜也不现实，需要我们在烹调过程中进行粗细、荤素、色彩等食材品种的巧妙搭配组合，而且要每天交换着吃。例如八宝粥，八宝饭；多合面（小米面、黄豆面、玉米面、白面等）馒头烙饼；杂粮（绿豆面、荞麦面、红薯面、高粱面等）面条。做菜也可以多种菜品混合，例如什锦砂锅（排骨、海带、萝卜、冬瓜、莴笋等）；炒菜可以豆腐、胡萝卜和青椒混合；西兰花、西红柿和青梗菜花混合；茄子、土豆、青椒混合；白菜和绿色蔬菜混合等，并根据菜品成熟时间决定放入的先后次序。这样就可以得到品种多样，色香味俱全，营养丰富的饭菜了。

② 吃动平衡，健康体重。

体重是评价人体营养和健康状况的重要指标，吃和动是保持健康体重的关键。各个年龄段人群都应该坚持天天运动、维持能量平衡、保持健康体重。体重过低和过高均易增加疾病的发生风险。推荐每周应至少进行 5 天中等强度的身体活动，累计 150 分钟以上；坚持日常身体活动，平均每天主动身体活动 6000 步；尽量减少久坐时间，每小时起来动一动，动则有益。

注：身体活动强度指单位时间内身体活动的能耗水平或对人体生理刺激的程度。中等强度身体活动指需要一些用力但是仍可以在活动时轻松的讲话的活动强度，如快速步行、跳舞、休闲游泳、打高尔夫球、做家务（擦窗、拖地）等。常用快走代表中等强度活动（其下限为 4km/h）。身体强度的判别也可以用自我感觉疲劳程度来估计，见表 4-4：级别 1～4 相当于低强度；级别 5～7 相当于中等强度；级别 8～10 相当于高强度，当然这里所指的强度还与个体状况和运动水平有关。

表 4-4　自我感觉运动强度

级别	感觉	级别	感觉
0	休息状态	5～6	稍累
1～2	很轻、轻	7～8	累
3～4	较轻	9～10	很累

关于每天活动6000步，是指活动量相当于快步走6000步。一般来说，日常家务和职业活动等消耗能量相当于2000步左右。另外成人每天相当于6000步的活动量有，太极拳40～60分钟；瑜伽40～60分钟；快走或慢跑40分钟；骑车40分钟；游泳30分钟；网球30分钟。

运动不仅具有减肥作用，更重要的是能增强体质，改善健康状况。例如，有氧运动（常见项目有：快走、慢跑、滑冰、游泳、骑自行车、打太极拳、跳健身舞、跳绳、做韵律操等）可增进心肺功能；降低血脂、血压和血糖水平；提高代谢率，增加胰岛素的敏感性，改善内分泌系统的调节；提高骨密度、预防骨质疏松症；减少体内脂肪蓄积，控制体重；肌肉力量的训练对骨骼、关节和肌肉的强壮作用有利，有助于延缓身体运动功能的衰退；调节心理平衡，减轻压力，缓解焦虑、改善睡眠；改善脑功能，延缓老年认知功能下降；降低肥胖、心血管疾病、2型糖尿病等慢性病的风险。

每个人都应该把身体活动作为重要的日常生活指标，尽量减少机动车出行，增加走路、骑自行车、登楼梯的机会。例如，学习工作中之余尽可能增加"动"的机会，不要久坐，课间走动走动，做做伸展运动或健身操。生活中也要多做家务劳动，尽量减少看电视、玩手机的时间。休闲时间多进行散步、郊游和有氧运动。

③ 多吃蔬果、奶类、大豆。

蔬菜、水果、奶类和大豆及其制品是平衡膳食的重要组成部分，坚果是膳食的有益补充。蔬菜和水果是维生素、矿物质、膳食纤维和植物化学物的重要来源，奶类和大豆富含钙、优质蛋白质和B族维生素，对降低慢性病的发病风险具有重要作用。提倡餐餐有蔬菜，推荐每天摄入300～500g，深色蔬菜应占1/2。天天吃水果，推荐每天摄入200～350g的新鲜水果，果汁不能代替鲜果。吃各种奶制品，摄入量相当于每天液态奶300g。经常吃豆制品，每天相当于大豆25g以上，适量吃坚果。

注：深色蔬菜指深绿色、红色、橘红色和紫红色蔬菜，一般β-胡萝卜素、维生素B_2和维生素C含量均较高，尤其是β-胡萝卜素，是我国居民维生素A的主要来源。另外深色蔬菜还含有叶绿素、叶黄素、花青素和番茄红素等对人体有益的营养物质。

液态奶及其制品（酸奶、奶酪、奶粉等）是膳食中蛋白质、钙、维生素A、维生素D和维生素B_2的重要来源之一。目前，世界各国的膳食指南都建议每天要摄入奶制品（表4-5）。我国的奶类消费还处于较低水平，为了改善我国居民特别是少年儿童的营养健康状况，膳食指南推荐每日奶类摄入应达到300g。

如果鲜奶不方便或乳糖不耐受，为了保证营养，可选用其他奶制品互换（表4-6）。

表 4-5　各国成人乳制品的建议摄入量

国家	每日建议量	国家	每日建议量
美国	3 杯（720mL）	土耳其	3 杯（600mL）
加拿大	2～3 份（500～750mL）	南非	1 杯（250mL）
法国	3 份（450mL）	印度	3 份（300mL）
瑞士	3 份（600mL）	智利	3 杯（600mL）
澳大利亚	3 份（750mL）	日本	2～3 份（200～300mL）
英国	建议每天要吃乳制品	韩国	1 杯（200mL）
芬兰	500mL（优选低脂）	中国	1～1.5 份（300mL）

注：括号内为计算值。

表 4-6　奶制品等量互换表

名称	质量/g	名称	质量/g
鲜牛奶	300	奶粉	38
酸奶	300	奶酪	30

注：奶制品按鲜奶的蛋白质比折算。

大豆富含优质蛋白质及谷类蛋白缺乏的赖氨酸，是与谷类特别是玉米互补的理想食品。大豆的脂肪含量为 15%～20%，必需脂肪酸占 85%，是理想的油料作物。大豆富含磷脂（磷脂是机体转运脂肪和胆固醇的成分），对预防心脑血管疾病有益。大豆异黄酮、植物固醇等可降低骨质疏松的发病风险，还可以改善女性更年期的症状，降低乳腺癌的发病率。另外大豆中的矿物质、粗纤维和维生素 E 均对健康有益。

坚果（包括树坚果类：核桃、栗子、腰果、开心果、扁桃仁、杏仁、碧根果、鲍鱼果、松子、榛子、白果；种子类：花生、葵花籽、南瓜子、西瓜子等）属于高能量食物，富含矿物质、维生素 E 和 B、脂类和多不饱和脂肪酸等营养素，适量食用（吃多了容易能量过剩发胖）有助于预防心血管疾病，每周以 50～70g（果仁计）为宜，最好是原味。

④ 适量吃鱼、禽、蛋、瘦肉。

鱼、禽、蛋和瘦肉可提供人体所需要的优质蛋白质、维生素 A 和 B 族等，有些也含有较高的脂肪和胆固醇。动物性食物优选鱼和禽类，鱼和禽类脂肪含量相对较低，鱼类含有较多的不饱和脂肪酸；蛋类各种营养成分齐全；吃畜肉应选择瘦肉，瘦肉脂肪含量较低。过多食用烟熏和腌制肉类可增加肿瘤的发生风险，应当少吃。推荐每周吃鱼 280～525g，畜禽肉 280～525g，蛋类 280～350g，平均每天摄入动物性食品总量 120～200g。

注：水产品含有较多的不饱和脂肪酸，有些鱼类富含二十碳五烯酸（EPA）和二十二碳六烯酸（DHA），对预防血脂异常和心血管疾病有一定作用。禽类脂

肪含量相对较低，所以，动物肉食应优先选择鱼和禽类。

烟熏和腌制的肉类在制作过程中一方面使用了过量的盐，另一方面在加工过程中会产生苯并芘、亚硝酸盐等致癌物，长期食用会给健康带来隐患。

鸡蛋的营养素含量丰富，营养价值高，其蛋白质中氨基酸组成与人体最为接近，优于其他动物蛋白。蛋黄中的维生素种类齐全，包括几乎所有的维生素。矿物质钙、磷、铁、锌、硒的含量也很丰富。不足是蛋黄的胆固醇含量很高。目前，许多研究证实，对于健康人每天一个鸡蛋其营养效益远高于胆固醇对机体的影响，因此建议每天吃一个鸡蛋，蛋白蛋黄都要吃，不必担心胆固醇的影响。另外经对比分析，无论是白皮鸡蛋还是红皮鸡蛋，土鸡蛋还是洋鸡蛋，除土鸡蛋因蛋黄占比例大，胆固醇高一些，其他营养素含量均没有显著差别。

⑤ 少盐少油，控糖限酒。

我国多数居民目前食盐、烹调油和脂肪摄入过多，这是高血压、肥胖和心脑血管疾病等慢性病发病率居高不下的重要原因，因此应当培养清淡饮食习惯，成人每天食盐不超过 6g，每天烹调油不超过 25～30g。过多摄入添加糖可增加龋齿和超重的发生风险，推荐每天摄入添加糖不超过 50g，最好控制在 25g 以下。水在生命活动中发挥重要作用，应当足量饮水。建议成年人每天 7～8 杯（1500～1700mL），提倡饮用白开水和茶水，不喝或少喝含糖饮料。儿童、少年、孕妇、乳母不应饮酒，成人如饮酒，一天饮酒的酒精量男性不超过 25g，女性不超过 15g。

注：味觉习惯是逐渐养成的，只要不断强化健康观念，清淡口味还是可以培养起来的。开始可以循序渐进逐步减少油盐用量，用计量方式（定量盐勺，带刻度油壶）规范烹调油盐用量，坚持不懈，在烹调技巧上下工夫，慢慢养成清淡的饮食习惯，这样就可以有效降低慢性病的发病风险，提高健康水平。对有家族高血压病史的中老年人，如果坚持良好的生活习惯，清淡饮食，高血压的发病概率也会大大降低。

添加糖指人工加入食物中的糖类，常见的有蔗糖、果糖、葡萄糖、果糖浆等。甜品和含糖饮料容易导致龋齿、肥胖、血糖高等症状，1 瓶 500mL 的含糖饮料，通常含糖量在 8%～14% 之间，相当于含糖 40～70g，已接近或超过推荐摄入量上限。所以要尽量少吃甜品，不喝含糖饮料，特别是青少年，不要养成喝含糖饮料的习惯。

饮水方式应该少量多次，每次约 200mL（1 杯），饮水时间可早晚各饮 1 杯，其他在日常时间里均匀分布，总量达到 7～8 杯。成人可饮用茶水替代一部分白开水。在高温环境、劳动或运动时，由于出汗使机体水量变化大，应根据需要（运动过程大量出汗要适当补充电解质）及时补充饮水。饮水不足或失水过多均可引起体内失水，体内水量不足可导致一系列症状（表4-7），当失水达到体重的 2% 时，会感到尿少口渴；10% 时会烦躁、无力、血压下降、皮肤失去弹性；20% 就会引起死亡。

表 4-7　体内失水程度与相应症状

体重下降程度/%	症　状
1	开始感到口渴,影响体温调节功能并开始对体能发生影响
2	重度口渴,轻度不适,压抑感,食欲减低
3	口干,血浓度增高,排尿量减少
4	体能减少 20%~30%
5	难以集中精力,头痛,烦躁,困乏
6	严重的体温控制失调,并发生过度呼吸导致的肢体末端麻木和麻刺感
7	热天锻炼可能发生晕厥

孕妇、乳母不应饮酒,酒精会对胎儿发育带来不良后果,酗酒更会导致胎儿脑损伤或畸形。酒精会通过乳汁影响婴儿健康,导致婴儿注意力不集中和记忆障碍等。儿童少年不应饮酒,因为他们正处在生长发育阶段,脏器功能尚不完善,所以酒精对幼小机体损害严重。成人无节制地饮酒,会伤害胃肠黏膜、损害肝和胰脏功能,造成代谢紊乱。过量饮酒还会增加高血压、中风、乳腺癌和消化系统癌症的风险。过量的酒精还会导致精神亢奋或抑制,增加暴力和事故的危险发生。因此成人饮酒必须限量,饮酒推荐量酒精换算表见表 4-8。

表 4-8　酒精换算表

常见类别	25g 酒精	15g 酒精
啤酒	750mL	450mL
葡萄酒	250mL	150mL
38 度白酒	75g(1 两半)	50g(1 两)
52 度白酒	50g(1 两)	30g(半两多)

⑥ 杜绝浪费,兴新食尚。

勤俭节约,珍惜食物,杜绝浪费是中华民族的美德。按需选购食物、按需备餐,提倡分餐不浪费。选择新鲜卫生的食物和适宜的烹调方式,保障饮食卫生。学会阅读食品标签,合理选择食品。创造和支持文明饮食新风的社会环境和条件,应该从每个人做起,回家吃饭,享受食物和亲情,传承优良饮食文化,树健康饮食新风。

注:2013 年调查资料显示,我国消费者仅在中等规模以上餐馆的餐饮消费中,每年最少倒掉约 2 亿人一年的食物或口粮;全国各类学校、单位规模以上集体食堂每年至少倒掉了可养活 3000 万人一年的食物;我国个人和家庭每年可能浪费约 5500 万吨粮食,相当于 1500 万人一年的口粮。我国学者的测算数据表明,如果没有浪费,国内每年将减少化肥使用量 459 万吨,节约农业用水量 316 亿吨。因此珍惜食物、减少浪费将有助于缓解国内耕地资源、水资源紧张的问题,同时

产生可观的经济效益。珍惜食物应从每个人做起，日常生活如何做到不浪费？首先应按需选购，合理储存，根据就餐人数按需选购，既保证新鲜又避免浪费。根据食物特性合理存放，例如肉类分成小份冷冻按需取用；杂粮可以放到干燥的饮料瓶或用过的油桶（油桶用过后不用水洗，控干油后用被装米洗桶、吸油后即可使用）里，装满加盖后既防虫蛀，又防氧化，且保持新鲜。其次是小分量合理备餐，小的食物分量是实现食物多样化和减少浪费的良好措施，根据就餐人数，按需购买、适量备餐、少量多数、一次吃完，争取做到宁可欠一口，不可加一口，既减少浪费，又对身体健康有利。餐饮机构也要尽可能满足人们小份多样的营养需要。如有剩饭菜，肉品可冷冻、其他剩饭菜可冷藏保存，下一顿尽快吃掉。如米饭可变成粥、炒饭；水饺可变成锅贴；叶菜类最好不剩，一次吃完，尽可能不浪费。另外，在外面就餐要选择信誉好的餐馆就餐，尽可能采用分餐制。公共餐饮机构也应转变观念，推行份餐制，份餐对于营养配餐、减少浪费、饮食卫生等都有重要意义。

选购食品时应注意看食品标签。食品标签通常标注了食品的生产日期、保质期、配料、质量（品质）等级等，可以告诉消费者食品是否新鲜、产品特点、营养信息等。例如，食品的包装上都会注明生产日期、保质期、储藏方式（不注明时，一般指常温），注意选择最近的生产日期，不要选接近和超过保质期的食品，要按标签提示选择保存方式。食品标签的"配料表"是按照用料量递减顺序来标注的，即排在首位的一定是含量最高的成分。举个例子，通过看乳饮料和纯牛奶的标签，你会发现牛奶的配料表首位是纯牛乳，而乳饮料中则是水（图4-4）。而且标准要求所使用的添加剂必须进行标示，通过配料表我们可了解食品使用的原料、辅料和添加剂等信息。食品标签的"营养成分表"标示该产品所含营养素基本信息，有助于了解食品的营养组分和特征，食品标签举例见图4-5。按照《食品安全国家标准　预包装食品标签通则》（GB 7718—2011）的规定，所有预包装食品〔指经预先定量包装好或装入（灌入）容器中，向消费者直接提供的食品〕的营养标

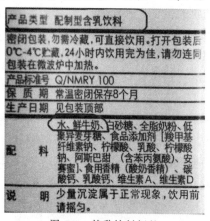

图4-4　某乳饮料标签

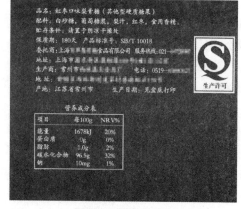

图4-5　某食品标签

签中都要包括如图 4-6 的营养成分表。首先，它必须标注有食品所含的 4＋1 种核心营养素的含量，即能量、蛋白质、脂肪、碳水化合物、钠；最重要的是，它还必须标注有食品中每项营养素的参考值（NRV％），即告诉消费者通过摄入该种食品，能获得的营养素含量占每日营养素需求的百分数。例如某种食品所含脂肪的营养素参考值为 61％NRV，我们就可以知道今天还需要从其他膳食中摄入的脂肪为 39％NRV，即可满足该营养素参考值的要求。营养标签还可以包括营养声称和营养成分功能声称。例如当食品中钙的含量达到高钙食品的标准时，就可以称该食品为高钙食品，并且按国标要求说明钙的作用，见图 4-7。

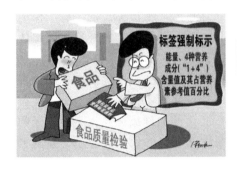

营养成分表

项目	每100g	NRV%
能量	2400kJ	29%
蛋白质	24.0g	40%
脂肪	36.8g	61%
碳水化合物	33.0g	11%
钠	60mg	3%

图 4-6 营养成分表

注：NRV％是指能量或营养成分含量占相应营养素参考值（NRV）的百分比。

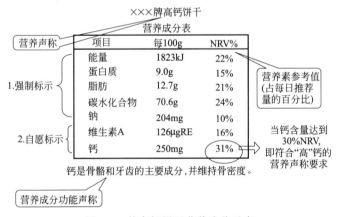

图 4-7 某高钙饼干营养成分示意

现代生活节奏改变了传统饮食习惯。在家吃饭本是中国的饮食传统，但目前随着工作、生活节奏的加快，在外就餐的比例大大增加，有些年轻夫妻甚至很少在家做饭或陪父母吃饭。在外就餐更加容易摄入较多的能量、脂肪、盐和酒精等，长此以往会影响身体健康。在家就餐，通过动手制备食物，不但可以熟悉食物的搭配和烹饪技巧，有利于家庭成员的沟通、传承尊老爱幼风气、培养儿童和青少年良好饮食习惯、享受家庭亲情。同时，在家就餐也是保持饮食卫生、平衡膳食、避免食物浪费的简单有效措施。

（2）平衡膳食模式 平衡膳食模式是经过科学设计的理想膳食模式，所推荐的食物种类和比例可以满足 2 岁以上不同年龄段、不同能量需要水平的健康人群的营养需要。为了更好地掌握膳食指南中推荐的核心内容，深入理解平衡膳食理念，方便不同文化层次人群的接受和推广，中国营养学会除对《中国居民平衡膳食宝塔》进行修改和完善外，还增加了中国居民平衡膳食餐盘和中国儿童平衡膳食算盘等图形化宣传方式，有利于广大民众对理想膳食模式的认识和实践。

① 平衡膳食宝塔。膳食指南推荐的各大类食物的每日平均摄入量、运动量和饮水量，构成了平衡膳食模式，这个模式可以最大限度地同时满足人体对能量和营养素的需要。膳食宝塔是膳食指南图形化表达模型，宝塔标注的"量"仅适于轻体力活动水平的健康成年人，对其他活动水平的不同人群，各种食物的量还应参照具体的能量需求做适当调整。

膳食宝塔共五层，包括我们每天应吃的主要食物种类。膳食宝塔各层位置和面积不同，形象地比喻了各类食物在膳食中的地位和应占比重（图 4-8）。旁边的文字标注，提示了能量需要量在 1600～2400kcal 区间的健康成年人平均每天的各类食物摄入的推荐量范围。膳食宝塔还包括身体活动量和饮水量提示，强调了每天身体活动和足量饮水的重要性。

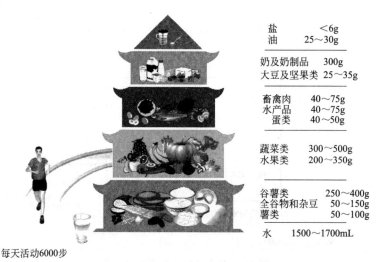

盐	<6g
油	25～30g
奶及奶制品	300g
大豆及坚果类	25～35g
畜禽肉	40～75g
水产品	40～75g
蛋类	40～50g
蔬菜类	300～500g
水果类	200～350g
谷薯类	250～400g
全谷物和杂豆	50～150g
薯类	50～100g
水	1500～1700mL

每天活动6000步

图 4-8 中国居民平衡膳食宝塔（2016）

第一层是谷薯类。谷类包括小麦、稻米、玉米、高粱等及其制品，如米饭、馒头、烙饼、玉米面饼、面包、饼干、麦片等。薯类包括红薯、马铃薯、山药、芋头等，可替代部分粮食。杂豆包括大豆以外的其他干豆类，如红小豆、绿豆、芸豆等。全谷类保留了天然谷物的全部成分，除了碳水化合物，还包含蛋白质、膳食纤维、B族维生素、矿物质和其他营养素。传统膳食中整粒食物常见的有小米、玉米、荞麦、燕麦红豆、绿豆、燕麦片（属整粒）等，归属全谷物和杂豆类。

市售大米（白米）通常是去掉胚芽的（甚至经过抛光上油），营养会大打折扣（活米是保留胚芽的，营养价值高但不易保存，外观也不如白米好看）。2 岁以上所有人群应该保持全谷物的摄入量，以获得更多的营养素、膳食纤维和健康益处。

谷薯类是膳食能量（占总能量的 50%～60%）和碳水化合物的主要来源，也是多种微量营养素和膳食纤维的良好来源。膳食宝塔标注每人每天平均应该摄入谷、薯、杂豆类在 250～400g 之间，其中包括全谷物 50～150g（含杂豆），新鲜薯类 50～100g。平衡膳食主张"膳食多样，谷类为主"，在膳食宝塔中谷薯类占的比重最大，在第一层。需要提及的是，建议量以原料的生重计算，如面包、切面、馒头应折合成相当的面粉量来计算。

第二层是蔬菜水果类。蔬菜包括嫩茎、叶、花菜类、根菜类、鲜豆类、茄果瓜菜类、葱蒜类及菌藻类、水生蔬菜类等。深色蔬菜指深绿色、深黄色、紫色、红色等颜色深的蔬菜，此类蔬菜一般含维生素、植物化学物质和微量元素比较丰富，因此摄入的深色蔬菜最好占 1/2 以上。

水果包括仁果、浆果、核果、柑橘类、瓜果、热带水果等，建议吃新鲜水果，在鲜果供应不足时可选择一些含糖量低的纯果汁或干果制品。蔬菜和水果在营养方面各有优势，虽然放在一层但不能互相替代。

蔬菜水果类是维生素、矿物质和植物化学成分的良好来源，也是控制过多摄入膳食能量的优先选择。膳食指南鼓励多摄入这两类物质，推荐成人每人每天蔬菜摄入量为 300～500g，深色蔬菜应达到 1/2。水果 200～350g，尽量选择应季新鲜的多种类水果。

第三层是畜禽肉、水产品、蛋类等动物性食物。动物性食物是膳食指南推荐的适量食用的一类食物。能量需要在 1600～2400kcal 水平时，每天动物性食品摄入量共计 120～200g。新鲜的动物性食物是优质蛋白、脂肪和脂溶性维生素的良好来源，建议每天的畜禽肉的摄入量为 40～75g，要少吃动物内脏（脂肪和胆固醇高）和加工类肉（加工过程中引入不健康成分）制品。目前我国汉族居民的肉类摄入以猪肉为主，且增长趋势明显。猪肉含脂肪较高（主要是饱和脂肪酸），应尽量选择瘦肉或禽肉。常见的水产品指鱼、虾、蟹和贝类，其特点是脂肪含量低（主要是不饱和脂肪酸），优质蛋白含量高。建议每天摄入量为 40～75g，有条件可以多吃一些来替代畜肉类。蛋类包括鸡蛋、鸭蛋、鹅蛋、鹌鹑蛋、鸽蛋及加工制品，蛋类的营养价值较高，推荐每天一个蛋（相当于鸡蛋大小，大约 50g），不要丢弃蛋黄，蛋黄营养丰富，富含胆碱、卵磷脂、胆固醇、维生素 A、叶黄素、锌、B 族维生素等，无论多大年龄，都对健康有利。

第四层是乳类、大豆和坚果。乳类包括液态奶和乳制品（奶粉、酸奶、奶酪等），不包括奶油和黄油。大豆类包括黄豆、黑豆、青豆和大豆制品（豆浆、豆腐、豆干等）。乳类和大豆类是蛋白质和钙的良好来源，营养素密度高，所以是鼓励多摄入的食物。推荐每天应摄入相当于鲜奶 300g 的奶类及奶制品（见表 4-6）。

婴幼儿要尽量选用符合国家标准的配方奶制品；饮奶多者、中老年人、超重者和肥胖者建议选择脱脂或低脂奶；乳糖不耐受的人群可以食用酸奶或低乳糖奶及奶制品。推荐大豆和坚果每日摄入 25～35g。坚果包括花生、瓜子、核桃、杏仁、榛子等，由于某些坚果的蛋白质与大豆相似，富含必需脂肪酸和必需氨基酸，无论作为菜肴还是零食都是食物多样化的良好选择，建议每周70g左右（每天10g左右，相当于 2～3 个核桃、4～5 个板栗、一把瓜子或松子的量），多吃热量高，容易发胖。

第五层是烹调油和盐。烹调油包括各种烹调用的动物油和植物油，植物油包括花生油、豆油、菜籽油、芝麻油、调和油等，动物油包括猪油、牛油、黄油等。烹调油应多样化，要经常更换种类，食用多种植物油，以满足人体对各种脂肪酸的需求，尽量少食用动物油。食盐有碘盐和其他类型的盐，作为慢性病相关的膳食因素，限制盐的摄入水平是防控高血压、心血管病等慢性病高发的长期目标。膳食中应尽量减少油盐的使用。推荐每天烹调油不超过 25～30g，食盐总量（包括含盐调料）不超过 6g。

运动和饮水。膳食宝塔中包括身体活动和饮水的图形标示，强调运动和足量饮水的重要性。运动或身体活动是有效能量消耗，保持精神和代谢活跃，促进能量平衡和身体健康的重要手段。鼓励养成运动习惯，每周至少 5 天中等体力强度的活动，每次 30 分钟如跑步、跳舞、骑车、游泳等，当然也包括农活等劳动。水是人体重要组成部分，是食物消化吸收、血液循环和营养素运送的载体，饮水不足会影响人体机能，给健康带来危害。要求成年人每天至少饮水 1500～1700mL（约 7～8 杯），高温和强体力活动时，还需适量增加饮水。推荐每天整体膳食（包括粥、汤、奶等）加饮水共计 2700～3000mL。各食物组提供的主要营养素见表 4-9。

表 4-9   各食物组提供的主要营养素

食物组	主要营养素	主要品种
谷物	碳水化合物、蛋白质、膳食纤维、维生素 B_1、维生素 B_2、全谷物更多含有 B 族维生素、膳食纤维、铁和必需脂肪酸等	稻米、小麦、玉米、小米、大麦、青稞、高粱、薏米、燕麦、莜麦、荞麦、糜子等
薯类	碳水化合物、膳食纤维、钾等	马铃薯、红薯、山药、芋头等
蔬菜类	维生素 C、B 族维生素（叶类富含叶酸）、β-胡萝卜素、无机盐、膳食纤维、植物化学成分（如叶绿素、花青素、番茄红素、类胡萝卜素、有机酸、挥发油）等	深色蔬菜如菠菜、油菜、西兰花、甘蓝、辣椒、胡萝卜和西红柿；浅色蔬菜如白菜、萝卜、豆芽等；菌藻类如蘑菇、木耳；水生类如海带、海藻等
水果类	糖类及纤维、维生素、无机盐、果胶、有机酸（苹果酸和柠檬酸等），还有其他一些对人体有益的植物化学成分如花青素、白藜芦醇等	仁果（苹果、梨等）；核果（桃、杏、枣等）；浆果（葡萄、草莓等）；柑橘类（橙、橘、柚等）；瓜果类（西瓜、哈密瓜等）；热带和亚热带水果（香蕉、菠萝、芒果等）

续表

食物组	主要营养素	主要品种
水产和肉类	优质蛋白、丰富的脂肪、维生素、无机盐(铁、钙、碘、硒等)、水产类含有优质脂肪酸(如 DHA 和 EPA)等	水产类(鱼、虾、蟹、贝类)，畜肉(猪、牛、羊等)，禽类(鸡、鸭、鹅等)
蛋类	优质蛋白,维生素(A、D、B_1、B_2 等),无机盐(钙、磷、铁等)	鸡蛋、鸭蛋、鹅蛋、鹌鹑蛋等
奶类	优质蛋白、乳糖、脂肪、钙、磷、钾、维生素 A 和 B_2 等,酸奶可提供益生菌	牛奶、酸奶、奶粉、奶酪等
大豆类	优质蛋白、脂肪、钙、维生素 E、磷脂、大豆异黄酮、植物甾醇等	黄豆、黑豆、青豆及制品(豆腐、豆浆、豆干、豆皮、素鸡、豆芽)
坚果类	脂肪(富含必需脂肪酸)、蛋白质、维生素 E 和 B 族、无机盐、板栗富含淀粉	树坚果:核桃、栗子、松子、杏仁等;种子类:花生、瓜子等
食用油类	脂肪和必须脂肪酸	各种植物油和动物油

②　平衡膳食餐盘。平衡膳食餐盘同样是膳食指南核心内容的体现，它描述了一餐膳食的食物组成和大致重量比例，形象直观地展现了平衡膳食的合理组合与搭配（图 4-9）。餐盘分为谷薯类、鱼肉蛋豆类、水果和蔬菜类四部分。由图可见，谷薯类和蔬菜类占的比重最大，是膳食的主要部分；水果类和提供蛋白的鱼、肉、蛋、豆类比重较小；餐盘旁牛奶杯提示了奶制品的重要性，餐盘适用于 2 岁以上的健康人群。

与膳食宝塔相比，"平衡膳食餐盘"更加简明。一个餐盘分区明确，形象地标明了各种食物的大致比例，使人们更方便记忆和操作。即使完全素食者，也容易替换肉类为蛋类和豆类，进而满足蛋白质的需要。

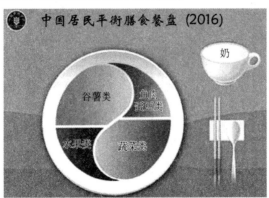

图 4-9　中国居民平衡膳食餐盘（2016）

如果按照 1600～2400kcal 能量需要水平，计算食物类别和重量比例见表 4-10。结合餐盘图中的色块显示，按重量计算蔬菜占膳食总重量的 34%～36%；谷薯类为 26%～28%；水果占 20%～25%；蛋白食物占 13%～17%；一杯牛奶为 300g。

表4-10	平衡膳食餐盘中食物重量比例计算					单位:%	
食物	1600kcal	1800kcal	2000kcal	2200kcal	2400kcal	均值	重量比例
谷薯类	28	27	26	26	27	27	25
蔬菜	34	36	36	34	34	35	35
水果+坚果	23	22	25	23	24	23	25
动物性+大豆	15	15	13	17	15	15	15
牛奶及制品	300g						

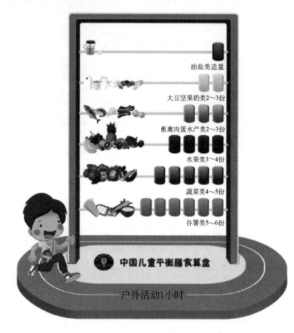

图4-10　儿童平衡膳食算盘（2016）

③ 儿童平衡膳食算盘。平衡膳食算盘是根据平衡膳食原则转化各类食物分量（食物的标准份见表4-11）的图形化表示，算盘简单勾画了儿童平衡膳食模式，算盘共分六行（图4-10），用彩色算珠来区分食物类别，用算珠个数表示食物分量。平衡膳食算盘食物的比例结构适用于所有儿童，其食物分量是按8～11岁中等活动水平的儿童计算的。

六排算珠由下往上依次表示：第一排算珠代表摄入谷物（5～6份）；第二排算珠代表蔬菜（4～5份）；第三排算珠代表水果（3～4份）；第四排算珠代表动物性食品（2～3份）；第五排算珠代表大豆和奶制品（2～3份）；第六排算珠代表油盐。图中儿童身挎水壶跑步，表示推荐喝白开水和天天运动，鼓励积极活跃的生活方式。

表4-11	各类食物的标准份		
食物类别	标准份/（g/份）	能量/kcal	备　　注
谷类	50～60	160～180	面粉50g=70～80g馒头 大米50g=100～120g米饭
薯类	80～100	80～90	红薯80g=马铃薯100g （能量相当于0.5份谷类）
蔬菜类	100	15～35	高淀粉类蔬菜,如甜菜、鲜豆类,应注意能量的不同,每份的用量应减少
水果类	100	40～55	100g梨或苹果,相当于高糖水果如枣25g,柿子65g

续表

食物类别		标准份/ （g/份）	能量 /kcal	备　注
畜禽 肉类	瘦肉（脂肪含 量≤10%）	40～50	40～55	瘦肉脂肪含量≤10% 肥瘦肉脂肪含量10%～35%
	肥瘦肉（脂肪含 量10%～35%）	20～25	65～80	肥肉、五花肉脂肪含量一般超过50%，应减少食用
水产 品类	鱼类	40～50	50～60	鱼类蛋白质含量15%～20%，脂肪1%～8%
	虾贝类		35～50	虾贝类蛋白质含量5%～15%，脂肪0.2%～2%
蛋类（含蛋白质7g）		40～50	65～80	一般鸡蛋50g，鹌鹑蛋10g，鸭蛋80g左右
大豆类（含蛋白质7g）		20～25	65～80	黄豆20g＝北豆腐60g＝南豆腐110g＝内酯豆腐 120g＝豆干45g＝360～380mL豆浆
坚果类（含油脂5g）		10	40～55	淀粉类坚果相对能低，如葵花籽仁10g＝板栗25g＝ 莲子20g （能量相当于0.5份油脂类）
乳 制 品	全脂（含蛋白质 2.5%～3.0%）	200～ 250mL	110	200mL液态奶＝20～25g奶酪＝20～30g奶粉 全脂液态奶脂肪含量约3%
	脱脂（含蛋白质 2.5%～3.0%）		55	脱脂液态奶脂肪含量约<0.5%
水		200～ 250mL	0	

注：1. 谷类按能量一致原则或40g碳水化合物进行代换。薯类按每份20g碳水化合物等量原则进行代换，能量相当于0.5份谷类。

2. 蛋类和大豆按7g蛋白质等量原则进行代换，乳类按5～6g蛋白质等量原则进行代换。脂肪不同时，能量有所不同。

3. 畜禽肉类、鱼虾类以能量为基础进行代换，参考脂肪含量区别。

4. 坚果类按5g脂肪等量原则进行代换，每份蛋白质大约2g。

（3）膳食指南的主要思想理念

① 食物多样。平衡膳食模式涵盖了五大类基本食物，包括谷薯类、蔬菜水果类、畜禽鱼蛋、奶豆坚果类和烹调用油盐等。食物多样首先指食物原料品种要多（花椒、大料、葱花、味精之类的佐料，因数量太小是不能算数的，馒头、烙饼、面条因为都是一种原料也只能算一种）；其次，食物多样还要求每天的食物类别要广泛，五大类食物都要有（如果你每天吃了6种水果和10种杂粮，不吃其他东西，照样是偏食）；第三，食物多样但食物的总热量不能变（如果你吃了粗粮，就要减少精米白面；如果你吃了鱼，就要减少肉；如果你吃了瓜子，就要减少你准备吃的核桃……）。如果因吃的品种多而增加食品总量，就会导致因能量过剩而发胖。

如此看来如果每天不少于12种，每周不少于25种，总量还不能多，是不是觉得有点难？实际上，多样性食物并不是你想象的那么难。笔者年龄较大，平常两口人吃饭，举例一天食谱。早餐：小米、大米、胡萝卜、红薯、黄豆、花生米、枸杞等食材熬的粥一碗，鸡蛋一枚，蔬菜是双色（白加绿）菜花，加上早餐前的水果通常是香蕉、苹果等，大约有十多种食材了；中餐：杂粮（三种以上如豆面、荞面、玉米面、高粱面、红薯面、白面等）面条，肉丝茄子打卤，黄瓜、青菜等菜码，又有七八种食材；晚餐：多米粥（大米、小米、玉米糁、大麦、红豆等）一碗，蔬菜是两种以上混合（如白菜、油麦菜或豆腐、胡萝卜、青椒）素炒，食材至少七八种；上午加几粒坚果（如核桃、杏仁等），下午一杯酸奶，这样就很轻松地达到了二十多种。

膳食平衡原则就是在保证能量供给平衡的前提下，根据季节供应及进餐者的实际情况尽量选择多种类型的食材，合理搭配，满足机体对各种营养素的需求，有效提高健康水平。

② 植物性食物为主。在整个膳食结构中，提倡以谷类为主，且谷薯类提供的能量当占到总能量的1/2。谷薯类食物产热快，方便机体各组织的利用，代谢终产物是二氧化碳和水，不产生有害副产物。另外蔬菜、水果、大豆、坚果等植物性食物，富含维生素、矿物质、蛋白质、脂肪酸等必需营养素，也是膳食指南鼓励摄入的食物。

③ 动物性食物为辅。膳食指南推荐的膳食结构中，动物性食物比例较小，属于辅助性食物，强调动物性食物摄入适量，既保障优质蛋白修补机体组织的需要，又弥补植物蛋白和一些微量营养素的不足。由于动物性食物代谢产生的有机胺类终产物对机体有害，可使某些癌症的发病风险增加。另外因脂肪含量较高，特别是畜类饱和脂肪较高，还容易导致心脑血管疾病，因此，动物类食物属于辅助性食物，不吃不好，吃多了也不好，关键是适量。

④ 少油盐糖。油脂摄入过多容易引起心脑血管、脂肪肝、肥胖等慢性病；食盐过量也是导致高血压、血管硬化的重要因素之一。与西方国家相比，我国添加糖问题还不算严重，但近年来，随着生活方式的改变，我国居民添加糖的摄入量增加迅速，特别是少年儿童，甜品和饮料造成的龋齿和肥胖越来越严重。而肥胖又是引发心血管疾病、糖尿病等诸多慢性病的危险因素。因此，控制油盐糖的摄入量，是预防诸多慢性病的有效措施。

三、平衡膳食模式的应用

设计家庭或个人一日三餐的基本原则是：食物的种类和数量能满足营养需求；选购食材或食物时优选营养、健康和功能好的；三餐饭菜食物品种要多样；要喜欢的食物或菜肴，且价格适宜；烹饪时最大限度保持营养不损失等。

1. 确定膳食营养目标和需要量

膳食宝塔中建议的每人每日各类食物适宜摄入量范围适用于一般健康成人，在实际应用时还要根据个人年龄、性别、身高、体重、劳动强度、季节等情况适当调整。年轻人或身体活动强度大的人需要的能量高，应适当多吃些主食；年老或活动少的人需要的能量少，可少吃些主食。能量是决定食物摄入量的首要因素，一般说人们的进食量可自动调节，当一个人的食欲得到满足时，对能量的需要也就会得到满足。随着生活水平提高和身体活动量减少，许多人的能量摄入超过了自身的实际需要，因此造成肥胖。对于正常成人，体重是判定能量平衡的最好指标，应根据自身体重及变化来调整产能营养素的摄入。

中国居民平衡膳食宝塔根据《中国居民膳食指南（2016）》的核心内容编撰，其能量需要是在1600～2400kcal区间的健康成年人，平均每天的各类食物的推荐量范围。不同能量水平推荐的膳食摄入量见表4-12。它可以作为消费者选择能量摄入水平的参考。在实际应用时，每个人要根据自己的生理状态、生活特点、身体活动程度及体重情况进行调整，见表4-13。

表 4-12　不同能量水平建议的食物摄入量　　　　　　　　　　　　单位：g/d

食物种类/g	不同能量摄入水平/kcal										
	1000	1200	1400	1600	1800	2000	2200	2400	2600	2800	3000
谷类	85	100	150	200	225	250	275	300	350	375	400
—全谷类及杂豆	适量			50～150							
薯类（鲜重）	适量			50～100					125	125	125
蔬菜	200	250	300	300	400	450	450	500	500	500	600
—深色蔬菜	占所有蔬菜的1/2										
水果	150	150	150	200	200	300	300	350	350	400	400
畜禽肉类	15	25	40	40	50	50	75	75	75	100	100
蛋类	20	25	25	40	40	50	50	50	50	50	50
水产品	15	20	40	40	50	50	75	75	75	100	125
乳制品	500	500	350	300	300	300	300	300	300	300	300
大豆	5	15	15	15	15	15	25	25	25	25	25
坚果	—	适量		10	10	10	10	10	10	10	10
烹调油	15～20	20～25			25	25	25	30	30	30	35
食盐	<2	<3	<4	<6	<6	<6	<6	<6	<6	<6	<6

表 4-13　不同身体活动水平的食物份数

食物类别	g/份	身体活动水平					
		轻度		中度		重度	
		男性	女性	男性	女性	男性	女性
谷类	50～60	5.5	4.5	7	5	8	6
薯类	80～85	1.0	0.5	1.5	1.0	1.5	1.5
蔬菜	100	4.5	4	5	4.5	6	5
水果	100	3	2	3.5	3	4	3.5
禽畜肉类	40～50	1.5	1	1.5	1	2	1.5
蛋类	40～50	1	1	1	1	1	1
水产品	40～50	1.5	1	1.5	1	2.5	1.5
大豆	20～25	1	0.5	1	0,5	1	1
坚果	10	1	1	1	1	1	1
乳品	200～250	1.5	1.5	1.5	1.5	1.5	1.5
食用油	10	2.5	2.5	2.5	2.5	3	2.5

膳食宝塔建议的各类食物摄入量是平均值。每日膳食中应尽量包含膳食宝

塔中的各类食物，但无需每日严格按照膳食宝塔建议的各类食物的量吃，例如烧鱼比较麻烦，就不一定每天都吃 40～75g 鱼，可以改成每周吃 2～3 次、每次 120～200g 较为切实可行。实际上平日喜欢吃鱼的多吃些鱼、愿吃鸡的多吃些鸡无妨，重要的是要经常遵循膳食宝塔各层中各类食物的大体比例。在一段时间内，例如 1 周，各类食物摄入量的平均值应当符合膳食宝塔的建议水平。

2. 食物同类互换，调配丰富多彩的膳食

人们吃多种多样的食物不仅是为了获得均衡的营养，也是为了使饮食更加丰富多彩。如果每天都是同样的 50g 肉、30g 豆，难免久食生厌，而且合理营养也就无从谈起。膳食宝塔包含的每一类食物中都有许多品种，虽然每种食物都与另一种不完全相同，但同一类各种食物所含营养成分大体相似，在膳食中可以互换。

应用平衡膳食宝塔还要把营养与美味结合起来，按照同类互换、品种多样的原则调配一日三餐。同类互换就是以粮换粮、以豆换豆、以肉换肉。例如大米可与面粉或杂粮互换，馒头可与相应量的面条、烙饼、面包等互换；大豆可与相当量的豆制品互换；瘦猪肉可与等量的鸡、鸭、鹅、牛、羊、兔肉互换；鱼可与虾、蟹等水产品互换；牛奶可与羊奶、酸奶、奶粉或奶酪等互换。另外还可以根据食物品种、形态、颜色、口味、变换烹调方式等形式丰富我们每天的食谱。例如每日的 25g 豆类及豆制品，就可以变换出多种吃法。如全量互换，即全换成相当量的豆浆或豆干，今天喝豆浆、明天吃豆干；也可以分量互换，如 1/3 换豆浆、1/3 换腐竹、1/3 换豆腐。早餐喝豆浆，中餐吃凉拌腐竹，晚餐再喝碗酸辣豆腐汤。

表 4-14～表 4-19 分别列举了几类常见食物的互换表，可供参考。

表 4-14　谷类薯类食物互换表（能量相当于 50g 米、面的食物）

食物名称	市品质量/g	食物名称	市品质量/g
稻米或面粉	50	烙饼	70
面条（挂面）	50	烧饼	60
面条（切面）	60	油条	45
米饭	籼米 150，米 110	面包	55
米粥	375	饼干	40
馒头	80	鲜玉米（市品）	350
花卷	80	红薯、白薯（生）	190

注：成品市品质量按照与原料的能量比折算。

表 4-15　蔬菜类食物互换表（市品相当于 100g 可食部分质量）

食物名称	市品质量/g	食物名称	市品质量/g
萝卜	105	菠菜、油菜、小白菜	120
圣女果	100	圆白菜	115
西红柿	100	大白菜	115
柿子椒	120	芹菜	150
黄瓜	110	蒜苗	120
茄子	110	菜花	120
冬瓜	125	莴笋	160
韭菜	110	藕	115

注：市品质量按照食品可食部分百分比折算。

表 4-16 水果食物互换表（市品相当于 100g 可食部分质量）

食物名称	市品质量/g	食物名称	市品质量/g
苹果	130	柑橘、橙	130
梨	120	香蕉	170
桃	120	芒果	150
鲜枣	115	火龙果	145
葡萄	115	菠萝	150
草莓	105	猕猴桃	120
柿子	115	西瓜	180

注：市品质量按可食部分百分比折算。

表 4-17 肉类食物互换表（市品相当于 500g 生鲜肉）

食物名称	市品质量/g	食物名称	市品质量/g
瘦猪肉(生)	50	羊肉(生)	50
猪排骨(生)	85	整鸡、鸭、鹅(生)	75
猪肉松	30	烧鸡、烧鸭、烧鹅	60
广式香肠	55	鸡肉(生)	50
肉肠(火腿肠)	85	鸡腿(生)	90
酱肘子	35	鸡翅(生)	80
瘦牛肉(生)	50	炸鸡	70
酱牛肉	35	鸭肉(生)	50
牛肉干	30	烤鸭	55

注：市品质量以可食部分百分比及同类畜、禽生肉的蛋白质折算。

表 4-18 鱼虾类食物互换表（市品相当于 50g 可食部分质量）

食物名称	市品质量/g	食物名称	市品质量/g
草鱼	85	大黄鱼	75
鲤鱼	90	带鱼	65
鲢鱼	80	鲅鱼	60
鲫鱼	95	墨鱼	70
鲈鱼	85	蛤蜊	130
鳊鱼(武昌鱼)	85	虾	80
鳙鱼(胖头鱼,花鲢鱼)	80	蟹	105
鲳鱼(平鱼)	70		

注：市品质量按可食部分百分比折算。

表 4-19 大豆及制品互换表

名称	质量/g	名称	质量/g
大豆	25	豆干	55
北豆腐	75	腐竹	18
南豆腐	138	豆腐丝	40
内酯豆腐	150	豆浆	450mL

注：豆制品按照与黄豆的蛋白质比折算；豆腐的称谓是因做豆腐使用的凝固剂不同，使豆浆的凝固速度和成豆腐后含水量不同造成口感差异：北豆腐（凝固剂是卤水）；南豆腐（石膏）；内酯豆腐（葡萄糖酸内酯）。

3. 要因地制宜充分利用当地资源

我国幅员辽阔，各地的饮食习惯及物产不尽相同，只有因地制宜充分利用当地资源才能有效应用平衡膳食宝塔。例如牧区奶类资源丰富，可适当提高奶类摄入量；渔区可适当提高鱼及其他水产品摄入量；农村地区则可利用山羊奶以及花生、瓜子、核桃、榛子等资源。在某些情况下，由于地域、经济或物产所限无法采用同类互换时，也可以暂用豆类代替乳类、肉类；或用蛋类代替鱼、肉；不得已时也可用花生、瓜子、核桃、榛子等坚果代替大豆或肉、鱼、奶等动物性食物。

4. 养成习惯，长期坚持

膳食对健康的影响是长期的结果。应用平衡膳食宝塔要自幼养成习惯，并坚持不懈，才能充分体现其对健康的重大促进作用。

四、食谱编制

科学的食谱编制是按照膳食指南的要求，根据食用者的年龄、性别、工作性质、经济状况和饮食习惯等，结合食物供给的种类、数量和价格，编制出一周或数日内一日三餐的食谱。按科学食谱进食才能将平衡膳食落实到一日三餐中，才能达到合理营养，增进健康的目的。

1. 五步法设计平衡膳食

① 确定被设计者的年龄、性别和体力活动水平（PAL）。
② 根据膳食能量需要水平查表 4-12 或表 4-13。
③ 根据此能量需要量确定食物的种类和数量。
④ 按指南要求类别选择食物品种。
⑤ 设计食谱，选择合理的烹调方式。

2. 设计过程

成人的一日食谱只需根据个人情况，按表 4-13 的食物分量组合分配成一日三餐的主食和菜肴即可。

第一步：确定身体活动水平。

根据自己的生活方式，判断自己的身体活动水平属于轻度、中度还是重度（参照表 3-1 成人体力活动水平分级）。

第二步：查找能量需要量（kcal/d）。

根据性别、年龄和身体活动水平，在图 4-11 或图 4-12 中查找能量需要量。

第三步：根据能量需要量水平，在表 4-12 中查找对应的食物摄入量。

第四步：在初步确定各类食物的种类和数量后，本着食物多样和同类互换的原则，根据不同季节、市场的食品来源、进餐者的饮食习惯和经济条件等确定具体的食物品种。一般粗细粮之间、细菜与一般蔬菜之间、鱼肉蛋禽之间、豆制品之间按营养价值相同在各品种之间串换代量。总之，要以粮代粮，以豆换豆，蔬菜代蔬菜，动物食品之间互换，注意食物品种的多样化。同时为提高进餐者的食

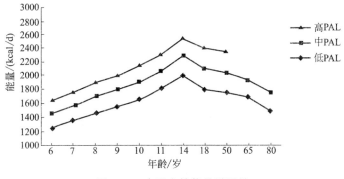

图 4-11　中国女性能量需要量

欲，还要注意食品的感观品质。

第五步：完成以上四步后，就可以根据膳食平衡原则，兼顾自己的口味设计营养食谱了。烹调过程还要考虑方便、快捷保留营养成分的具体方式。

一日平衡膳食确定后，就不必每天计算。只要确定各类

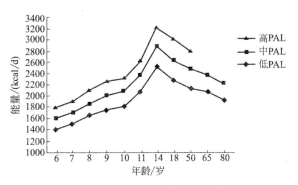

图 4-12　中国男性能量需要量

食物基本消费数量后，则可按此类别数量，适当调换具体食物即可。

3. 食谱举例

基本原则：早吃好，午吃饱，晚吃少。

（1）早餐　早餐宜选择刺激食欲，体积小，热能高，干稀搭配，制备省时省力的食物，尤其是富含碳水化合物的谷类早餐，能够帮助增加血液中的葡萄糖含量，从而增强人的记忆力。

主食：面包、花卷、稀饭、面条、烧饼、馄饨等。

副食：牛奶、豆浆、鸡蛋、火腿、豆制品、果酱、腐乳、花生米、小菜、水果等。

（2）午餐　午餐既要补充上午的热能消耗，又要为下午的工作、学习做好充分的储备。午餐宜选择热能高，蛋白质、脂肪、碳水化合物等各种营养素较为丰富的食物。

主食：各种米、面制品，以干的为主，如米饭、馒头、烙饼、窝头等。

副食：各种肉类、鱼类、蛋类、豆制品、蔬菜水果等。

（3）晚餐　丰盛的晚餐，会因晚上活动少，热能消耗低，多余的热能转变为脂肪储存，使人发胖。古人云："饱食即卧，不消积食，乃生百疾"。因此晚

餐宜选择低脂肪，易于消化，热能不高的食物，以清淡素食为主，而且不要吃得太饱。

主食：各种米、面制品，以稀的为主，如豆粥、八宝粥、馄饨、面条。

副食：少量的瘦肉类、鱼类、蛋类或豆制品；蔬菜水果等。

食谱一

早餐：全麦面包，牛奶（加糖），卤蛋，什锦小菜
午餐：米饭，洋葱炒牛柳，香干胡萝卜，紫菜汤
加餐：橘子
晚餐：红豆粥，麻酱花卷，清蒸鲈鱼，香菇油菜

食谱分析

主食：主食选择了大米、红豆、富强粉、全麦粉，粗细粮搭配，既是热能的主要来源，也富含膳食纤维和 B 族维生素。
副食：副食中可选用富含优质蛋白质的鱼、鸡蛋、牛奶、牛肉、豆制品，使动物蛋白质的数量达到全部蛋白质的 1/3。黄、绿色蔬菜和水果中维生素 C 和胡萝卜素的含量较为丰富，此外，通过补充紫菜、香菇、麻酱、牛奶、豆制品、牛肉，也提高了钙、碘、铁的含量，使整日的营养全面、均衡。

食谱二

早餐：牛奶（加糖），茶鸡蛋，面包，水果，花生米少许
午餐：豆饭，杞子溜鱼片，炒小白菜，西红柿鸡蛋汤
加餐：猕猴桃
晚餐：两样面发糕，紫米粥，肉丝豌豆，番茄菜花
加餐：酸奶

食谱分析

① 此食谱是为一位脑力劳动者设计的。脑力劳动者由于用脑过度，易睡眠不佳，食欲不振，故在食谱设计上，考虑到颜色的搭配、口味的变化并且清淡，以刺激食欲。如红白搭配的鱼片，红黄相间的西红柿鸡蛋汤，黑又亮的紫米粥等。 ② 用脑过度易引起疲劳，这种疲劳不同于体力劳动的情况，休息后不易恢复。因此，在选择食物上要多选富含维生素 C 的食物，维生素 C 不仅能中和体内的乳酸，还能抑制神经兴奋，达到恢复体力的目的。如小白菜、鲜豌豆、猕猴桃。 适当补充些奶制品可以补充消耗，对改善睡眠也有所帮助。另外，酸奶可以调整肠道功能，帮助消化，预防便秘。

总而言之，科学食谱的制定目的是达到营养均衡。所谓均衡是一个过程中的概念，是在动态的实际生活中取得的。例如，大劳动量的当天不一定摄入与消耗相应的热能，而在休息日里，有可能摄入食物的量大于休息时的体力消耗。这二者可以最终在数天或一段时间得以均衡。体内可以储存一些营养物质，储存量有多有少，储存的期限也长短不一。例如，机体对糖的储备限度很小，却能够储存很多脂肪。维生素 A 的储存量可满足一年的需要，而维生素 C 的储存时间却很短。因此，在实际生活中，储存期短的营养素不能长时间缺乏。对于那些营养缺乏病的患者，他们体内相应的营养物质可能已经耗尽，将会危及健康，甚至危及生命。

有一些膳食指导者要求人们每一顿饭都达到一切营养物质的均衡，恐怕只有用母乳喂养的婴儿在摄入充足母乳的条件下才可能达到。要求人们每顿饭或每天所有营养素都均衡恐怕难以做到。因为有些营养素可以较大量地储存并维持一定时间，像维生素 A、维生素 B_{12}。而另一些维生素在体内的存量有限而且代谢较快，例如维生素 C、维生素 B_1，如果在膳食中明显缺乏，就可能在几周甚至数天内出现缺乏症状。所以，为了切合生活实际，均衡的膳食可以用"周"作为时间单位进行动态的衡量与控制，即制定一周的营养食谱，综合考虑营养成分的分配和含量，进而达到平衡膳食的目的。

五、膳食指南知识自测表

表 4-20 中的题目都是从《中国居民膳食指南（2016）》中提取的精华内容，按照六个核心推荐条目，每个条目下有几道小题，共 50 道题，每个小题做到了得 1 分，没做到不得分，最后统计一下总分，根据得分结果看看你自己的营养级别。此测试由《中国居民膳食指南（2016）科普版》推荐。

45～50 分［营养先进级］

很完美，营养知识运用非常棒哦！望天天保持好营养，一生享健康。

35～45 分［营养达人级］

很好，你懂得很多营养知识和技能，并且有较好的饮食和生活习惯。看看有什么地方丢分，请按照指南里的推荐多加注意。

25～35 分［粉丝级］

关注营养，懂得一些营养知识，但还需做得更好。看看哪里丢分比较多，还要认真理解膳食指南，按照指南推荐的内容多多实践。

25 分以下［补课学员级］

为了健康，还需提高对营养健康的认识水平，努力学习深入领会膳食指南，认真实践。可以关注中国营养学会微信科普公众号"中国好营养"，不断增加营养健康知识，争取做个营养达人哦。

表 4-20	膳食指南知识自测表	
编号	题 目	得分
推荐一	食物多样，谷类为主	(8)
1	我今天吃了 12 种食物	
2	我这周吃了 25 种食物	
3	我吃的食物中注意了多种颜色搭配和荤素搭配	
4	我每顿饭都吃了主食	
5	我今天吃了 4～6 份（50～60g/份）谷类食物	
6	我今天吃了全谷物或杂豆（占谷类的 1/3～1/2）	
7	我这周吃了 3 天以上的薯类	
8	我通常会注意少吃精米白面，多吃全谷类	
推荐二	吃动平衡，健康体重	(7)
9	我今天做了有氧运动（快走、跑步、骑单车，持续至少 10min）	
10	我今天坚持了日常身体活动量（如快步走、跑步），相当于 6000 步	
11	我这周至少做了 5 天中等强度的身体活动，累计 150min 以上	
12	我通常会注意增加户外运动	
13	平时的工作学习中，我每小时会起来活动一下	
14	我通常能做到食不过量	
15	我的体重指数（BMI）正常［BMI＝体重（kg）/身高（m）^{2}，BMI 在 18.5～24 之间为正常］	
推荐三	多吃蔬菜、奶类、大豆	(8)
16	我每顿饭吃蔬菜	
17	我今天吃了 4 种以上的蔬菜水果	
18	我今天吃的蔬菜有一半是深色的	
19	我今天吃了 3 份（100g/份）以上的蔬菜	
20	我今天吃了水果	
21	我今天喝了一杯奶或相当的酸奶和奶制品	
22	我今天吃了至少一份大豆（25g/份）或豆制品（相当 25g 大豆的量，见表 4-19）	
23	我经常少量吃坚果（每天 10g 左右，每周 70g 左右，如每天 3 个核桃）	
推荐四	适量吃鱼、禽、蛋、瘦肉	(6)
24	我这周吃了 5 份（50g/份）以上的鱼	
25	我这周吃了 5～10 份（50g/份）的禽畜肉	
26	我这周吃了 4～7 枚蛋	
27	我吃鸡蛋从不弃蛋黄	
28	吃肉时，我尽量少吃肥肉，多吃瘦肉	
29	我这几个月没吃烟熏和腌制食品	

编号	题　目	得分
推荐五	少盐少油,控糖限酒	(8)
30	我今天喝了 7~8 杯水(1500~1700mL)	
31	我今天没有喝酒	
32	我喝酒的时候每天没有超过 25g(男)或 15g(女)的酒精度(含酒精%)	
33	我喜欢吃清淡(少油少盐)的饭菜	
34	我尽量少吃盐,烹饪的时候少放含盐调味料(酱油、酱等)或将其抵盐	
35	我没有喝含糖饮料的习惯	
36	我很少吃甜食	
37	我很少吃油炸食品	
推荐六	杜绝浪费,兴新食尚	(13)
38	我珍惜食物,从不浪费	
39	我经常回家吃饭	
40	我的家教严格,有良好的饮食习惯,能做到尊老爱幼,文明餐饮	
41	我注意了按需购买和烹饪食物	
42	我在采购时,优先选择当地、当季、新鲜的食材	
43	购买包装食品时,习惯通过标签的生产日期、配料表和营养成分等优选食品	
44	我会定期检查、清理冰箱	
45	烹饪和储藏时我都要生熟分开	
46	我做饭、吃饭前和便后都要洗手	
47	我从不购买受保护的动植物作为食材	
48	我从不酗酒,朋友聚会也不过分劝酒	
49	我通常不使用一次性餐具	
50	在外面吃饭尽量选择分餐或份餐,从不大吃大喝	
	共计　　　分	

第三节　合理烹调

一、烹调的目的和作用

"烹"是加热煮,"调"是调味。膳食原料经烹调,才能制成色、香、味、形俱佳的菜肴。

1. 烹的目的和作用

把经过洗、切、搭配的生原料,通过加热变成熟食。它的作用如下。

① 消灭细菌和寄生虫。

② 促进营养成分分解，便于消化吸收。如蛋白变性凝固或溶解在汤汁中成胶质蛋白；碳水化合物分解成糊精和小分子糖；另外脂肪分散、纤维组织松散、植物细胞壁破坏等更易于消化吸收。

③ 提高色、香、味、形的感观性状，促进食欲。通过蒸、煮、炖、炒、熘、炸、烙、烤等手段，可制造出各色主食和菜肴。

2. 调的作用

（1）去腥解腻　如牛羊肉、鱼类有较重的膻腥味；肉类较油腻，不适合人们的口味。加入一些调味料如盐、葱、姜、蒜、料酒、香辛料等烹制，可去腥解腻，增加口感享受。

（2）增加菜肴的色彩　应用调味品，不仅可以使菜肴滋味更佳，还可增加菜肴的色彩。如红烧肉加糖色、酱、酱油等，使其棕红。番茄酱、红腐乳汁使菜肴呈玫瑰红色，咖喱可使菜肴呈淡黄色等。

（3）确定菜肴的滋味　菜肴的滋味主要靠调味品。烹调同一原料的菜肴，加入不同的调味品，就会烹制出不同味道的菜肴。如：排骨可以烹制成糖醋排骨、椒盐排骨、红烧排骨、清炖排骨等；油麦菜可以烹制成蒜蓉、豆豉鲮鱼、凉拌等。

二、烹调过程应尽量减少营养素的损失

1. 主食营养素的损失

（1）米中营养素　煮饭前通常将米进行淘洗，淘洗过程可损失维生素 B_1、维生素 B_2、尼克酸、可溶性无机盐等。淘米时搓洗次数越多，浸泡时间越长，可溶性营养素损失越多。另外，捞饭可使大量可溶性营养素溶解在米汤里，如果丢弃米汤，会造成营养素损失。煮粥加碱可损失维生素 B_1。

（2）面食中营养素　捞面条损失可溶性营养素。炸油条因为要加碱、加矾，所以维生素基本破坏掉，而且矾是铝盐，高铝饮食（粉条、粉丝、膨化食品等）可能导致老年痴呆。蒸馒头用纯碱或小苏打中和酵酸也会损失维生素，而用酵母损失较少。

2. 副食营养素的损失

（1）存　新鲜蔬菜和牛奶等食物要避光、阴凉保存，因为维生素 B_2 对光敏感。如牛奶在阳光下照射 2h，维生素 B_2 损失 90%。蔬菜最好买新鲜的，储存时间也不要太长，以免造成营养素损失。

（2）洗　蔬菜要先洗后切，不要先切后洗，如豆角应先洗好后再择和切，以免造成维生素的损失。叶菜类可以先用淘米水或加一点面粉的水洗得更干净些（原因是这种水有胶体性质，对尘土和有害杂质有一定的吸附作用）。另外，洗菜时要用清水，不要加洗洁精等，因为化学物质和表面活性剂冲不干净对人体有害。

（3）切　蔬菜切好后尽量快炒，避免切断面暴露在空气中时间过长，一些维生素如胡萝卜素、维生素 C 等被氧化损失。

（4）焯 烹制蔬菜时最好不要焯，对必须焯的涩味较重的蔬菜，要用沸水短时间焯，不要在温水中长时间泡，以减少可溶性维生素的损失。在焯绿叶蔬菜时，可在水中加少量食盐，可使菜叶色泽鲜艳，防止褐色变。焯完后的蔬菜控水但不要挤去汁液。

（5）炒 炒菜时要急火快炒，可以大大减少维生素的损失。不要过早放盐，否则菜不容易熟，还会出现较多菜汁，一些维生素和无机盐会同时溶出。炒鲜蘑菇等易出水的菜时可用淀粉勾芡，这样使汤汁浓稠并与菜肴粘在一起，减少可溶性营养素的损失。另外，胡萝卜素是脂溶性的，溶于油中容易吸收，所以含胡萝卜素多的蔬菜适合炒食。

（6）蒸 蒸肉、鱼等菜即可保证其外形，又不破坏其风味，而且清淡爽口。但要注意蒸时要等水开了再放食品，以免过多冷凝水溶解营养素。

（7）炸 挂糊油炸是保护营养素、增强滋味的一种好方法。挂糊就是炸前在原料表面裹上一层淀粉或面粉（冷水调，搅拌次数不要过多，以免发黏）调制的糊。它使原料不与热油直接接触，可减少原料营养素的损失，而且原料所含汁液、鲜味不容易外溢，使之外焦里嫩，风味别致。

应尽量少食油炸食品。油脂反复高温加热会产生有毒有害物质。如其中的不饱和脂肪酸经高温产生聚合物——二聚体、三聚体，毒性较强。大部分油炸、烤制食品，尤其是炸薯条中含有高浓度的丙烯酰胺，俗称"丙毒"，是可能致癌物质。丙烯酰胺属中等毒类，对眼睛和皮肤有一定的刺激作用，可经皮肤、呼吸道和消化道吸收，并有部分在体内蓄积，主要影响神经系统。一次性大剂量摄入会引起中枢神经系统的功能，脑尤为明显，长期小剂量摄入丙烯酰胺也会出现嗜睡、精神不振、情绪波动、记忆衰退、幻觉和震颤等症状，中毒可以出现或伴随末梢神经病（如出汗、肌肉无力等）。神经末梢病有一定的潜伏期，取决于剂量。小剂量接触数周就可以发病；长时间低剂量接触可数年后发病。有关动物实验证实，丙烯酰胺含量高还可能使动物患生殖系统癌症。

（8）熏烤 熏烤食品表面烤成焦皮，而且香味独特，非常诱人食欲。但是鱼、肉类食品经熏烤后，容易产生对人体有害的物质——苯并芘，苯并芘是强致癌物，可诱发胃癌、肠癌等。

（9）腌渍 腌制类食品分为发酵性与非发酵性两类，非发酵性的包括咸菜、酱菜，发酵性的有榨菜、泡菜。腌菜是我国居民常吃的菜类，但是应该限食，其原因在于其中过多的盐分以及不良加工方式可能造成有害物增加，如亚硝酸盐等，特别是腌不透的菜，亚硝酸盐含量很高，亚硝酸铵是强致癌物。

（10）酸和碱 蔬菜炒好即将出锅时，适当放一些醋，既可增味，又能防止食物中维生素被破坏，如醋熘白菜、糖醋藕片、醋烹豆芽等，都能较好地保存其中的营养素。需要注意的是炒绿叶蔬菜不能放醋，酸性影响绿叶蔬菜的颜色，造成褐变会影响食欲。烹调动物性食品时，也可先放醋，如"红烧鱼"、"糖醋排骨"

等，先放醋可使原料中的钙被醋溶解得多一些，更有利于人体吸收。碱会造成食物中维生素和矿物质的大量损失，特别是维生素 B_1 几乎全部损失，维生素 B_2 也会损失一半。因此，烹制各种食物时，尽量不要加碱。

以上讨论可见，食物的营养价值，既取决于食物原料的营养成分，还取决于加工、储存过程中营养成分的保存率。因此，烹饪加工的方法是否科学、合理，将直接影响食品的质量和营养价值。在日常生活中要引起注意。

三、调味品及其他

1. 酱油

酱油色泽红褐，有独特酱香，滋味鲜美，有助于促进食欲，是中国的传统调味品。酱油的生产工艺有两种，一种是酿造，另一种是配制。酿造酱油以大豆、小麦、麸皮等为原料，经微生物发酵而成；配制酱油以酿造酱油为主体，与酸水解植物蛋白调味液、食品添加剂等配制而成。国家有关规定明确指出，配制酱油中酿造酱油的比例不得少于 50％，而且不得添加非食品原料生产的氨基酸液。氨基酸态氮是酱油的特征性指标之一，它代表了酱油中氨基酸含量的高低。氨基酸态氮含量越高，酱油的质量就越好，鲜味也越浓。根据国家强制性标准规定，每 100mL 酱油中，氨基酸态氮含量不得低于 0.4g。这也是区分酱油等级的关键。

市场上的酱油有生抽和老抽之分。生抽是以优质的黄豆和面粉为原料，经发酵成熟后提取而成，并按提取次数的多少分为一级、二级和三级。老抽是在生抽中加入焦糖，经特别工艺制成的浓色酱油，适合给肉类增色之用。相比之下，生抽的营养品质略胜老抽一筹。这样看来，并不是颜色越深的酱油就一定越好，而是要依自己的口味和用酱油的目的选择。另外，酱油上一般都标注佐餐用或供烹调用，两者的卫生指标是不同的，所含菌落总数也不同。供佐餐用的可直接入口，卫生指标较好，如果是供烹调用的，一般不可用于凉拌菜。烹调食物时添加酱油时间的早晚是看需要而定的，假如让酱油起增色作用，早一点加比较好；如果为了提鲜可以在出锅前加。

2. 食醋

食醋从生产方法上分类，有酿造食醋和配制食醋两种。酿造食醋指纯酿造工艺生产的食醋，不得添加食用冰醋酸；配制食醋是以酿造食醋为主体，添加食用冰醋酸等添加剂配制而成的食醋，酿造食醋的味道要好于配制食醋。另外，食醋根据产地不同也有不同风味和品种，如老陈醋、陈醋、香醋、米醋、果醋等品种。同种醋之间的质量也有高低之分，但品种间的质量不好比较，这完全取决于个人爱好和调味对象。

3. 料酒

所谓料酒，顾名思义，就是专门用于烹饪调味的酒。从理论上来说，啤酒、白酒、黄酒、葡萄酒、威士忌都能作为料酒。但经过品尝后发现，黄酒烹饪效果最佳。但现在市场上的料酒不是黄酒，是专门的烹调用酒，黄酒占 30%～50%。料酒和黄酒的最大区别就是，黄酒可以作为料酒用，但料酒却不能当黄酒喝。料酒在烹饪中的主要功效是祛腥膻、解油腻。烹调时加入料酒，能使造成腥膻味的物质溶解于酒精中，随着酒精挥发而被带走。料酒的酯香、醇香同菜肴的香气十分和谐，用于烹饪不仅为菜肴增香，还可以渗透到食物组织内部，溶解微量的有机物质，从而令菜肴松嫩、可口。

4. 食糖和糖精

食糖日常多用蔗糖，包括红糖和白糖。白糖只能提供能量，缺乏其他营养素。红糖未经精炼，含一些杂质和铁、铬等无机盐。

糖精并不是糖，更不是糖之精华。糖精是一种人工合成的甜味剂，通过从煤焦油里提炼出来的甲苯，经过一系列化学反应后制成的。糖精的化学名称是邻磺酰苯酰亚胺。它比蔗糖甜 300～500 倍，可用于糕点、果酱、调味酱汁、饮料等食物中，以代替部分蔗糖。糖精既不易被消化吸收，又对人体没有营养价值，大部分原样从尿中排出，对身体有无毒害作用尚有争议，所以不宜多吃。糖精溶液在煮沸或酸性条件下会逐渐分解生成苯甲酸，从而产生苦味。因此糖精不宜在长时间加热或在酸性食物中使用。

5. 蜂蜜

蜂蜜含有 70% 以上的转化糖（葡萄糖和果糖）、少量的蔗糖（5% 以下）、酶类、氨基酸、维生素和矿物质等，其营养价值比蔗糖高得多。经常服用蜂蜜，能帮助消化、增强记忆力、消除疲劳、增强耐力、延缓衰老、美容养颜，并有加强人体代谢和润肠功能，是最佳天然营养品。

食用蜂蜜时注意用温开水冲饮，水温不要超过 60℃。沸水可使蜂蜜中的营养成分受到不同程度的破坏，如淀粉酶发生分解，维生素 C 破坏达 20%～50%。色泽和其他营养成分也会发生变化，使蜂蜜本来的色、香、味和营养价值降低。

6. 淀粉

烹调所用淀粉有玉米、土豆或薯类淀粉，还有藕粉、菱荽粉、荸荠粉等，都是纯碳水化合物，其他营养素极少。在食品工业中作增稠剂，如做火腿、焖子、炒菜勾芡等，粉条、粉皮等均由淀粉制成。

7. 味精

味精是谷氨酸钠盐。谷氨酸主要存在于植物蛋白中，尤其麦类的麸蛋白，所以味精多以麦类粮食为原料提取。味精是鲜味调料，在中性偏酸性时鲜味最强（pH 值约为 5～6），在酸性和碱性条件，鲜味都减弱，在强碱条件转化成谷氨酸二钠盐，还有臭味，所以，酸、碱性较强的食物不适合加味精。另外，做菜使用味精，应在起锅时加入。因为在高温下长时间加热，味精会分解为焦谷氨酸钠，不但没有鲜味，而且还会产生轻微的毒性，对人体有害。

味精使用时应掌握好用量，并不是多多益善，吃多了对身体有害。人对味精的味觉感为 0.033％，在使用时，以 1500 倍左右为适宜。世界卫生组织建议：婴儿食品暂不用味精；成人每人每天味精摄入量不要超过 6g。

8. 鸡精

鸡精不是从鸡身上提取的，它是在味精的基础上加入助鲜的核苷酸制成。由于核苷酸带有鸡肉的鲜味，故称鸡精，鸡精比味精的味道更鲜。从卫生角度讲，鸡精对人体是无毒无害的，但在烹调时，如果加入过多鸡精，则会破坏菜肴原有的味道而影响口味。

9. 咖啡

咖啡是由咖啡豆经焙烤磨碾而成，含咖啡因、鞣酸及大量钾盐，有兴奋神经和利尿作用。可乐型饮料因含咖啡因有兴奋作用。

10. 可可及巧克力

可可粉及巧克力均来自可可豆，但二者成分不尽相同。可可豆先经处理，磨碾成稠汁，凝成块状的可可豆脂，即苦味巧克力，含脂肪量很高。牛奶巧克力糖是在可可豆脂中加牛奶和蔗糖制成，含较多的脂肪和糖，少量蛋白质，为高热能食品。可可粉是在处理过的可可豆磨成稠汁尚未凝固成块之前，去掉约 1/2 脂肪，再制成可可粉，作调味料时加在牛奶、点心、饮料中以增加香味。

第四节 饮食常识

如前所述，平衡膳食是通过合理搭配食物品种，利用不同食物的互补作用调整营养水平，以便更科学、更合理地摄取营养物质。此外，我们在日常生活中还要了解一些饮食常识，拓宽健康饮食知识，这样在选择食物品种时才能更加科学、更加理性，从而保证生活质量。

一、绿色食品知识

为了确保人民身体健康和食品消费安全，提高中国农副产品质量和出口竞争力，经国务院批准，农业部自 1990 年开始在全国倡导、推动"绿色食品"，并成立了"中国绿色食品发展中心"，把实施"中国绿色食品工程"作为实现农业现代化的战略措施之一。

1. 绿色食品标准

"绿色"象征生命和活力。为了突出某类食品出自良好的生态环境，并能给人们带来旺盛的生命活力，因此将其定义为"绿色食品"。严格地说，"绿色食品"是按照特定生产方式生产，经"中国绿色食品发展中心"认定，包装及广告许可使用绿色食品标志的无污染、安全、优质、营养类食品的总称。"绿色食品"的标准如下。

① 产品或产品原料产地的水质、大气、土壤质量均符合绿色食品的生态环境标准。

② 农作物种植、禽畜饲料、水产养殖必须严格控制农药、化肥、杀虫剂、化学合成促生长素等，在食品加工中不准使用色素、防腐剂等化学添加剂。

③ 产品的农药残留、有害重金属、有害菌的检测必须符合绿色食品的质量和卫生标准。

④ 产品标签上使用"绿色食品"标志要符合国家规定。

2. 绿色食品的级别和标志

中国绿色食品发展中心确定我国绿色食品分为 AA 级和 A 级两类。

AA 级绿色食品在环境质量上要达到国家大气环境质量一级标准；灌溉用水达到国家农田灌溉水质标准；养殖用水达到国家渔业水质标准；加工用水达到生活饮用水标准；禽畜饮用水达到国家地面水质三类标准；土壤达到该土壤背景值的算术平均值加 2 倍标准差。在生产加工中，不得使用任何有害的化学合成食品添加剂（可使用生物农药，不得使用任何化学农药）。产品质量及包装经检测、检查符合特定标准，并经专门机构认定，许可使用 AA 级绿色食品标志的产品。

A 级绿色食品的环境质量评价标准与 AA 级相同，生产过程中允许限量使用限定的化学合成物质（如限制农药的品种、数量和使用时间以及农药残留含量），按特定的生产操作规程生产、加工，产品质量及包装经检测符合特定标准，并经专门机构认定，许可使用 A 级绿色食品标志的产品。

为了和一般的普通食品区别开，绿色食品由统一的标志标识。绿色食品标志由三部分构成，即上方的太阳、下方的叶片和中心的蓓蕾。标志为正圆形，意为保护。

(a) A 级绿色　(b) AA 级绿色
　食品标志　　　食品标志

图 4-13　绿色食品标志

A 级和 AA 级绿色食品标志见图 4-13。A 级标志为绿底白字，AA 级标志为白底绿字。该标志由中国绿色食品协会认定颁发。绿色食品标志作为一种特定的产品质量的证明商标，其商标专用权受《中华人民共和国商标法》保护。我们应该认识并能够识别此标志。

除了认识绿色食品的标志，为防假冒，我们还应有如下知识。

① 绿色食品的标志包括四个部分：一是图形标志，也就是人们熟悉的绿色圆形图案；二是"绿色食品"字样；三是一组 12 位数字的批号（也是标志编号，见③的内容），一般假冒绿色食品包装是没有批号的，这也是市场上常见的情况；四是防伪标签，绿色食品都有防伪标志，在荧光下能显现该产品的标准文号和绿色食品发展中心负责人的签名。

② 经销商还必须具有绿色食品证书，该证书的发证单位是中国绿色食品发展中心，并且证书有一个有效期限。经销商必须能够提供本年度产品检验报告单，

该报告出具单位是农业部食品监督检验测试中心。绿色食品认定期一般为 3 年，超过年限要重新认定。

③ 为了进一步完善绿色食品的产品编号制度，中国绿色食品发展中心对原有编号方式进行了修正。新绿色食品产品编号于 2009 年 8 月 1 日起开始实行，新编号制度继续实行"一品一号"原则。信息码的编码形式为 GF×××××××××××××。GF 是绿色食品的英文"GREEN FOOD"缩写，后面"×"是 12 位阿拉伯数字，其中 1～6 位为地区代码，7～8 位为企业获证年份，9～12 位为当年获证企业序号。

要注意认证年份，认定有效期为三年，警惕投机商家利用过期的绿色食品标志欺骗消费者。

④ 查询中国绿色食品网 http://www.greenfood.org 的相关政策法规和食品信息。

专家提醒，A 级和 AA 级同属绿色食品，除这两个级别的标识外，其他均为冒牌货。我国绿色食品事业发展很快，但其市场混乱的弊端也一直尾随。调查发现，与非绿色食品相比，绿色食品平均价格要高出 15%，最高的甚至可以达到 70%，而且名优绿色食品总是供不应求。所以，一些不法经营者违反绿色食品标志管理规定，在食品包装上滥用有关标志图案、字样或编号，假冒绿色食品欺骗消费者。对此，我们要有一定的警惕性和识别能力。

3. 绿色食品的特征

绿色食品与普通食品相比有三个显著特征。

（1）强调产品出自最佳生态环境 绿色食品生产从原料产地的生态环境入手，通过对原料产地及其周围的生态环境因子的严格监测，判定其是否具备生产绿色食品的基础条件。

（2）对产品进行全程质量控制 绿色食品生产实施"从土地到餐桌"全程质量控制。通过产前环节的环境监测，产中环节具体生产、加工操作规程的落实，对产后环节产品质量、卫生指标、包装、保鲜、运输、储藏、销售控制，确保绿色食品的整体产品质量。

（3）对产品依法实行标志管理 绿色食品标志是一个质量证明商标，属知识产权范畴，受《中华人民共和国商标法》保护。

二、保证食物的还原性和碱性

1. 为什么要保证食物的还原性

保证食物的还原性的目的是抗氧化作用，不断消除体内产生的氧自由基（·O）。体内的生物氧化过程难免要产生氧自由基，许多外来因素如紫外线、X 光、电磁波、抽烟、喝酒、药物、污染物及紧张情绪等也是产生自由基的要素。自由基的化学活性很高，毒性也很大，能够攻击细胞膜上的脂肪酸产生过氧化物，会损害细胞膜、侵蚀核酸、蛋白等引起一系列的细胞破坏作用。人体内氧自由基积累越多，衰老的程度就越快。我们常见老年人脸上的寿斑就是由脂类受氧自由基氧化分解产生的丙二醛所致。氧自由基不仅与衰老有关，而且还与许多疾病如癌症、动脉硬化、高血压、糖尿病、骨关节炎、白内障以及帕金森氏病等有关。

人体自身有一套抗氧化机制可以消除自由基，如抗氧化酶体系包括超氧化物歧化酶（SOD）、谷胱甘肽（GSH）、过氧化氢酶等。多种强还原性的维生素也扮演着消除自由基的角色，如 β-胡萝卜素、维生素 E、维生素 C、维生素 B_2 等；此外矿物质中的锌、硒、铜、锰等元素也为抗氧化酶提供核心元素。这些抗氧化剂在体内组成了一道道防线，维持体内自由基产生和清除的平衡，防止并抵御自由基对机体的伤害，保证了机体的健康。

我们知道，上述还原性维生素和矿物质都是通过膳食摄入体内的营养素。为减少自由基的伤害，一方面应减少外来因素的影响，如不吸烟、不酗酒、减少农药污染、尽量少吃药、多饮水、避免各种辐射、保持乐观心态等。另一方面就是增加还原性食物的摄取，多吃富含 β-胡萝卜素、维生素 E、维生素 C 及维生素 B_2 和富含矿物质的食物，如日常吃的新鲜水果、蔬菜中含有丰富的维生素和矿物质，可以有效降低体内的氧化过程，为防止各类疾病的发生、延缓衰老起到积极作用。

2. 食物的酸碱性

食品的酸碱性与其本身的 pH 值无关（味道酸的食品不一定是酸性食物），主要根据食物在消化、吸收、代谢过程中在体内的酸碱度来界定，所以，称为成酸食物和成碱食物更确切。产热营养素（碳水化合物、脂肪、蛋白）属于酸性食物，水果、蔬菜、乳类、大豆和蕈藻类食物属于碱性食物。

食物的酸碱性虽然与体液的酸碱性无关（正常人体液酸碱度通过缓冲系统、肺和肾脏的调节总是保持在 $7.35\sim7.45$），但是过多食用酸性食物会给身体带来不适感，如胃酸、疲劳、记忆力减退、龋齿、口腔溃疡、痛风、便秘、肥胖等。如果长期过量食用酸性食物还会产生严重的健康问题，如癌症、糖尿病、神经系统疾病和心脑血管等疾病。

我们平常的膳食，酸性食物容易超过需要量，但碱性食物往往不足，因此强调碱性食物的摄入，有利于酸碱平衡。如吃红薯时搭配较多的蔬菜，可以避免胃酸；如果肉食过多，也会因消化速度慢、胃酸增加引起不适。食物的酸碱搭配符合膳食平衡原则，可以增加饭后的舒适度，还能保证身体健康。

有人说"家庭主妇掌握着全家人的健康命运"，从饮食角度看，毫不夸张。"保证食物的还原性和碱性"是重要的健康理念，一定要牢记于心，积极落实。根据实际情况，有的放矢地选择健康食谱，才能有效提高健康水平。

三、关于地中海饮食

地中海区域指地中海沿岸的南欧各国，如希腊、西班牙、法国和意大利南部等地区。这些地区的居民罹患心脑血管疾病、糖尿病以及结肠癌、直肠癌等"富贵病"的概率远远低于其他欧美各国。即使在美国，那些采用"地中海饮食"方式的人，其健康状况也好于其他人。不言而喻，其饮食结构隐含着健康之道。所谓"地中海饮食"，是以蔬菜水果、鱼类、五谷杂粮、豆类、红葡萄酒和橄榄油为主的饮食风格。饮食特点为"高纤维素、高维生素、强还原性和低热量"。对其食物结构的分析如下。

（1）生吃　就像所有的长寿人口一样，蔬菜构成了"地中海饮食"的主体。他们使用橄榄油、柠檬、香料和大蒜作调料，将蔬菜色拉制成美食享用。他们进食蔬菜和水果的量，比抗癌机构推荐的至少多 1 倍。因此从中得到了大量的维生素、矿物质和纤维，以及重要的抗氧化成分，可降低血糖生成指数并减少自由基。生吃还对保存食物中的营养成分有利。

（2）橄榄油　通常吃油多，血脂就高。可是，地中海区域的居民，橄榄油的摄入量比美、日等国油脂摄入量都高，但心脑血管的发病率却很低。橄榄油的最大优点是含有高比例单不饱和脂肪酸，并且含有维生素 E 和多酚类天然抗氧化剂，可抑制自由基的产生，还能减少癌症的发病率。因为是橄榄油产地，初榨的橄榄油因加工程序少而含有更多的抗氧化成分。

（3）肉类　红肉吃得少是"地中海饮食"的特点。他们的蛋白质来源主要是鱼贝海鲜和豆类。深海鱼所含的 ω-3 脂肪酸有助于降低血压，并防止血液凝结。豆类含有丰富的植物蛋白、卵磷脂和黄酮类物质，可以有效降低血黏度和胆固醇，保持心脑血管畅通，有效降低心脏猝死和脑卒中的风险。

（4）洋葱和大蒜　地中海人偏爱洋葱和大蒜。葱蒜有抗菌、消炎和抗病毒功能；其辛辣成分可以促进血液循环并可降低血压；抗氧化成分可有效提高肝脏的解毒能力，降低结肠癌和胃癌的发病率。

（5）红葡萄酒　地中海地区盛产葡萄，红酒是他们饮食中不可或缺的精髓之一。红酒对心脏有益，应该归功于红酒中的白藜芦醇，白藜芦醇具有扩张和软化血管、降血脂和杀死病毒等作用。此外，红酒中还含有多种必需氨基酸、矿物质和多酚，不仅可以延缓衰老，而且还可以降低癌症的发病率。最新研究发现，红酒对男性前列腺还有保养和防病作用。

四、吃的新观念

随着国人生活水平的提高，一些"富贵病"也随之而来。在生活水平较高的地区，建议在食物方面做些调整，建立一些新的饮食观念。

（1）吃粗　指吃糙米粗粮和粗制作。糙米、粗粮、全麦有助于防止糖尿病、脚气病、便秘，并且还具有减肥作用。菜不要切得过细，可撕、可掰、可整食，这样有利于保持营养成分。芹菜叶营养价值很高，不要丢掉。

（2）吃生　有些蔬菜可以像水果一样生吃。生吃可更多地摄取其维生素、矿物质、挥发油、酶类等营养成分，避免一些营养素在烹制过程中挥发和分解。如青萝卜、莴苣、黄瓜、葱、蒜、柿子椒、苦瓜、白菜心等。还可以凉拌，加一些醋、蒜杀菌，既清口，又有营养。

（3）吃淡　淡指清淡，炒菜油不要太大，太油腻；也不要太咸。油、盐吃多了容易导致心脑血管疾病的发生，高血压发病率会明显增加，还会引起肾脏疾病和水肿。目前在较富裕地区心脑血管的发病率明显年轻化，而且已成为第一杀手。美国最新研究认为如果将每天的食盐量减少3g，心脑血管病的发病和死亡率会大大降低。所以美国健康机构建议，人体每天摄盐量最好不多于5.8g，如果年龄超过40岁，每天摄盐量最好少于3.8g。另外，长期咸食的人易衰老，平均寿命比清淡饮食的人要短得多。

（4）吃黑　黑色食物大多是食疗、食养的佳品。如黑米、黑芝麻、黑豆、乌鸡、黑木耳、紫菜等比相应浅色食物营养价值要高。黑米的蛋白质、脂肪及必需氨基酸要比白米高。黑芝麻含有17种氨基酸、14种微量元素及多种维生素，含铁量也属植物之首。乌鸡是很好的营养补品，有恢复体力，提高免疫力之功效。黑木耳含有丰富的蛋白质、脂肪、糖、铁、胡萝卜素、纤维素、维生素 B_1、维生素 B_2、尼克酸、卵磷脂等，能够降低血液的黏稠度，补血通便，其中的多糖类物质还可以激活免疫系统，增强人体的抵抗力。

（5）吃苦　苦类食物中含有大量人体所需的氨基酸。日本专家曾测定20种氨基酸的味道，其中有70%以上呈苦味。特别是多数苦类物质还含有维生素 B_{17}，有强大抑制癌细胞的能力。因此，茶叶、苦瓜、苦杏仁、蘑菇等都是天然抗癌食物。香菇含一种核酸，可降低血清胆固醇，可有效防止动脉硬化和血管变脆，并能降低血压，预防心血管疾病。苦瓜还有降血糖的功能，可防治糖尿病。中医认为，苦味食品大多有清热解毒、消渴利湿、清暑明目的作用。

（6）吃野　吃野指吃野菜、野果等食品。如野百合、野紫苏、野酸枣等野果；马齿苋、苦菜、荠菜、野苋菜等野菜都含有丰富的维生素、矿物质和纤维素，因为野生没有农药，所以是天然营养佳品。

（7）吃鲜　力求吃最新鲜的蔬菜、水果以及其他食品。蔬菜、水果一经储存营养成分会大大降低，维生素常常被氧化分解。最好不要剩饭、菜，剩饭剩菜营养成分降低，而且容易沾染病菌，也属不新鲜食物。

（8）吃杂　吃杂的目的是从多种食品中获得各种营养素，使营养均衡。方法是食物种类多、种属远、粗细搭配、荤素搭配、有稀有干，从中获得丰富的营养物质，通过食物搭配提高食物的营养价值。

膳食演绎的十大趋势

从吃多到吃少；　　　　　　从吃死到吃活；

从吃红（肉）到吃白（鱼）；　　从吃熟到吃生；

从吃细到吃粗；　　　　　　从吃肉到吃虫；

从吃陆到吃海；　　　　　　从吃瓤到吃皮；

从吃养到吃野；　　　　　　从吃精到吃杂。

五、饭前保健与饭后禁忌

（1）饭前喝汤　民间流传"饭前喝汤，胜似药方"、"饭前几口汤，老来不受伤"的说法，这的确有一定的科学道理。汤既可以滋润消化道，也可以营养身体，还能增加饱腹感，减少其他食物的摄入量，起到减肥作用。广东人非常讲究煲汤，各种营养靓汤非常养人。但是一顿饭汤不可太多，一小碗即可。

（2）饭前运动　运动是减肥的良方，饭后运动难以把体内的脂肪动员起来。而饭前运动所需的能量，主要通过消耗体内脂肪来供应，所以饭前运动有利于减肥。

（3）饭后不要放松裤带　饭后松裤带，会使腹腔内压下降，衬托消化器官的韧带负荷量增加，易引发肠扭转和胃下垂等消化系统疾病。

（4）饭后不要急于吸烟　因饭后胃肠蠕动加剧，血液循环加快，具有吸收功能的肠系膜毛细血管全部舒张，其吸收烟雾的能力是平常的 10 倍，有害物质更易进入人体。

（5）饭后不要立即喝茶　茶中的单宁酸进入肠道后易与食物中的蛋白质形成不易消化的物质，影响蛋白质的消化吸收。另外，还会影响铁的吸收。

（6）饭后不要立即运动　因为吃饭后消化器官需要大量的血液供应，进行紧张的工作。若在这时跑步或运动，势必使骨骼肌抢走许多血液，结果造成消化道缺血，不但胃肠的蠕动减弱，而且消化液的分泌也会显著减少，这将引起消化不良。因此，饭后休息一段时间，一般 1～2h 以后再进行跑步或其他体育锻炼。

还有，饭后马上洗澡、伏案工作、吃冷饮等，都会影响肠胃功能，是不可取的。

六、细嚼慢咽益处多

（1）有益于肠胃　细嚼慢咽可以使唾液分泌量增加，唾液里的蛋白质进到胃里以后，可以在胃里反应，生成一种蛋白膜，对胃起到保护作用。

（2）有益于心脏　进食过快，易引起心律失常。细嚼慢咽心情舒畅，心动有节奏，心情平衡有益于心脏。

（3）有益于美容　细嚼慢咽可使面部肌肉得到充分运动和锻炼，使面部饱满有光泽。

（4）有益于口腔　细嚼慢咽可增强面部肌肉的力量，有利于口腔、牙齿功能的锻炼。粗嚼快咽易咬伤舌头、腮帮，有损口腔、牙齿和牙床，甚至引起口腔溃疡。

（5）有益于减肥　进食过快，当大脑发生停止进食的信号时，往往已经吃了过多的食物，因饱食信号滞后造成营养过剩引起肥胖。而细嚼慢咽能较好调整食量，使之与体内需求相适应，有利于控制体重和减肥。

（6）有益于食道　食物嚼得细，通过食道时顺畅舒适，对保护食道大有益处。

（7）有益于防病　细嚼慢咽能够促进体内胰岛素和消化液的分泌，有助于消化并调节体内糖的代谢，可以预防糖尿病等多种消化系统疾病的发生。

（8）有益于营养吸收　食物嚼成浆液，机体可充分吸收营养。

（9）有益于品味和享受美食和培养良好的进餐形象。

所以，专家建议正餐时间一般在 20～30 分钟较合适。

七、轻微饥饿有利于健康长寿

民间"若要身体安，三分饥和寒"、"欲要长生，肠中常清"的说法是有科学道理的。美国洛杉矶大学的雷·沃尔福德教授首次从老鼠身上获得了"饥饿能使青春永驻"的科学证明。实验的老鼠分为三组：饥饿组、节食组和充足饮食组。通过观察发现，喂食很少的老鼠，比能吃多少就喂食多少的老鼠寿命长 1 倍。在实验中还发现，接受饥饿和节食实验的老鼠，体内血糖和胰岛素的浓度大大低于那些想吃就吃的老鼠。在实验即将结束时，科学家还对这三组老鼠同时注射了能够损害大脑细胞的海马毒素，通过大脑的解剖分析，那些接受饥饿实验的老鼠比那些节食和足量饮食的老鼠更能抵抗海马毒素对大脑细胞的侵袭，而海马毒素正是造成老年痴呆症的元凶之一。

过度饮食会造成消化器官的分泌物供不应求。如经常过量饮食造成胰腺长期受累，导致胰岛素分泌不足，形成糖尿病。饱食后为了消化，血液过多集中在肠胃，使心脏、大脑相应缺血，造成疲劳、嗜睡。另外，吃得太多，热量消耗不了会转化成脂肪储存而造成肥胖。

如果膳食合理、适当运动，没有过剩热量转为脂肪，就不会有肥胖问题。而且体重轻者心脏负担也轻，感觉舒适，精力旺盛。所以，每餐只需吃七八分饱既可。沃尔福德认为，消化道的负担越轻，身体就越健康，寿命也越长，他主张每周禁食两次，认为人类采取这种"永葆青春的饮食法"可以活到 120 岁。那么，"轻微饥饿"为何可导致动物与人的健康长寿呢？一种解释认为，细胞死亡是衰老的重要因素，轻微饥饿会激发体内的潜能拯救细胞不死。

当然"轻微饥饿"不同于长期处于半饥饿状态，后者会导致营养不良。轻微饥饿不是简单、盲目地节食，而是要吃得少而精，如吃低热量、高纤维、高营养，特别是高维生素的食物，食量可以减少，但是食物的品种要尽量多。每顿要吃蔬菜、水果、谷物和一点点肉。这样，既能保证营养，又可以防止大脑早衰，保持血压、血糖、胰岛素和胆固醇处于正常水平，还可以减肥、美容、提高睡眠质量，使人不会疲劳乏力，也不至于饥肠辘辘。

八、几种食物助你入梦乡

人们经常因工作紧张、学业负担重而睡眠不好，轻则影响工作，重则危及健康。不能轻易用安眠药来维持睡眠，药物不仅对身体有害，而且还会产生依赖性。为了不影响睡眠，睡前一定要缓解紧张情绪，精神放松。有些食物具有催眠的功效，经常食用可改善睡眠，不妨试一试。

（1）牛奶　牛奶中的色氨酸在脑细胞代谢中能转化为血清素，是诱发睡眠的物质。血清素可以调节具有睡眠作用的"类鸦片肽"，发挥类似鸦片的麻醉作用，使全身产生舒适感，有利于入睡。通常一杯牛奶就有效果，睡眠不佳者睡前可喝一杯温牛奶。

（2）小米　小米中也含有丰富的色氨酸。色氨酸能促进大脑细胞分泌一种神经递质——5-羟色胺，使大脑活动受到暂时的抑制，使人容易困倦。常失眠者可用小米 30g，半夏 5g，煮粥每晚食用。

（3）葵花子　葵花子含有亚油酸、多种氨基酸和维生素等营养物质，能调节人脑细胞的正常代谢，提高神经中枢的功能。

（4）蜂蜜　蜂蜜具有补中益气、安五脏、和百药之功效，对纠正失眠作用也有效果。可用蜂蜜 3 茶匙，加适量温开水，每晚喝一次。

（5）核桃　核桃可用于治疗神经衰弱、健忘、失眠、多梦等症状。用核桃仁、黑芝麻、桑叶各 50g，捣成泥状，每晚服 15g，可改善睡眠。

（6）大枣　大枣含有蛋白质、糖、维生素 C、钙、磷、铁等营养物质。具有补脾安神等作用。晚饭后用大枣加水煎汁服用，能加快入睡时间。

（7）龙眼　龙眼又名桂圆，富含葡萄糖、蔗糖、植物蛋白、多种维生素及钙、磷、铁等矿物质。有"益智宁心，养血安神"之功效，可于睡前吃几枚，泡酒或煎汤均可，有利眠功效。

另外，莲子、黄花菜、秫米、全麦、醋对失眠也有一定的食疗作用。这些食品交替食用，不仅利眠，还有补中、养血、强身等功效。

九、工作学习压力大、疲劳的饮食建议

工作学习压力大，造成身心疲惫，应该如何进行饮食调理？专家提供一些建议和方法，不妨试试看。

① 要补充富含维生素 C 和维生素 B 的食物，如鲜枣、柑橘、西红柿、杂粮、全麦面包、动物内脏、瘦肉等，因为这些食物的营养素有助于尽快恢复体力和精力。

② 要补充富含钙、镁的食物，比如奶制品、豆制品含钙较高，香蕉、荞麦、种子类食物含镁高。

③ 要补充一些富含 ω-3 脂肪酸多的食物，如深海鱼类。ω-3 脂肪酸对脑神经

传导细胞及视网膜组织能发挥重要生理作用，不但具有补脑、预防视力退化的作用，还有助降低胆固醇、预防心脑血管疾病、预防及抑制癌细胞等作用。

④ 多吃碱性食物，如新鲜蔬菜和水果，可以维持体内酸碱平衡，缓解疲劳、减轻压力。

⑤ 含咖啡因的饮食，如茶、咖啡、巧克力、可乐等。咖啡因能增加呼吸的频率和深度，促进肾上腺素的分泌，兴奋神经系统，可以缓解疲劳。

十、便秘的调养建议

便秘与生活习惯、某些疾病和某些药物等因素有关。生活习惯因素主要是：没有养成定时排便的习惯，忽视正常的便意，排便反射受到抑制，日久引起便秘；饮食过于精细少渣，缺乏食物纤维，使粪便体积减小，黏滞度增加，在肠内运动缓慢，水分过量被吸收而导致便秘；液体量摄入不足，肠道干燥；久坐、肥胖、活动少导致胃肠蠕动慢引起便秘。

防治便秘首先应该从生活习惯入手，要注意如下问题。

① 养成良好的排便习惯，不要忽视便意。每天在一定时间排便可做一些活动，如双脚跟抬起后落下反复蹾后脚跟，同时用拳头打击左后腰或双手合十顺时针按摩小腹部，有一定效果，形成定时条件反射和排便规律。

② 注意饮食习惯和饮食调理。不偏食、不挑食，多吃富含纤维和胶质含量高的食物，改善肠道功能，是防治便秘的关键。例如：玉米、海带、黑木耳、动物血、香蕉、苹果、芒果、洋葱、薯类、蜂蜜、韭菜、白菜、芹菜等都是防治便秘的最佳食品。

③ 多喝水，特别是早晨空腹喝温开水，对改善肠道功能有利。便秘较严重的可喝蜂蜜水、草决明代茶饮都可以改善便秘症状。

④ 合理安排生活和工作，做到劳逸结合。适当的文体活动，特别是腹肌的锻炼有利于胃肠功能的改善。对于久坐少动和精神高度集中的脑力劳动者尤为重要。

⑤ 在服用抗生素、利尿剂等药物时，为防止便秘要多喝水，多吃富含纤维和胶质的食物，多吃酸奶可以克服药物对肠道的影响，保证肠道功能。

十一、性格与营养

在自然界，动物的饮食特点与它们的习性特征有一定的联系。肉食动物如狮、虎、狼凶猛，草食动物如马、牛、羊温顺。人的性格与其饮食结构也有一定关系。如游牧民性格粗犷，由于长期酒肉乳类食物，使体内 5-羟色胺偏低，儿茶酚含量偏高。出家人清心寡欲，是因为长期素食（青菜、豆腐，且不饮酒），使体内 5-羟色胺偏高，儿茶酚含量偏低。医学研究表明体内 5-羟色胺含量低，儿茶酚含量高的人性格急躁，容易冲动。如果注意改变饮食习惯，可能会对性格改善有影响。关于性格与营养方面的研究很少，理论更谈不上，只是一点经验而已，有兴趣的可以试一试。

当然，性格的养成还受社会、家庭、环境等多方面因素的影响。营养的调节不可能起到完美的效果，还需要其他各方面的共同协调。

十二、美国特别推荐的营养食品

（1）绿茶　富含维生素、矿物质（如氟）和茶多酚，可预防各类癌症和心脏病。用于咀嚼或漱口可清新口气，防治蛀牙。

（2）三文鱼　含有 ω-3 脂肪酸、可防治血管栓塞、降低胆固醇、预防心脑血管病及老年痴呆症。

（3）菠菜　含大量铁及叶酸、核黄素和胡萝卜素，可防治贫血及心脏病、保护视力。

（4）西兰花　含丰富胡萝卜素及维生素 C，可减少罹患各类癌症的概率。

（5）西红柿　富含抗氧化功能的番茄红素和维生素 C，可防治前列腺疾病和消化系统疾病。

（6）葱属植物　大蒜、葱及洋葱含有特殊辛辣成分，可杀菌。刺激人体产生谷胱甘肽，这种有效的抗氧化剂可帮助肝脏提高解毒能力。另外大葱具有消炎作用，生吃可治疗咽炎和鼻炎。

（7）全麦　包括大麦、小麦、燕麦。含丰富的蛋白、维生素 B_1 和纤维素。能降血压、降血糖、降胆固醇，防治便秘及心脑血管疾病和糖尿病。

（8）豆类　如大豆富含蛋白、卵磷脂、黄酮类，可降血脂、抗衰老、缓解更年期综合征。绿豆性味甘凉，有清热解毒之功效。

（9）坚果仁　含丰富维生素 E，抗炎、抗氧化。可预防癌症和心脏病。

（10）藻类食品　海藻类能防辐射、润肠道、降血压和胆固醇，提高免疫力并预防癌症。

（11）酸奶等发酵食物　酸奶等发酵食物中的有益菌可提高人体免疫力，抑制慢性炎症，调整肠道菌群，有排毒养颜功能。

（12）红酒　含抗氧化成分，有效降低胆固醇在血管的沉积并促进血液循环，喝少量对心脏有益。

分析以上食品的优势，主要含有优质蛋白、维生素和矿物质，可调节生理机能；很强的抗氧化性，可以保持机体的还原性，消除体内毒素和过氧化物的伤害；因此，能够使机体延缓衰老、免疫力增强。经常食用上述食品，可以起到强身健体作用。

十三、关于食物搭配宜忌

吃是一门很大的学问，食物的搭配和适量非常重要，如不注意就可能影响食物中营养素的吸收，甚至有损身体健康。因此我们应该了解这方面的知识，做到心中有数。

1. 白酒忌啤酒或汽水

啤酒和汽水中含有大量的二氧化碳，容易挥发，如果与白酒同饮，导致渗透吸收速度加快，更容易醉酒。同时酒精对胃、肠、肝、肾、大脑等器官均能引起损害。如刺激胃黏膜而减少胃酸分泌，影响消化酶的产生，导致急性胃肠炎、胰腺炎等症。

2. 酒精忌咖啡

酒中含有乙醇，具有兴奋作用，而咖啡所含咖啡因，同样具有较强的兴奋作用，两者同饮，对人体产生较大的刺激。若在心情紧张或是心情烦躁时这样饮用，会加重紧张和烦躁情绪。如果患有神经性头痛的人，会立即诱发头痛；患有失眠症的人，会使病情恶化；如果心脏有问题，如阵发性心动过速，后果更加严重。如果二者同时饮用出现不适，应饮用大量清水或是在水中加入少许葡萄糖和食盐，可以缓解不适症状。

3. 解酒忌浓茶

有人在醉酒后，饮用大量浓茶，试图解酒。其实茶叶中含有的咖啡因与酒精结合后，不但起不到解酒的作用，反而会加重醉酒的痛苦。解酒可用醋水（食醋中乙酸与酒中乙醇结合生成酯）、蔬菜或水果汁、糖水、蜂蜜、米汤等。

4. 大葱忌蜂蜜

《本草纲目》"生葱同蜜食作下痢"，蜂蜜中的有机酸、酶类遇上生葱的含硫氨基酸等会产生刺激肠道的物质，因而导致腹泻。

5. 牛奶煮沸时忌加蜂蜜

牛奶中所含的赖氨酸在高温下与果糖结合成果糖基赖氨酸，不易被人体消化。另外蜂蜜在高温下有一些营养成分被破坏，降低其营养价值。

6. 牛奶忌酸性果汁及饮料

牛奶的 pH 值在 4.6 以下时，蛋白质会变性凝聚，发生沉淀分层。故在喝牛奶或冲调奶粉时不宜添加酸性果汁等饮料。

7. 柿子忌红薯

红薯的主要成分是淀粉，食后有大量胃酸分泌，遇柿子中的单宁和果胶后，容易凝结成胃柿结石，影响消化，造成不适。

8. 忌吃"八过"

"八过"即为过多、过咸、过甜、过辣、过热、过黏、过硬、过寒。"八过"对身体有害，容易引起食管炎、胃病、糖尿病、结肠炎、痔疮等症，在饮食过程中要多加注意。

食物相宜相忌并不是绝对的，要根据个人体质、年龄、季节等实际情况而区别对待。应因人而异、因食品而异，不能一概而论。随着生活水平的不断提高，人们对健康保健越来越关注。一些经销商为了迎合人们趋利避害的保健需求，传播一些没有任何科学依据的食物相克信息。目前市场上关于"食物禁忌"、"食物相克"方面的书籍、宣传画可谓铺天盖地，食物禁忌有千百种之多，用"营养抵消""中毒失明""导致死亡"等最高级形容词渲染"食物相克"，导致人们对如何饮食无所适从。如黄瓜-西红柿、白萝卜-胡萝卜、豆浆-鸡蛋等传统膳食搭配都成了相冲相克的食物，理由是抗维生素 C 酶、抗胰蛋白酶等。殊不知酶是蛋白质，加热即失活。如果抗维生素 C，那自身的维生素 C 当如何解释？

食物相克缺乏足够的科学根据，在现代营养学中没有"相克"的说法。人属于杂食动物，各种食物的搭配对膳食平衡有益。那些标新立异的食物相克说法，实属错误。对食物的宜忌我们应该辩证地看待，掌握营养学方面的科学知识，不要被那些不着边际的说法所迷惑。

思考题

1. 合理营养要通过什么过程来实现？
2. 平衡膳食指什么？
3. 平衡膳食的原则是什么？你如何理解？
4. 平衡膳食的食物构成有哪几类？各提供什么营养素？
5. 建立科学饮食习惯的原则是什么？
6. 通过学习，你应该建立什么样的饮食习惯？
7. 你有没有不良饮食习惯？有什么经验教训？
8. 我国目前很少按科学方式饮食的原因？
9. 什么是食物结构？简述食物结构类型。
10. 试述我国膳食结构的现状、变化特点和弊端。
11. 试述我国居民的膳食指南要点。
12. 试述膳食宝塔的结构组成及应用要点？
13. 根据平衡膳食的原则和现有条件，草拟你的一日食谱，并进行分析。
14. 用"周"作时间单位制定营养食谱比"天"更合理，为什么？
15. 试述烹调的主要目的和作用。
16. 主副食如何减少营养素的损失？
17. 油炸、熏烤、腌渍都产生哪些有害物质？
18. 熟悉调味品的成分及相关功能。
19. 叙述绿色食品特征、标志、编号的具体含义。
20. 为何要保证食物的还原性和碱性？
21. 试述地中海饮食结构及特点。
22. 吃的新概念所包括的内容。
23. 你如何理解轻微饥饿的含义，试述过量饮食的后果？
24. 几种催眠食品是什么？
25. 你如何理解食物可以缓解工作压力和对性格产生影响。
26. 了解便秘的成因和防治便秘应注意的问题。
27. 你对美国特别推荐的营养食品如何认识？
28. 你对食物搭配禁忌如何认识？

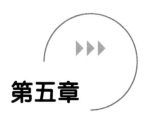

第五章

不同人群的营养特点

人的一生在不同生理时期有不同的营养需求，所以掌握各个时期的生理特点和营养需要非常重要。根据不同生理条件，适时调整营养素供给和膳食安排，可以达到预防疾病，保证终生健康的目的。

本章具体介绍一些特定人群（孕妇、乳母、婴幼儿、儿童、青少年和老年人）的生理特点、营养需要及相应的膳食指南。需要说明的是，2岁以上的特定人群的膳食指南是在一般人群指南的基础上，根据其特殊时期的生理特点，针对性地补充营养饮食建议，必要时可作为参考。

第一节 | 孕妇及乳母营养

妇女从妊娠到哺乳期，由于孕育胎儿、分娩及分泌乳汁的需要，营养素的需求量比平时增加。母体营养直接影响胎儿的正常发育和健康，也影响到乳汁的质量和数量，关系到婴儿的健康成长。如果孕妇及乳母的营养不良，就会影响到母婴双方的身体健康，严重的可能导致缺铁性贫血、骨软化症等，孕妇可能造成流产或早产，胎儿可能造成大脑发育不全或畸形。因此，孕期和哺乳期的营养非常重要。无论是孕妇还是乳母，其膳食构成都应该是由多种多样食物组成的平衡膳食，只有多样化的平衡膳食才能获得足够而适量的营养。

一、备孕妇女的膳食指南

备孕指育龄妇女有计划地怀孕并对优孕进行必要的前期准备，这是优生优育的重要前提。怀孕前的营养状况直接关系到受孕的成功率和怀孕后的胚胎质量。为了生育健康宝宝，夫妻双方都需做好充分的孕前准备，使营养及健康状况尽可能达到最佳后再怀孕。健康体检要特别关注感染性疾病（如牙周病）、血红蛋白、血浆叶酸和尿碘的指标水平，避免因相关炎症及营养素缺乏对受孕成功和妊娠结局的不良影响。备孕妇女的膳食指南，在一般人群膳食指南的基础上补充了三条关键推荐。

① 调整孕前体重到适当水平。

② 常吃含铁丰富的食物，选用碘盐，孕前 3 个月开始补充叶酸。

③ 禁烟酒，保持健康的生活方式。

对这三条推荐的原因及重要性解读如下。

孕前体重与新生儿出生体重、婴儿死亡率及孕期并发症等不良妊娠结局有密切关系。肥胖和消瘦体重的育龄妇女是发生不良妊娠后果的高危人群，过胖和过瘦的备孕妇女应通过平衡膳食和适量运动来进行调整，使其体重指数（BMI）尽可能达到标准范围。

育龄妇女是铁缺乏和缺铁性贫血的高发人群，怀孕前如果缺铁，一旦怀孕容易导致早产、胎儿生长受限、新生儿低体重及妊娠过程缺铁性贫血等。因此，备孕妇女应该经常摄入含铁丰富、利用率高的动物性食物（如被称为红肉的猪、牛、羊肉、动物血；紫菜、木耳及深色蔬菜等）。铁缺乏或缺铁性贫血者应该纠正后再怀孕。碘是合成甲状腺素不可缺少的微量元素，为避免孕期碘缺乏对胎儿智力和体格发育产生的不良影响，备孕妇女除选用碘盐外，还应每周摄入一次富碘的海产品（如海带）。叶酸缺乏可影响胚胎细胞增殖、分化，增加神经管畸形和流产的风险，应从准备怀孕前 3 个月开始多吃绿叶蔬菜，另外还要每天补充 $400\mu g$ 左右叶酸，并持续整个孕期。

良好的身体状况和营养是成功孕育新生命的基础条件，而良好的身体状况和营养要通过健康的生活方式（如均衡营养、经常性的体育锻炼、充足的睡眠、愉悦的心情等）来维持。如有身体疾病应积极治疗（如牙周病等），改善营养不均衡的膳食习惯，避免营养缺乏症的发生。此外，吸烟和饮酒会影响精子和卵子的质量，还会影响受精卵着床与胚胎发育，因此怀孕前 6 个月夫妻双方均应停止吸烟和饮酒，还要远离吸烟环境，避免二手烟的伤害。

二、孕妇的饮食

妇女在怀孕期间，一方面要补充自身变化所需要的营养；另一方面要供应胎儿生长发育所需要的营养。因此，为了保证胎儿和母亲的健康，必须供给孕妇丰富的营养物质。

1. 孕期特点

怀孕后的前 3 个月，胎儿体重每日约增加 1g，此期孕妇在饮食中稍增加一些鸡蛋、瘦肉、猪肝及蔬菜水果即可。如有妊娠反应，宜食用些清淡易消化、少油腻的食品。若孕初妊娠反应厉害，可少食多餐，为保证脑组织葡萄糖的供应，每天至少要吃130g碳水化合物，尽量供给孕妇喜好的和好消化的食物，如米粥、面条、烤面包、烤馒头片等。

孕后4～7个月，胎儿生长较快，平均每日约增加10g，因此各种营养物质要随之增加。这时期要以增加副食为主，多供给营养丰富的食物，如蛋、奶、鱼、瘦肉、豆类及青菜、水果等。

怀孕后的最后2个月，胎儿生长最快，其体重的1/2大约是在此期增加的。孕妇饮食中必须富有各种营养物质，以保证胎儿迅速生长的需要。这时应增加饮食品种，并进行合理搭配，做到食物多样化。另外要注意，子宫的增大会压迫肠道，容易引起便秘，所以应多喝水并供给富含纤维素和果胶的蔬菜、水果。

值得注意的是，饮食摄入不是越多越好。由于孕妇备受家人的关注，各种营养食物供给充足，再加上活动量小，使能量摄入得多消耗得少，如果造成营养过剩，胎儿会在宫内过度发育，形成巨大儿，给分娩带来困难。在注意合理饮食的同时，适当做一些运动是有好处的。

2. 饮食宜与忌

1）营养三宜

一宜适当增加优质蛋白。因为蛋白不够可造成从怀孕、分娩到分泌乳汁一系列过程的障碍，胎儿的身长、体重及智力发育也会受到影响。孕妇膳食蛋白供给量比一般妇女要多15～25g。最好每天有1～2颗鸡蛋、500g牛奶、50～100g瘦肉或鱼虾、50～100g豆制品。

二宜增加无机盐和微量元素。孕期由于胎儿骨骼的生长，钙的需要量很大。如果缺钙，孕妇容易患骨软化症，影响胎儿的骨骼发育；铁不足可能导致缺铁性贫血；碘和锌不足，影响胎儿的生长发育，可能造成智力障碍。孕妇每日钙供给量应达到1g，铁20～29mg，锌9.5mg，碘230μg。这些元素可从新鲜蔬菜、水果、牛奶、豆制品、鱼、肉、蛋、核桃、花生、海带、虾皮、芝麻酱等食物中获得。

三宜增加维生素。各种维生素对孕妇和胎儿都有重要意义，要吃新鲜的水果、蔬菜、油脂、肝、肉类、奶类、豆类等，保证脂溶性和水溶性维生素的供给，每天补充叶酸，必要时还要服用复合维生素制剂。孕妇还应多晒太阳，以增加体内活性维生素D_3的量，有助钙的吸收和利用。

2）饮食四忌

一忌多吃甜食和油腻食物。因为孕激素的作用，使胃肠平滑肌张力降低，造成胃肠蠕动减弱，胃酸分泌减少，加之子宫压迫胃肠，造成消化能力减弱。多吃甜食影响食欲，油腻食物因不易消化而阻碍其他营养素的消化吸收。

二忌饮食过咸。已知吃盐多与高血压发病率有一定关系。孕妇多盐容易造成下肢浮肿、高血压，形成妊娠毒血症，甚至发生子痫而危及母婴安全。妊娠期间食盐的摄入量一定要控制在6g以下。

三忌乱用药物和滋补品。药物使用不当会影响胎儿的健全或健康，特别是怀孕初期。孕妇有病一定要遵医嘱，自己不能乱服药。另外，由于妊娠反应影响进食，一些孕妇怕影响胎儿的营养自行服用补品，例如人参、鹿茸、桂圆、胡桃肉等。这些温热滋补品会导致阴虚阳亢而加剧孕吐、水肿、高血压、便秘等症状，甚至发生流产或死胎等。

四忌刺激性饮食。如饮酒、浓茶、辣椒、冷饮等。孕妇饮酒可造成胎儿心脏和四肢的畸形。如果孕妇饮浓茶，茶中的单宁影响孕妇、胎儿对蛋白质、铁、维生素的吸收利用，进而发生营养不良。辣椒易使孕妇发生便秘。生冷食品可造成腹痛腹泻，甚至导致流产。

3. 孕期妇女的膳食指南

孕育生命是一个奇妙的历程，要以乐观的心态去适应孕期各阶段的生理变化，愉快的心态还可以改善早孕反应；要以积极的措施应对怀孕时期的饮食起居，以健康的生活方式孕育胎儿；充分做好产前的各项准备工作，争取顺利分娩并哺育宝宝，让宝宝健康成长。《中国居民膳食指南（2016）》中对孕期妇女的膳食指南，是在一般人群的膳食指南基础上又补充了 5 条关键推荐。

① 补充叶酸，常吃含铁丰富的食物，选用碘盐。

② 孕吐严重者，可少量多餐，保证摄入含必要量碳水化合物的食物。

③ 孕中晚期适量增加奶、鱼、禽、蛋、瘦肉的摄入。

④ 适量身体活动，维持孕期适宜增重。

⑤ 禁烟酒，愉快孕育新生命，积极准备母乳喂养。

对这 5 条推荐的原因及重要性解读如下。

叶酸对预防神经管畸形和高同型半胱氨酸血症、促进红细胞成熟和血红蛋白合成极为重要。孕期叶酸应达到 $600\mu g DFE/d$［DFE：膳食叶酸当量。由于叶酸的生物利用率仅为 50%，当叶酸补充剂与膳食叶酸混合时其生物利用率可达到 85%，比单纯来源于食物的叶酸利用率高 1.7（85/50）倍。所以叶酸当量的计算公式为：DFE（μg）=膳食叶酸（μg）+1.7×叶酸补充剂（μg）］。除常吃叶酸丰富（如动物肝、蛋类、豆类、酵母、绿叶蔬菜、水果及坚果）的食物外，理论上还应额外补充 $300\mu g/d$。为预防流产、早产，满足孕期血红蛋白合成和胎儿铁储备的需要，孕期还应常吃含铁丰富（如动物肝和血、红肉、深色蔬菜）的食物，如果孕期缺铁严重，可在医师指导下适量补铁。碘是合成甲状腺素的原料，是调节新陈代谢和促进蛋白质合成的必需微量元素，除选用碘盐外，每周还应摄入 1～2 次含碘丰富的海产品。

孕早期应维持孕前的平衡膳食。如果早孕反应严重，可少食多餐，选择清淡适口的膳食，但要保证碳水化合物的摄入量（至少 130g/d），以防因糖类代谢产能缺乏，脂肪分解产能造成的酮血症对胎儿神经系统的损害。

　　自孕中期开始，胎儿生长速率加快，应在孕前膳食的基础上增加奶类 200g/d，动物性食物（鱼、禽、蛋、瘦肉）增加 50g/d，孕晚期增加 125g/d，以满足孕妇和胎儿对蛋白质、维生素 A、钙、铁等营养素和能量增加的需要。建议每周食用 2～3 次鱼类，以提供胎儿脑发育起重要作用的 ω-3 脂肪酸的需要。

　　体重增长是反映孕妇营养状况最实用的直观指标，与胎儿出生体重、妊娠并发症等妊娠结局密切相关。为保证胎儿正常生长发育，孕妇的体重增长应保证在适宜范围（表 5-1）。孕早期体重变化不大，可每月测量一次。孕中晚期应每周测量体重，并根据体重增长速率调整能量摄入和身体活动水平。身体活动有利愉悦心情和自然分娩。若无医学禁忌，多数活动和运动对孕妇都是安全的（如快走、体操、游泳、跳舞、孕妇瑜伽、各种家务劳动等），孕中晚期每天可进行 30 分钟中等强度的身体活动，结合主观感觉选择适宜的活动类型，根据自己的身体状况和孕前运动习惯，循序渐进，量力而行。

表 5-1　孕期适宜体重增长值及增长速率

孕前 BMI/（kg/m²）	总增重范围/kg	孕中晚期增重速率/（kg/w）
低体重（<18.5）	12.5～18	0.51(0.44～0.58)
正常体重（18.5～24.9）	11.5～16	0.42(0.35～0.50)
超重（25.0～29.9）	7～11.5	0.28(0.23～0.33)
肥胖（≥30.0）	5～9	0.22(0.17～0.27)

　　注：w 表示周［此表引自美国医学研究院（IOM）2009］。

　　烟草、酒精对胚胎发育的各个阶段都有明显的毒性作用，容易引起流产、早产和胎儿畸形等。有吸烟饮酒习惯的妇女必须戒烟禁酒，还要远离吸烟环境，避免二手烟的毒害。

4. 母乳喂养需要做哪些准备

　　对于婴儿来说，任何代乳品都无法和母乳相媲美，因此母乳喂养对宝宝是最好的选择。孕妈妈从怀孕起就要做好母乳喂养的各项准备工作。首先要有积极的心理准备，认识母乳喂养的重要性，坚定母乳喂养的信心；其次是知识准备，充分了解母乳喂养过程妈妈的营养需要，学习饮食与分泌乳汁数量和质量的关系，认识哺乳期间保持愉悦心情的必要性；第三是身体准备，调整好饮食起居，保持身心健康，学习母乳喂养的方法技巧，做好母乳喂养的各项前期准备工作。

　　（1）思想准备和心理准备　母乳喂养可给孩子提供全面的营养和充分的肌肤接触，有利孩子的智力、免疫力和体格的健康发育。同时对妈妈产后子宫和体重恢复也非常必要，母乳喂养还可以有效预防乳腺癌，对母子健康均有好处。理论上产后的妈妈都会有奶，这是生物繁衍的自然恩泽。泌乳是一个复杂的生物过程，其发生和数量受机体的神经和内分泌机制来调节。通常乳母的泌乳能力要比 1 个婴儿所需要的乳量大得多，乳量的多少主要由婴儿的需要来调节，随婴儿食量增大泌乳量也会增加。所以产后先不给或少给婴儿喂代乳品，尽早让婴儿吸吮乳头，这种刺激会使乳汁的分泌加快。在正常情况下，产后乳汁分泌量会逐渐增多，只是泌乳的早晚和泌乳量多少受身体状况、哺乳方式和心情好坏的影响较大。许多妈妈都因为最初没有奶水或奶水少、婴儿吸吮的方法不对或乳头疼痛等情况着急焦虑，怕饿到宝宝，早早打消了母乳喂养的念头。母乳喂养还没开始就已经放弃，对孩子造成永远的遗憾。想想看，早年生活水平较低的时候，没有或极少代乳品，也没听说有几个妈妈没有奶水的。所以坚定母乳喂养信心很重要，做好充分的思想准备，克服困难，母乳喂养一定能成功。

（2）知识准备和营养准备　分娩前要认真了解母乳育儿的好处，学习母乳分泌机制、影响因素、个体差别及母乳喂养的方法等方面的知识，对产后可能出现的各种情况有足够的心理准备和应对措施。怀孕期间要注意平衡膳食、营养补充和适宜的体重增长，让身体保持适当的脂肪和营养储备有利于产后乳汁的质量。

（3）身体准备和乳房护理　适度进行身体活动，定期进行产前检查，发现问题及时纠正，保证妊娠期身体健康及顺利分娩，是妈妈产后能够分泌充足乳汁的重要前提。乳房乳头的正常与否会直接影响产后哺乳，因此怀孕后就要进行乳房的按摩保养。如热敷并由外向内按摩乳房，以便疏通乳腺管；不要穿戴过紧的乳罩，影响乳房发育；应使用宽带、棉制乳罩背心支撑乳房，可防止乳房下垂。在孕中晚期还要做好乳头的准备，如清洁乳房后用植物油涂抹乳头，拇指和十指轻轻捏拉乳头，通过摩擦可增加乳头柔韧性（有些敏感孕妇乳头按摩时会引起宫缩，应停止按摩避免早产），防止哺乳时婴儿吸吮造成乳头皲裂；扁平乳头、凹陷乳头的孕妇，应在医生指导下进行矫正。

三、乳母的营养及膳食指南

1. 乳母的特点

乳母由于要分泌乳汁、哺育婴儿，还要恢复产后健康，因此热能和营养素的需要量较常人高。乳母膳食直接影响乳汁的质和量，如果某些营养素供给不足，母体将动用储备或破坏自身组织来稳定乳汁成分，营养状况仍得不到改善，乳汁分泌量就会减少甚至停止，直接影响母婴二人的身体健康。因此，哺乳期营养至关重要。

因为要摄入两个人的营养，乳母应做到食物种类多样，各类营养素既要营养价值高、又要搭配合理。餐次也要比平时多。还要注意多喝一些汤、水，以满足泌乳的需要。随着婴儿生长发育，乳母的乳汁分泌量也会持续增加，特别是婴儿3~7个月时，由于乳汁分泌量增多需要持续供给较多的营养物质，直至断奶。所以坐月子时大量补充营养，出了月子就吃普通膳食是不正确的。

因为乳母的身体状况、精神状态、情绪、营养水平等都可以通过乳汁传递给婴儿，所以，乳母不宜吸烟、饮酒，也不宜吃辛辣和刺激性食物。乳母患传染性疾病一定要断奶。吃药也要十分慎重，有些药物以乳汁途径传给婴儿，使婴儿出现药疹，甚至更严重的后果。另外，有些妇女休完产假后，接着就因工作紧张、休息太少而少奶或无奶。必须保证生活规律、睡眠充足、避免情绪波动，保持乐观的情绪，以免影响奶水质量。

2. 营养需要及膳食指南

（1）热能　对于乳母营养需要，中国营养学会建议乳母较正常妇女增加热能2090kJ（500kcal），另外可根据乳母体重来衡量热能摄入是否充足，如乳母较孕前消瘦，则表示能量摄入不足，如乳母发胖则表示能量摄入过多。由于产后卧床较多，腹肌和盆底肌松弛，易发生便秘。又因为活动少，进食高糖、高蛋白、高脂肪的食物较多易发生产后肥胖。

（2）蛋白质　乳母摄入蛋白质不仅满足自身需要，还要保证乳汁中蛋白质的含量，因此要增加蛋白质摄入。我国营养学会建议每日供给量较正常妇女增加25g，其中要保证优质蛋白的摄入，如鸡蛋、牛奶、瘦肉、豆制品、鱼、虾等。

（3）矿物质　主要应增加钙及铁的摄入。正常乳母每日因分泌乳汁而耗损300mg的钙。如果乳母钙供应不足就会动用体内功能钙，引起母体缺钙。因此，乳母要增加钙的摄入量，每日较孕前增加200mg，使总量达到1000mg。多吃含钙丰富的食物，如奶及奶制品、鱼、贝类、虾皮、豆制品等。乳母铁的摄入量对乳汁中铁的含量影响不大，乳母增加铁的摄入主要是预防自身缺铁。对婴幼儿来说，应适当补充含铁丰富的辅食，以弥补母乳中铁的不足。海带、紫菜等富含碘，也是乳母所需要的营养食品。

（4）维生素　乳母对各种维生素的需求都比常人高。因此，膳食中应提供富含维生素的食品，多吃新鲜的水果和蔬菜。乳母维生素 A 的摄入量影响乳汁中维生素 A 的含量，特别是产后两周内的初乳。我国营养学会建议，乳母维生素 A 推荐量比一般成年女性增加 $600\mu g$ RAE，使总量达到 $1300\mu g$ RAE。维生素 E、维生素 B_1 有促进乳汁分泌的作用，也应适当补充。

由此可见，乳母需要更多的营养才能保证哺育婴儿，恢复妊娠和分娩过程的身体损伤及体力消耗的营养需要。世界卫生组织建议婴儿 6 个月内应纯母乳喂养，6 个月以上可在添加辅食的基础上继续母乳喂养到 2 岁甚至更长时间。母乳的质量直接关系到孩子的健康成长，良好的营养是保证母乳质量的基础，也是产妇尽快恢复健康的保障。中国营养学会制定的哺乳期妇女的膳食指南是在一般人群的基础上又增加了五条关键推荐。

① 增加富含优质蛋白质及维生素 A 的动物性食物和海产品，选用碘盐。

② 产褥期食物多样但不过量，重视整个哺乳期营养。

③ 愉悦心情，充足睡眠，促进乳汁分泌。

④ 坚持哺乳，适度运动，逐步恢复适宜体重。

⑤ 忌烟酒，避免浓茶和咖啡。

3. 合理安排产褥期膳食

顺产产妇刚分娩的一两天通常会感觉疲劳乏力，胃肠功能也较差。饮食上应选择清淡、稀软和易消化的食物，如小米粥、面条或面片、煮鸡蛋、蛋羹或加一些蔬菜的（胡萝卜、土豆、菠菜、西葫芦等）的鸡蛋饼等，之后就可过渡到正常膳食。剖宫产手术的产妇，手术后约 24 小时胃肠功能恢复，排气后给予术后流食 1 天（如小米稀粥、稀面片汤等），但忌用牛奶、豆浆、糖水等胀气食物。情况好转后吃清淡、稀软和易消化的食物 1～2 天再转为普通膳食。

产褥期比平时可多吃些鸡蛋、禽肉类、鱼类、动物肝脏、动物血等食物，以保证优质蛋白的供应以促进乳汁分泌，但不应过量。另外还要注意吃蔬菜水果，保证维生素和矿物质的摄入。

产褥期一天膳食搭配举例如下。

早餐：菜肉包子，小米红枣稀饭，胡萝卜海带丝（开水焯后加糖、醋、酱油、蒜泥和麻油拌）

早点：牛奶

午餐：豆腐鲫鱼汤，黄瓜炒鸡蛋，米饭

午点：苹果

晚餐：炖鸡汤，虾皮炒小白菜，馒头

晚点：牛奶，煮鸡蛋

4. 如何增加泌乳量

（1）愉悦心情，坚定母乳喂养信念　家人也要充分关心乳母，帮助其调整心态，舒缓压力，树立信心。不要一开始因担心孩子吃不饱就主张代乳品喂，打击母乳喂养的积极性。全家同心协力，争取母乳喂养能顺利进行。

（2）尽早开奶是母乳喂养成功的关键　如果顺利分娩，母子健康状况良好，婴儿娩出后应尽快吸吮母亲乳头，刺激乳汁分泌并获得初乳（分娩后 7 天之内分泌的乳汁称为初乳。初乳呈淡黄色，质地黏稠，含有丰富的营养和免疫活性物质，有助于肠道功能的最初发展并提供免疫保护，对婴儿十分珍贵）。正常新生儿第一次哺乳应该在产房开始，第一口食物应该是母乳。婴儿娩出、断脐和擦干羊水后，即可放在母亲身边，与母亲皮肤接触，并开始让婴儿分别吸吮两侧乳房各 3～5min，方法是用拇指和十指中指捏住乳晕部分送到孩子嘴里，让孩子含住包括乳晕部分的乳头吸吮，同时挤压乳晕下的乳窦，这样通常可吸吮出数毫升初乳。照此方法，每隔 2～3h 就让孩子吸吮一次，刚出生的婴儿已具备强烈的觅食和吸吮反射能力，通过反复吸吮就可以刺激乳头感觉神经细胞，促进泌乳反射。母亲也十分渴望看见和抚摸自己的宝宝，这种亲子接触也有利于乳汁分泌。正常分娩的情况不宜喂食糖水和奶粉，以避免降低新生儿吸吮的积极性（孩子习惯奶嘴后，因奶瓶出水方便快捷，孩子就会拒绝乳头），同时也可降低过敏的风险。有些产妇由于各种原因（乳头内陷、皲裂疼痛、乳腺管堵塞等）造成哺乳困难，但只要坚定信念不言放弃，克服困难最终一定能成功。关于开奶，中国营养学会的关键推荐如下。

① 分娩后尽早开始让新生儿反复吸吮乳头。

② 新生儿出生后的第一口食物应该是母乳。

③ 产后体重下降只要不超过 7% 就应坚持纯母乳喂养。

④ 新生儿吸吮前不需过分擦拭或消毒乳头。

⑤ 温馨环境、愉悦心情、精神鼓励、乳腺按摩等辅助因素有助于顺利成功开奶。

（3）合理营养，多喝汤水　营养可以保证乳汁的质量，食物多样是充足营养素的保障。除营养素全面充足以外，乳母的摄水量还与乳汁的分泌量密切相关。所以兼顾营养和补水的最佳方案就是喝汤。乳母要多喝各种汤（鸡汤、鲜鱼汤、猪蹄汤、排骨汤、肉汤和豆腐汤等），每餐都要有带汤水的食物。喝汤也有讲究，需要注意如下问题。

第一，餐前不宜喝太多汤。因为汤水营养密度不高，喝汤太多影响其他食物的摄入进而减少营养素的数量。可以在餐前先少喝一点，待八九成饱了再喝一碗。另外可每天在陶瓷煲汤锅里准备一锅汤（例如鲫鱼豆腐汤：少量油煎鲫鱼后加水放入煲汤锅，加葱、姜小火炖，后加豆腐，在汤锅煨熟后保温，不加盐或少加盐），当水喝。

第二，喝汤时也要吃肉。因为汤的成分只有肉的 1/10，为了最大限度的营养摄入，喝汤也吃肉更有利母婴的健康。

第三，不宜喝多油浓汤。太浓脂肪太多的汤不仅影响乳母的食欲，还会造成婴儿脂肪消化不良性腹泻。所以煲肉汤要选择脂肪较低的鱼类、瘦肉、排骨和禽类（去油）。乳量充足的乳母还可以选择米酒蛋花汤、豆腐汤、米汤、面汤和蔬菜汤等。

第四，可根据产妇需求熬制功能性汤。如补血可加红枣、红糖、木耳、动物肝脏和动物血等。乳汁不足可加入对催乳有帮助的黄豆、花生、木瓜、丝瓜、仔鸡、猪蹄等，还可以用纱布包好的通草、王不留行等中药放在汤锅里一起煮，可促进乳腺疏通和乳汁分泌。

（4）生活规律，保证睡眠　尽量做到起居规律，每天保证 8h 以上的睡眠，避免过度疲劳造成泌乳减少。

（5）产后运动　产后做适当的身体活动有利体能恢复、体重和身材恢复及乳腺疏通。早期运动对于恶露的排出、子宫恢复十分有利，对缓解产后肌肉和骨骼的酸痛也有效果，有规律的运动还可缓解压力并减少产后抑郁症的发生。产褥期的运动可采用产褥期保健操（图 5-1），做操的力度应根据分娩情况及身体状况量力而行。顺产产妇一般产后第二天就可以开始，每 1～2 天增加一节，每节做 8～16 次，6 周后可选择其他锻炼方式。

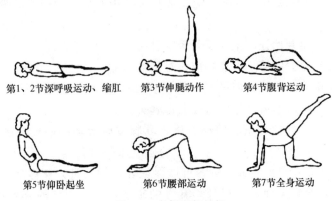

第1、2节深呼吸运动、缩肛　　第3节伸腿动作　　第4节腹背运动

第5节仰卧起坐　　　　第6节腰部运动　　　　第7节全身运动

图 5-1　产褥期保健操

第一节　仰卧，深吸气，收腹部，然后呼气。

第二节　仰卧，两臂平直放于身旁，进行缩肛与放松运动。

第三节　仰卧，两臂平直放于身旁，两腿轮流上举和并举，与身体呈直角。

第四节　仰卧，髋与腿放松，腿分开稍曲，脚底放在床上，尽力抬高臀部及背部。

第五节　仰卧起坐。

第六节　跪姿，双膝分开，肩肘垂直，双手平放床上，腰部进行左右旋转动作。

第七节　全身运动。跪姿，双臂支撑在床上，左右腿交替向背后高举。

产后 6 周开始，可以进行有氧运动如散步、慢跑等。一般由每天 15min 逐渐增加至每天 45min，每周坚持 4～5 次，形成规律。对于剖宫产的产妇，应根据自己的身体状况如贫血与否和伤口恢复情况，适度增加有氧运动及力量训练。

第二节 ┃ 婴幼儿营养

婴幼儿及儿童年龄段的划分并没有统一规定。一般分为新生儿期、婴儿期、幼儿期和学龄儿童期。出生至 28 天为新生儿期；婴儿是指出生后到 1 岁；幼儿期一般分为 1～3 岁和 4～6 岁两个阶段，1～3 周岁称为幼儿期，3 岁以后到学前为学龄前期（幼童期，相当幼儿园阶段）；学龄儿童一般指 6～12 岁。营养是维持生命与生长发育的物质基础，孩子正处在生长发育的旺盛阶段，是一生的重要时期，营养与热能的供给合适与否，直接关系到体力和智力的发育。这一时期如果营养不足，就会出现抵抗力下降、瘦弱或某种营养的缺乏症，这个时期的孩子，特别是婴幼儿各种生理机能尚未发育成熟，消化吸收功能较差，对食物的消化吸收及排泄均有一定限制。所以，婴幼儿膳食有一定特殊要求，食物供给不仅要保证营养需要，而且要适合婴幼儿的生理特点，合理喂养。

一、婴幼儿的生理特点

婴幼儿生长发育迅速，新陈代谢旺盛，是人类一生中生长发育最快的时期。其体重从出生时的平均3kg，至1周岁时可增加3倍约9kg；身长从出生时的平均50cm增至1周岁时的平均75cm；出生时大脑质量约400g，1周岁时增至800g，脑细胞数量和体积增大；神经细胞突触增长，分支数目增多；骨骼肌肉增大加长；体内各器官增重增大，功能逐渐完善；心理智能发展迅速。

婴儿肠壁腺体发育差，消化酶功能弱，消化道蠕动调节不稳定，易受气候变化、食物性质改变及肠道感染的影响而出现腹泻、呕吐等胃肠功能紊乱现象，所以对母乳以外的食品不耐受。婴儿在营养需求和胃肠消化吸收能力方面存在一定矛盾，在安排饮食喂养时有一定难度，必须根据其生理特点精心安排。随着胃容量的增大，消化功能增强，对各种食物的耐受力有所提高，但消化酶的活性和肾脏的排泄功能等仍不及成人，对饮食要求仍比较高。

二、营养特性

根据婴幼儿的生理特点和饮食特性，更应注意如下营养因素。

1. 热能

婴幼儿所需热能除满足基础代谢和体力活动的需要外，还要用于生长发育。婴儿主要通过乳汁和辅食喂养，如果数量不足或营养成分欠缺，就会引起热能供应不足，短期内表现为体重不增或增长缓慢。热能摄入是否满足需要，可以通过测量体重来进行评估，其标准体重的计算为：

$$1\sim 6 \text{月小儿体重}=[\text{出生体重(kg)}+\text{月龄}\times 0.7]\text{kg}$$

$$7\sim 12 \text{月小儿体重}=[6(\text{kg})+\text{月龄}\times 0.25]\text{kg}$$

$$1 \text{岁后小儿体重}=[(\text{年龄}\times 2)+8]\text{kg}$$

身高和体重的增长都是年龄越小，增长越快。正常婴幼儿平均身高、体重见表 5-2。

表 5-2　正常婴幼儿童的体重和身高

年龄	男 童		女 童	
	体重/kg	身高/cm	体重/kg	身高/cm
出生	2.9～3.8	48.2～52.8	2.7～3.6	47.7～52.0
1 月	3.6～5.0	52.1～57.0	3.4～4.5	51.2～55.8
2 月	4.3～6.0	55.5～60.7	4.0～5.4	54.4～59.2
3 月	5.0～6.9	58.5～63.7	4.7～6.2	57.1～59.5
4 月	5.7～7.6	61.0～66.4	5.3～6.9	59.4～64.5
5 月	6.3～8.2	63.2～68.6	5.8～7.5	61.5～66.7

年龄	男 童		女 童	
	体重/kg	身高/cm	体重/kg	身高/cm
6 月	6.9～8.8	65.1～70.5	6.3～8.1	63.3～68.6
8 月	7.8～9.8	68.3～73.6	7.2～9.1	66.4～71.8
10 月	8.6～10.6	71.0～76.3	7.9～9.9	69.0～74.5
12 月	9.1～11.3	73.4～78.8	8.5～10.6	71.5～77.1
15 月	9.8～12.0	76.6～82.3	9.1～11.3	74.8～80.7
18 月	10.3～12.7	79.4～85.4	9.7～12.0	77.9～84.0
21 月	10.8～13.3	81.9～88.4	10.2～12.6	80.6～87.0
2 岁	11.2～14.0	84.3～91.0	10.6～13.2	83.3～89.8
2.5 岁	12.1～15.3	88.9～95.8	11.7～14.7	87.9～94.7
3 岁	13.0～16.4	91.1～98.7	12.6～16.1	90.2～98.1
3.5 岁	13.9～17.6	95.0～103.1	13.5～17.2	94.0～101.8
4 岁	14.8～18.7	98.7～107.2	14.3～18.3	97.6～105.7
4.5 岁	15.7～19.9	102.1～111.0	15.0～19.4	100.9～109.3
5 岁	16.6～21.1	105.3～114.5	15.7～20.4	104.0～112.8
5.5 岁	17.4～22.3	108.4～117.8	16.5～21.6	106.9～116.2
6 岁	18.4～23.6	111.2～121.0	17.3～22.9	109.7～119.6
7 岁	20.2～26.5	116.6～126.8	19.1～26.0	115.1～126.2
8 岁	22.2～30.0	121.6～132.2	21.4～30.2	120.4～132.4
9 岁	24.3～34.0	126.5～137.8	24.1～35.3	125.7～138.7
10 岁	26.8～38.7	131.4～143.6	27.2～40.9	131.5～145.1

2. 蛋白质

婴幼儿生长发育迅速,必须有足够的蛋白质满足组织更新和生长的需要。在出生两个月内,估计有 50% 的蛋白质用于组织生长。婴儿在出生 6 个月内是大脑发育的关键时期,也需要足够的蛋白质供应。我国建议婴幼儿每天蛋白供给量为 1.5～3.5g/kg 体重。蛋白质主要由动物性食物及奶类(如果母乳不足,可增加婴儿配方奶粉)提供。若以米粉或米汤等喂养,都会造成蛋白质缺乏。如果长期缺乏蛋白质,不仅影响大脑发育,也会使体重和身高增加缓慢,肌肉松弛,抵抗力下降,严重会引起营养不良性水肿或营养消瘦症,甚至造成死亡。

3. 脂类

由于婴幼儿单位体重所需热能高,所以必须有一定量的脂肪来提供热能。此外,脂肪还能提供必需脂肪酸,促进脂溶性维生素的吸收等作用。类脂如磷脂、胆固醇对生长发育也很重要。一般情况下,奶、蛋等脂肪即可满足婴儿需要,随着年龄的增长,要适当增加含脂类的辅食。

4. 矿物质和维生素

由于婴幼儿骨骼、牙齿的发育和血液增多的特性,对钙和铁的需要量较多。

婴幼儿一般情况不需要额外补钙，但是要通过晒太阳和补充维生素 D 帮助钙的吸收。除非乳母自身缺钙，婴儿出现烦躁不安、枕秃等缺钙症状，经医院检查确认后可通过骨粉、蛋皮粉等进行补充。母乳中含铁少，对 6 个月以后的婴儿应添加含铁丰富的辅食补充，如蛋黄、动物血制品、肝、菜泥等。

母乳中的维生素多数可以满足婴儿的需要。钙的吸收利用依赖于维生素 D 的作用，缺乏维生素 D 时钙的吸收减少，影响骨骼发育，易患佝偻病。要通过多晒太阳等方式及时补充。另外婴幼儿维生素 A 和维生素 C 需要量较大，可以通过鱼肝油、菜汁、果汁等辅食进行补充。

三、婴儿喂养

婴儿喂养可分为母乳喂养、人工喂养和混合喂养三种方式。

1. 母乳喂养

母乳是婴儿最理想的营养食品，产后有条件哺乳的母亲，一定要母乳喂养。母乳喂养不仅可以促进孩子生长发育，还可以提高免疫力和智力水平，有利于孩子的健康成长。WHO 提出号召，要求 80% 的婴儿在出生 6 个月内应得到母乳喂养。

（1）母乳喂养的优点

① 母乳所含营养素可以满足 6 个月以内婴儿营养的全部需要。母乳中各种营养素的比例适宜，易于消化吸收，并能随婴儿成长改变其成分质量。

② 母乳中含有免疫球蛋白，而且有抗过敏作用。所以，母乳喂养的婴儿抗病能力比较强，不易发生呼吸道、肠道疾病和皮肤过敏反应。

③ 母乳中牛磺酸含量远大于牛乳，有利于婴儿生长发育，特别是大脑的发育。牛磺酸对婴幼儿中枢神经系统的发育有举足轻重的作用。牛磺酸可能作为神经递质参与并加强神经活动的传导，从而增强记忆功能。如果婴幼儿缺少牛磺酸，会导致中枢神经系统发育缓慢，造成智力低下等不良后果。

④ 经济、卫生、方便。

⑤ 促进产后恢复、增进母婴交流。

婴儿出生后应尽量提早喂奶（一般正常分娩半小时后即可进行哺乳），以促进乳汁的分泌。喂奶间隔没有严格限制，通常随婴儿年龄增大而延长。出生 1～2 个月，一般每小时喂一次；3～5 个月，每隔 3h 喂一次；6 个月以后可 4h 喂一次。每次喂奶时间约 20min。婴儿 6 个月后对营养要求增加，单纯母乳喂养就不能满足生长的需要了，应该逐步增加辅助食品。

（2）添加辅助食品的原则

① 符合婴儿消化能力和营养需要。

② 逐步适应，从稀到稠，从少到多，从细到粗。

③ 习惯一种后再添另一种。

④ 婴儿健康时添加。

⑤ 禁止高糖、盐、调味品的食物。

⑥ 辅食以小匙喂给以锻炼婴儿的咀嚼能力。

孩子从吃奶到成人饮食需要一个过渡阶段和适应过程，大约为半年或更长。此阶段逐步增加食物的品种和数量，训练孩子的吞咽能力和咀嚼能力，促进牙齿的萌出，养成咀嚼习惯。

（3）辅助食品的添加顺序　新生儿2周起，首先添加鱼肝油1滴；6个月开始可添加含铁丰富的食物如蛋黄，先用1/4只，以后逐渐加大摄入量；另外可添加米粉糊等，增加碳水化合物的摄入量，并逐渐加菜泥、果泥、肝泥；6个月起，可加磨牙饼干，训练幼儿咀嚼食物的能力；随着胃肠功能增强，可逐渐加肉末、鱼泥、黄豆制品等。加辅食过程一定要根据孩子的消化情况由少至多，循序渐进。

蔬菜应在水果之前添加，因为婴儿喜爱甜味，先加水果就会拒绝蔬菜。家长也应关注孩子的营养，不应注重口味，不要养成挑剔食物的习惯，以免摄食单一造成营养不良。固体食物的添加顺序应该是：谷类、蔬菜、水果、鱼肉类。

2. 人工喂养

凡不能用母乳喂养，采用代乳品喂养婴儿的方式称为人工喂养。当婴儿患某些代谢性疾病；乳母患某些传染性疾病或精神疾病；乳母生病服药期间；经专业人员指导和各种努力后乳汁仍分泌不足或无乳汁分泌等原因，不能用纯母乳喂养时建议首选适龄婴儿配方奶粉喂养。任何婴儿配方奶粉都不能与母乳相媲美，只能是母乳喂养的无奈选择或母乳不够时的补充。使用配方奶粉喂养的婴儿应注意如下问题。

（1）冲泡奶粉的水质和水温　不要用纯净水或矿泉水冲奶粉。纯净水失去了普通自来水的矿物元素，而矿泉水本身矿物质含量比较多且复杂。自来水煮沸后，放凉或调至50℃左右，再用来冲奶粉就可以了，避免水温高使奶粉中某些对热不稳定的维生素和免疫活性物质遭到破坏，水温过高，还会使奶粉中的乳清蛋白产生凝块，影响消化吸收。

（2）冲泡奶粉的浓度和顺序　配方奶的浓度应按照按奶粉罐上说明冲泡，用购买奶粉所带的专用勺量取奶粉，应该量平勺（不要压实）。冲调顺序应该先在奶瓶里加温开水到需要的体积，再放量好的奶粉搅拌均匀。浓度稀导致蛋白质含量不足造成营养不良；过浓胃肠消化能力难以承受导致消化不良。因此冲泡奶粉过稀过浓都会对宝宝的健康产生影响。

（3）冲泡奶粉的数量和温度　新生儿食量因生长阶段不同而渐渐增加，新生儿1～2周时一般每次吃奶60～90mL，3～4周时每次吃奶100mL，每天喂5～6次。以后再根据具体情况酌量增加，喂奶次数适当减少，甚至可以不喂夜奶。婴儿存在个体差异，食量各不相同，通常一日总量按照150～200mL/kg体重大致计算，每餐吃奶量大致平均分配，但要注意掌握总量。奶温应比体温稍高，40℃左右为宜。50℃左右的热水，调好奶后大约就达到40℃了，装好奶嘴，滴一点在手腕内侧试一下温就可以喂孩子了。

（4）喂奶方法及注意事项　给新生儿喂奶，以坐姿为宜，肌肉放松，让新生儿头部靠着产妇的肘弯处，背部靠着前手臂处，呈半坐姿态。喂奶时，先用奶嘴轻触新生儿嘴唇，刺激新生儿吸吮反射，然后将奶嘴小心放入新生儿口中，注意使奶瓶保持一定倾斜度且奶水始终要充满奶嘴，防止新生儿吸入空气。喂奶结束，只要将手指点其嘴角，即可拔出奶嘴。然后竖着抱起，轻轻拍背到打嗝，防止漾奶。还需要注意的是，泡好的奶粉在没用过的情况下常温存放不能超过2h，剩奶也不要放温奶器保存，婴儿不能再吃。另外，冲调好的奶粉不能再煮沸，这样会失去原有的营养价值。

人工喂养的婴儿容易发生便秘，所以要多喝水，必要时水中加一点"清火宝"（天然成分，药房有售）。6个月以上婴儿可以加菜泥、大枣和木耳泥（煮熟后打泥）、香蕉泥、海带泥（去油排骨汤煮软打泥）、苹果泥、南瓜泥、鲜玉米泥等，也可混合打泥（如菠菜和胡萝卜；西兰花、胡萝卜和香蕉；鲜玉米和胡萝卜等）。有营养且对便秘有缓解作用。

（5）奶具消毒　喂完奶后奶瓶、奶嘴、搅拌用具等刷洗干净后放消毒锅消毒（市场上销售的电热消毒锅非常方便，到时间自动停止，有的还兼顾温奶的功能。为了防止结垢，消毒锅里可以放纯净水）。

3. 混合喂养

凡母乳不足，加用其他代乳品喂养婴儿时称混合喂养。其原则是先喂母乳，再喂配方奶，每天必须喂母乳3次以上。让婴儿按时吮吸乳头，刺激乳汁分泌。其他参考人工喂养。

四、婴幼儿喂养指南

中国婴幼儿喂养指南是与一般人群膳食指南并行的喂养指导。出生后至2岁，生命早期的营养对婴幼儿的体格生长、智力发育、免疫功能等指标会产生至关重要的影响。根据婴幼儿的喂养特点，中国营养学会把喂养指南分为两部分，6个月龄内婴儿喂养指南和7～24月龄婴幼儿喂养指南，分别介绍如下。

1. 6个月龄内婴儿喂养指南

出生后180天内的婴儿要完成从宫内依赖母体营养到出生后依赖食物营养的过渡。新生儿的消化器官和排泄器官发育尚未成熟，消化吸收的能力较低，此时只有母乳可提供安全、优质、组成结构适宜的营养成分及生物活性成分，满足婴儿成长发育的需要。母乳的营养物质，除满足婴儿的全部营养需要外，还能使婴儿平稳进行宫体内外的营养过渡，降低感染性疾病和过敏发生的风险，呵护其胃肠功能逐渐成熟起来。没有任何喂养方式能和母乳喂养相媲美，所以为了宝宝的健康成长，有条件一定要坚持母乳喂养。中国营养学会参照WHO和联合国儿童基金会（UNICEF）及其他国际组织的相关建议给出了 6 个月内婴儿母乳喂养指南，关键推荐如下。

① 产后尽早开奶，坚持新生儿第一口食物是母乳。

② 坚持 6 月龄内纯母乳喂养。

③ 顺应喂养，建立良好的生活规律。

④ 生后数日开始补充维生素 D，不需补钙。

⑤ 婴儿配方奶是不能纯母乳喂养的无奈选择。

⑥ 监测体格指标，保持健康生长。

根据这些推荐内容，还有一些母乳喂养的相关细节，必要时可以参考。

（1）母乳喂养方法

① 哺喂细节：关于开奶的重要性和细节，前面乳母产褥期注意事项中已提及，此处不再赘述。喂奶时最好采用坐姿，两侧乳房轮流喂，吸尽一侧再吸另一侧，若一侧乳汁已满足婴儿需要，另一侧也要用吸奶器吸出，以免乳房憋胀形成乳腺炎或回奶。完成喂奶后应将婴儿竖直抱起，头靠在妈妈肩上，轻拍背部至打嗝，排出吞入的空气，防止漾奶。

② 如何促进乳汁分泌：母乳的数量是随孩子的食量增加而增长的，所以让孩子吸得越空，乳汁就分泌越多。孩子出生后尽早让其吸吮乳头（每隔 2～3h 吸吮一次），必要时用吸奶泵作为辅助手段。频繁地吸吮刺激乳头，可促使神经传导系统刺激泌乳。另外乳母的身体和营养状况、精神和心理因素也是乳汁分泌的重要保证。生产后宝宝应放在母亲身边，这种亲密接触有利产妇的愉悦心情，通过哺乳过程肌肤接触和母子互动，建立母亲的责任感和信心。另外还要保证产妇的营养和充足的睡眠，使其尽快恢复体力和健康，以便顺利喂养宝宝。

③ 如何判断乳汁的分泌量是否充足：婴儿每天能够得到 8～12 次较为满足的母乳，哺喂时可观察到婴儿有节律的吸吮和吞咽。新生儿最初两天每天排尿 1～2 次，若有粉红色尿酸盐结晶，应在第 3 天消失，从第 3 天开始每 24h 排尿应达到 6～8 次。出生后每 24h 至少排便 3～4 次（开始是黑色胎便），每次数量应多于 1 大汤勺，3 天后，每天可排软黄便 4～10 次。

（2）坚持 6 月内纯母乳喂养　纯母乳喂养能满足 6 个月以内婴儿所需的全部液体和所有营养素。要顺利进行母乳喂养除母亲个人的努力外，家庭、社会、医护技术人员和工作单位也应给予积极的支持和帮助。为培育下一代，需要全社会的共同努力。

① 判断母乳的摄入量：很多妈妈担心纯母乳喂养宝宝吃不饱，如何判断吃饱与否呢？通常，如果纯母乳喂养，一天能尿湿 5～6 个尿片，就说明宝宝吃饱了。另外婴儿的体格生长可以真实地反映婴儿的营养状况。通过定期测量婴儿的体重、身高、头围等指标，可以掌握婴儿的成长情况，如果各项发育指标正常，就说明

母乳量足够。关于身高、体重的正常指标可参考本章表 5-2。头围（两眉弓距离中心点到后枕骨最高点一圈）一般出生时平均为 34cm，三个月时 40cm，一岁时 46cm，两岁时 48cm，五岁时 50cm，十五岁 54～58cm，接近成人。前囟门一般 6 个月开始逐渐变小，1～1.5 岁闭合。根据个体不同，适当有所差别。

② 间接哺乳：先吸出母乳后再喂婴儿称间接哺乳。有些特殊情况需要间接哺乳，如乳母生病服药期间、上班期间等。乳母乳汁量充足吃不完时或需要间接哺乳时（上班期间）用吸奶泵吸出后保存，以备不时之需。吸出的母乳保存方式和时间见表 5-3。

表 5-3 母乳保存方式和保存时间

保存条件和温度	允许保存时间
室温存放(20～30℃)	4h
冷藏	
便携式保温包或保温盒(15℃以上)	24h
冰箱冷藏(4℃左右)	48h
冰箱冷藏(4℃左右)常开冰箱门	24h
冷冻	
冰箱变温区(−5℃～−15℃)	3～6 个月
冰箱冷冻区(−20℃)	6～12 个月

母乳保存和使用注意事项如下。

a. 保存母乳应使用一次性储奶袋或使用经严格消毒的储奶瓶。冷冻保存时不要使用玻璃器皿以免被冻裂。储奶袋（瓶）上要标明具体存放时间，做到心中有数。

b. 冷冻保存的母乳要在喂奶之前在冷藏室或室温解冻（为防止破坏母乳中的生物活性成分，不要采用蒸煮或微波等方法快速解冻），解冻后的母乳不能长时间放置，也不能再次冷冻。

c. 喂奶时，应把解冻后的母乳倒入消毒过的奶瓶中放入温奶器中温热（40℃）然后再哺喂孩子。

（3）顺应喂养 母乳喂养要顺应婴儿肠道逐渐成熟的过程，从按需喂养模式逐渐向规律喂养模式过渡。新生儿因饥饿哭闹时应及时哺喂，不要强求喂奶的次数和时间，每天喂奶的次数可以 8～10 次甚至更多。特别是 3 月龄以内的婴儿，孩子胃容量小，生长发育快，有些母亲开始乳汁量不是太多，通过婴儿反复吸吮还可以疏通乳腺管，增加乳汁的分泌。随着月龄的增加，婴儿胃容量逐渐增大，摄乳量也会增多，随之乳母的泌乳量也会自然增多，喂奶次数会自然减少。通过母子的相互适应，逐渐形成定时喂奶的习惯。如果是非饥饿原因哭闹，搞不清原因应及时就医。

（4）维生素 D 的重要性和维生素 K 的相关性 婴幼儿的骨骼生长较快，牙齿开始萌出。骨骼和牙齿的生长基础是钙磷代谢成骨盐沉积，促进骨骼生长。活性维生素 D 可调节钙磷代谢，促进骨对钙磷的吸收，有利于生长发育。若维生素 D 不足，会造成钙磷代谢紊乱，骨骼软化，严重的会导致婴儿佝偻病和软骨病。母乳中维生素 D 含量较低，通常不能满足婴幼儿骨骼的生长需要，应通过补充维生素 D 和适宜的阳光照射进行弥补，一般不需额外补钙。

由于母乳中维生素 K 含量低，在新生儿肠道菌群建立起来之前，为了预防新生儿维生素 K 缺乏导致的相关出血性疾病，应在医生的指导下，补充维生素 K，特别是剖宫产婴儿。

① 如何补充维生素 D：新生儿 2 周左右可开始补充维生素 D 制剂，每天一次性补充 10μg（400IU），可在喂奶前用滴管滴入婴儿口中，然后再喂奶。10μg 维生素 D 就可以基本满足因季节、污染等原因而晒不到太阳的婴儿需要。人工喂养的婴儿不必补充，因为合乎标准的配方奶粉已按需添加了维生素 D。

② 如何晒太阳：通过太阳光紫外线照射可以激活皮下维生素 D 原，变成活性维生素 D。婴儿晒太阳需注意如下问题。在阳光充足、温度适宜、没有污染的情况下，可经常抱孩子到户外（室内隔着玻璃窗晒太阳，玻璃会阻挡大多数紫外线）晒晒太阳，使孩子多适应环境变化，观察五彩缤纷的自然现象，对孩子的健康成长大有好处。晒太阳时要尽可能多的裸露皮肤；如果光线较强可以在树荫下，享受树叶缝隙的阳光抚慰；晒太阳时注意要让孩子的眼睛背对阳光，以免造成视觉伤害。

（5）关于婴儿配方奶粉　婴儿配方奶粉又称母乳化奶粉，它是为了满足婴儿的营养需要，在普通奶粉的基础上加以调配的奶制品。婴儿配方奶粉以奶粉、乳清粉、大豆、饴糖等为主要原料，加入适量的维生素和矿物质以及其他营养物质，经加工后制成的粉状食品。随着科学技术的发展，对母乳成分和结构的分析越来越精细，婴儿配方奶粉也在进行不断地改进，使之在营养素、成分和性能方面越来越接近母乳。配方奶比普通的液态奶、成人奶粉、蛋白粉、豆奶粉等更适合婴儿，也可基本满足 0～6 月婴儿的营养需要。但目前配方奶粉对母乳中低聚糖、乳铁蛋白和免疫球蛋白等生物活性成分还无法模拟，所以仍无法和母乳相媲美。在各种原因造成的不能用母乳喂养的情况下，应首选婴儿配方奶粉。另外，随着宝宝的成长，单一母乳在营养和数量方面可能会力不从心，为了宝宝的健康，配方奶粉可作为母乳的补充和接力棒。

首次补充配方奶粉时，为避免宝宝过敏可先少量试喂，认真观察孩子的反应。对吃惯母乳，不接受奶瓶和配方奶的宝宝，可以先把奶嘴多扎几个眼，让其出水顺畅些（吸吮不太费劲），同时奶温可稍热一点（不烫为宜，可减少味觉不适），在宝宝比较饥饿时哺喂，效果会更好一些，宝宝慢慢就会适应。

（6）定期监测宝宝的体格指标　小儿体格指标（身长、体重、头围、胸围等）是用来判断营养是否充足的依据，身长和体重是反映小儿营养状况的最直观数据，疾病或喂养不当等因素造成的营养不良，会导致小儿的生长缓慢或停滞。6 月龄内的婴儿可每个月测量一次身长和体重（参照表 5-2），判断婴儿体格指标是否达标。另外，婴儿生长因存在个体差异，有阶段性波动。母乳喂养的指标也有可能低于吃配方奶的婴儿。婴儿生长，有自身规律，不要盲目攀比，只要合理喂养，指标在正常生长范围，则是健康生长状态。

2. 7～24 月龄婴幼儿喂养指南

对于 7～24 月龄婴幼儿，母乳仍然是重要的营养来源。但单一的母乳喂养已不能完全满足小儿能量及营养素的需求，应该添加辅食满足其营养需要。另外，此年龄段的婴幼儿也需要通过食物来锻炼胃肠道，使消化能力逐步适应多样的饮食结构。这个年龄段属于逐步向成人膳食水平的过渡阶段。针对我国 7～24 月龄婴幼儿喂养需求及可能出现的问题，同时参考 WHO 等的相关建议，中国营养学会对该月龄婴幼儿推荐了 6 条喂养指南。

① 继续母乳喂养，满 6 月龄起开始添加辅食。

② 从富含铁的泥糊状食物开始，逐步添加达到食物多样。

③ 提倡顺应喂养，鼓励但不强迫进食。

④ 辅食不加调味品，尽量减少糖和盐的摄入。

⑤ 注意饮食卫生和进食安全。

⑥ 定期监测体格指标，追求健康生长。

根据这些推荐内容，我们进一步解读如下。

（1）继续母乳喂养，开始添加辅食 母乳仍然可以为满 6 个月的婴幼儿提供部分能量。婴儿满 6 个月，胃肠道发育会相对成熟，可以消化一些母乳外的食物。同时，婴儿的口腔运动功能、味觉、嗅觉、触觉都有一定的发展，开始有了强烈的觅食欲望。此时添加辅食，不仅能满足婴儿的营养需要，也可以满足其心理需求，并能促进其认知和行为能力的发展。

① 母乳喂养益处多：6 个月后继续母乳喂养，因母乳营养素、抗体和免疫保护因子的作用，使婴幼儿可以减少腹泻、中耳炎、肺炎等感染性疾病的发生；同时可减少食物过敏、皮炎等过敏性病患；母乳喂养还可以使其成年后个子更高，肥胖等代谢性疾病更少。母乳喂养还可促进母子的感情交流，有助其神经和心理的健康发育。总之，母乳喂养时间长获益多。建议尽量延长母乳喂养时间，最好到 2 岁或以上。

② 母乳喂养量：7～9 个月龄婴儿每天的母乳量应不低于 600mL，哺喂应不少于 4 次；10～12 个月龄婴儿每天的母乳量约 600mL，每天应哺喂 4 次；13～24 月龄幼儿每天的母乳量约 500mL。对于母乳不足或不能母乳喂养的婴儿，满 6 个月龄后继续用配方奶作为母乳的补充。

③ 如何选择奶类辅食：普通鲜奶、酸奶、奶酪等蛋白质和矿物质含量远高于母乳，但对 7～12 月龄的婴儿不适合，因为含酪蛋白较多，钙磷比也不合适，会增加宝宝肝肾负担。对 13～24 月龄的幼儿，可作为食物多样化的一部分而尝试一

些，先少量进食为宜。普通豆奶粉、蛋白粉的营养成分不同于配方奶粉，也与鲜奶等奶制品有较大差异，不建议作为婴幼儿食品。无乳糖大豆基配方奶可作为婴幼儿慢性腹泻时的治疗饮食，但应在医生指导下应用。

（2）固体类辅食，从富铁泥糊状食物开始　7～12月龄婴儿所需能量约1/3～2/3来自辅食，13～24月龄幼儿约1/2～2/3的能量来自辅食。我国7～24月龄的婴幼儿缺铁性贫血的发生率仍处于较高水平。因而婴儿最先添加的辅食应该是富铁的高能量食物，如强化铁的婴儿米粉、肝泥等。在此基础上逐渐引入其他不同种类的食物，以提供不同的营养素。

辅食添加的原则：每次只能添加一种新食物，由少到多、由稀到稠、由细到粗循序渐进。例如从强化铁的婴儿米粉开始，可以先稀一些（米粉经炒制，较干，可提前1h用开水调成糊状，米粉充分吸水后再调整到适当温度喂孩子，可防止婴儿便秘），慢慢地再稠一些。然后逐渐增加食物种类，从泥状半固体再逐渐过渡到固体食物如烂面、肉末、碎菜、水果粒等。每添加一种新食物都要观察是否出现腹泻、呕吐、皮疹等不良反应，适应一种食物后再添加其他新食物。

① 7～9月龄婴儿如何添加辅食：7～9月龄婴儿刚刚开始接触辅食，要先少量适应再增加进食量，按照辅食添加原则循序渐进。首先每天要保证600mL奶量（母乳不够，配方奶补充），另外加喂辅食2～3次。先从强化铁的婴儿米粉开始，加蛋黄从1/4逐渐到1个（如果蛋黄适应，再尝试蛋白），可慢慢尝试肝泥、鱼或虾泥等动物性辅食，但一定要慎重。其他谷类、蔬菜和水果的添加量根据婴儿的需要而定，可先制成菜泥和果泥喂食。辅食的质地从开始的泥糊到9月龄可带有小颗粒的南瓜小米粥、碎菜烂面等。

② 10～12月龄如何吃辅食：10～12月龄宝宝已适应多种食物，除保证每天600mL奶量外，再继续扩大婴儿的食物种类（同样采取循序渐进的方法，防止食物过敏）。同时，增加食物的稠厚度和粗糙度。如蛋羹、肉末粥、软面条和面片汤等。此时的婴儿乳牙已经萌出或快要萌出，牙床变硬，可适当锻炼自己抓吃食物，如磨牙饼干、香蕉、煮熟的胡萝卜、苹果条、面包片、馒头等。

③ 13～24月龄幼儿如何喂养：13～24月龄幼儿已大致尝试过各种家庭日常食物，这一阶段可以学习自主进食，满12个月后用勺会洒落，18个月可吃进一半，24个月后用勺就会比较熟练。要鼓励这个学习过程，不要怕弄到乱套，这样对孩子的成长有好处。13～24月龄幼儿每天要维持500mL奶量、1个鸡蛋、50g左右肉禽鱼、50～100g的谷类、蔬菜和水果。这个阶段可引入少量鲜奶、酸奶、奶酪等制品，作为幼儿辅食的一部分。

④ 泥糊类食品的制作：蔬菜类如菠菜、小白菜叶、胡萝卜、西兰花等要经过煮熟（最好用铁锅），然后用辅食料理机打烂成泥，为了增进口味和营养，蔬菜可以几种搭配一起打泥，也可搭配水果打泥。具体方法，先用煮菜水烫一下打泥容器（消毒、预热，避免打出泥后凉了），然后捞出蔬菜放入打泥容器，加一点煮菜

水（打得更烂）趁热电动打烂后倒出泥糊就可以喂孩子了。肝泥、肉泥、鱼泥都要煮熟后去除筋骨剁碎，虾泥要先剥皮去头剁碎后蒸熟再喂孩子。动物肉泥可单独喂，也可放到其他食物中混合喂。

（3）提倡顺应喂养，不强迫进食　顺应喂养，要求父母或喂养者（统称家长）给婴幼儿准备安全、有营养的食物，并根据婴幼儿的需要及时提供，养成按时、按需进食的习惯。在喂养过程中及时感知婴幼儿发出的饥饿或饱足信号，并给予恰当回应。尊重婴幼儿对食物的选择，耐心鼓励并协助进食但绝不强迫进食。婴幼儿自然有感知饥饱和调节进食的能力，但这种能力常常会受到家长不良喂养习惯和环境因素的干扰。当孩子不愿吃时，不要强填硬塞，中国有句俗话说得好"要想小儿安，三分饥和寒"。长期过量喂养或喂养不当可导致婴幼儿对饥饱的感知能力下降，导致婴幼儿超重或体格指标偏离。

家长有责任帮助婴幼儿建立良好的饮食习惯，营造温馨的进餐环境，从一开始进餐就要安排固定的桌椅，杜绝手机、电视、玩具等干扰，专注而轻松地进餐。身教重于言教，家长自身在进餐的细节方面也要起到表率作用，讲究礼仪，文明行事。

（4）辅食不加调味品，保持淡口味　辅食应保持原味，不加盐、糖以及刺激性调味品，保证淡口味。淡口味食物利于婴幼儿接受不同的天然食物，减少偏食和挑食的风险。婴幼儿的味觉和嗅觉正在形成过程，家长不要以自己的口味来决定辅食的味道。为了增加营养和口味，可以几种食物搭配烹饪，要用蒸和煮的方法，不要煎炸。蒸蛋羹、煮面条时可以少加一点儿童酱油（低盐、酿造无添加剂）和植物油（芝麻油、核桃油等）。

添加辅食的最终目的是逐渐过渡到成人的膳食模式，鼓励13~24月龄幼儿尝试家庭食物，满24月龄后可以和家人一起进餐。为了满足婴幼儿的进餐要求，家庭也要以营养的清淡口味为主，回避腌、熏、烤、重油盐和甜腻的食品，摒弃不良饮食习惯，对全家的健康都有好处。

（5）注意饮食卫生和进食安全　选择新鲜、安全、无污染的食物和清洁水来制作辅食。制作辅食的容器、刀、菜板等要洁净卫生，生熟分开。辅食要煮熟、煮透，制作完成后要及时食用，不要吃剩饭。制作和进餐前都要先洗手，从制作到进食整个过程都要有卫生保障，防止婴幼儿因细菌污染导致腹泻。

婴幼儿吃东西一定要有成人看护，防止进食意外。整粒的花生、黄豆、玉米粒、坚果、果冻等食物不适合婴幼儿食用。

（6）定期监测体格指标，及时调整喂养方案　适度平稳的生长是最佳生长模式。7~24月龄婴幼儿每3个月定期监测身高和体重，了解指标数据是否在正常范围，若有偏离，应分析其原因，及时修正营养方案，调整喂养食谱及次数。对肥胖超重、疾病期间的婴幼儿应该增加监测次数，及时调整辅食方案，争取尽快达到健康生长的要求。

3. 婴幼儿饮食禁忌

一忌盐、糖过量：宝宝的辅食中不要加盐或糖。辅食中加入盐糖等调味品，虽然满足了家长的心理需要，但因过早的滋味会导致婴幼儿偏食、挑食，关键是导致宝宝的健康伤害。钠过量会造成肾脏负担，过量糖盐还会为肥胖、智商低、眼疾、龋齿甚至高血压、糖尿病等埋下隐患。出生 6 个月以内的宝宝，只吃母乳或配方奶就可以得到所需要的钠，基本不需要在辅食中添加额外的食盐。1 岁之前，宝宝每天的食盐量不应超过 1g，在配方奶、米粉、辅食面条、蒸蛋羹（少加一点酱油）等食物中已经足够。1～3 岁每天的食盐量不应超过 2g，许多孩子食盐摄入早已过量，原因是家庭膳食喜欢重口味，还有就是从零食中（饼干、薯片、虾条、海苔等）摄取过量的盐。甜食对孩子是一种美味，然而精制糖除了热量，几乎没什么营养价值。为了宝宝健康，请不要给孩子养成吃甜食的习惯，应少吃糕点和商品零食，不喝含糖饮料，更不能用糖作为激励孩子行为的奖励手段。

二忌咀嚼喂养：有些家长特别是老人，不习惯给孩子做泥糊状食物，而是将块状食物先在嘴里嚼烂再喂给孩子。其实，这样做反而不利于婴幼儿消化机能的成熟。关键是这种做法极不卫生，它会将大人口中的致病微生物如细菌、病毒等传染给孩子，而孩子抵抗能力差，很容易因此而引起疾病。

三忌饮食单调：婴幼儿对单调食物容易发生厌倦。为了保证营养又要让孩子爱吃，尽量使食物品种多样化，如颜色和味道（如南瓜小米粥；胡萝卜和菠菜煮熟后混合打泥）、荤和素食相互搭配（如西红柿、南瓜、虾皮、鸡蛋疙瘩汤；肉末、菠菜面条汤）等。这样丰富多彩的膳食，既有滋味，又有色彩。不仅可以增进食欲，还可达到平衡膳食的目的。

四忌盲目食用强化食品：当前，市场上供应的婴幼儿食品中，强化的食品很多。如钙强化、铁强化、锌强化、维生素强化等乳粉、饼干等。家长应仔细阅读食品外包装营养标签上所标明的营养素成分和含量，要根据孩子的具体情况选择取舍，决不能盲目给婴幼儿食用。还有一些不适合婴幼儿的补品如牛初乳、蜂产品（蜂皇浆、蜂蜜、花粉、蜂胶等）、银杏、人参等，如盲目食用，会造成严重后果。

五忌强填硬塞：婴幼儿在正常情况下知道饥饱，当孩子不愿吃时，不要强填硬塞。家长应尊重孩子的意愿，食量由他们自己决定，不要强迫孩子进食。否则，一旦孩子产生逆反心理，喂食过程就会变得困难。过于强求进食还容易导致孩子消化不良。

第三节 学龄儿童及青少年营养

儿童、青少年生长发育迅速，新陈代谢旺盛，为满足生长发育的需要，所需热量和各种营养素的数量要比成人高。学生的营养除满足生长发育的需要外，还要满足学习过程用脑的能量需要。所以，营养是儿童、青少年生长发育的物质基础，也是增进健康、改善体质的重要保证。如这个时期的营养不足，就会影响身高、智力水平、免疫能力、身体素质等各方面指标。所以这个时期的营养膳食非常重要。

儿童及青少年的膳食关键在于平衡，巧在合理搭配，贵在多样化。六种营养素：蛋白质、脂肪、碳水化合物、维生素、矿物质及纤维素，各有其营养功能，缺一不可。现在的食品虽然丰富多样，但还没有哪一种食物能提供全面的营养素，所以各类食物都要吃，不挑食、不偏食、不贪食，这样才能保证健康成长。

一、学龄前儿童的膳食指南

学龄前儿童指 2～5 岁的儿童。学龄前儿童正处在生长发育的关键时期，因此足够的营养和平衡膳食至关重要。根据 2～5 岁儿童的生理特点和营养需求，中国营养学会在一般人群的膳食指南基础上，又增加了 5 条关键推荐。

① 规律就餐，自主进食不挑食，培养良好的饮食习惯。

② 每天饮奶，足量饮水，正确选择零食。

③ 食物应合理烹调，易于消化，少调料，少油炸。

④ 参与食物选择与制作，增进对食物的认知与喜爱。

⑤ 经常户外活动，保障健康生长。

对以上五条推荐的解读如下。

1. 培养良好的饮食习惯

有规律的进食可形成固定的生物节律，对孩子的肠胃功能和健康有利。2～5 岁儿童可每天安排 3 次正餐，每餐间隔 4h 左右；2 次加餐，上下午各 1 次，以奶类和水果为主，看情况适当加面点或玉米等零食。若晚餐早，可在睡前 2h 安排一次加餐。睡前要刷牙，以防龋齿。其他时间不吃零食，防止消化系统紊乱影响正餐，造成营养不均衡。

2 岁开始基本自己进食，为防止浪费，可使用稍大的餐盘或碗，小分量添加。注意营造良好的进餐环境，专注进餐，避免玩具、电视、手机等干扰，养成良好饮食习惯。一些家庭对孩子宠爱有加，孩子想吃什么给什么，对孩子过于娇惯，助长孩子挑食，时间长了容易造成营养不良或肥胖。如果让孩子不挑食，父母首先应该有平衡膳食的营养意识，做丰富多彩的饭菜，鼓励孩子吃多种食物（建议量见表 5-4），不要以自己的饮食嗜好引导孩子（如大鱼大肉，给孩子夹自己偏爱的菜或把"好吃的"菜摆放孩子跟前），饭桌上不要说这好吃，那不好吃，给孩子造成潜移默化的影响。孩子是家长的影子，要求孩子做到的家长要首先做到。

表 5-4 2~5 岁儿童各类食物每天建议摄入量   单位：g/d

食物	2~3 岁	4~5 岁
谷类	85~100	100~150
薯类	适量	适量
蔬菜	200~250	250~300
水果	100~150	150
畜禽肉类		
蛋类	50~70	70~105
水产品		
大豆	5~15	15
坚果	—	适量
液态奶	500	350~500
食用油	15~20	20~25
食盐	<2	<3

2. 关于饮奶、饮水的重要性及零食的选择

2~5 岁儿童正在长身体，骨骼的发育需要钙的参与。我国 2~3 岁儿童每天摄入钙的推荐量是 600mg，4~5 岁为 800mg。奶及奶制品中钙含量丰富且吸收率高，是钙的最佳来源。每天饮用 300~400mL 奶或相当的奶制品，可保证 2~5 岁儿童钙摄入量达到适宜水平。所以孩子要保持每天饮奶的习惯。

2~5 岁儿童新陈代谢旺盛，活动量大，水分的需要量也大，所以要多饮水。因为胃容量小，所以要少量多次饮水。儿童饮水以白开水为主，不喝含糖饮料，可以适当选用家庭自制果汁或豆浆等。应常备温开水，及时提醒孩子饮用，慢慢养成爱喝水的习惯。饭前不要喝太多水，以免冲淡胃液，影响消化。

适当的零食也可以起到补充营养的作用，2~5 岁儿童需要加餐时补充零食。零食的选择应考虑新鲜、营养和安全几个方面，不要吃垃圾食品。关于零食品种的选择可参考表 5-5。

表 5-5 零食品种的选择

推荐食用	限制食用
新鲜水果、蔬菜	果脯、果汁、果干、水果罐头
乳制品（鲜奶、酸奶、奶酪）	乳饮料、冷冻甜品（冰淇淋、雪糕等）、奶油、含糖饮料（碳酸饮料、果味饮料等）
馒头、面包	膨化食品（薯片、爆米花、虾条等）、油炸食品（油条、麻花、方便面等）含人造奶油的甜点
鲜肉鱼制品	香肠、腊肉、鱼片、鱼或肉罐头等
鲜蛋类制品（鸡蛋、鹌鹑蛋、鸽蛋的煮蛋或蛋羹等）	商品卤蛋、咸蛋等
豆制品（豆浆）	商品豆干、烧烤熏等制品
原味坚果类（磨碎食用）	糖渍和盐渍坚果

3. 正确烹调儿童膳食

从小培养儿童清淡口味（少油盐、少调味品），有助于形成一生的健康饮食习惯。烹饪时宜采用蒸、煮、炖、汆、煨，少采用煎、炸、烤等方式。食物应切碎煮烂，易于小儿的咀嚼、吞咽和消化。3 岁以下儿童对骨、刺、核等要去除干净，大豆、花生等颗粒食物要先捣碎再进食，以免影响消化或发生危险。

4. 鼓励儿童参与食物的购买和制作

在力所能及的情况下，鼓励儿童参与购买、择洗、制作家庭食物。通过参与过程，认识食物，了解食物的营养作用，激发孩子对食物的兴趣。制作完成后，孩子更愿意享受自己的劳动成果，更加注意节约和爱惜食物。

5. 经常户外活动，保障健康生长

阳光和空气，对孩子的健康成长有好处。2～5 岁的儿童，每天至少进行 60min 的户外活动，通过户外游戏和运动，可以预防肥胖、保护眼睛，提高肺活量和身体素质，同时增加抵抗力，减少疾病的发生。另外，尽量减少孩子在室内看电视、电脑、手机的时间。

二、学龄少年儿童的膳食指南

学龄少年儿童指 6 岁到不满 18 岁的未成年人，正处于在校学习阶段。这个年龄段生长发育迅速，脑力劳动也需要消耗能量，所以对营养素的要求较成人高，平衡膳食格外重要。从目前形势看，随着生活水平的提高，营养状况的改善，我国儿童青少年的形态发育水平在不断提高。但是，高科技不断影响着我们的生活，新问题也不断涌现。由于营养过剩、室外运动少造成儿童青少年的肺功能持续偏低，视力不良率居高不下，城市超重和肥胖少年儿童的比例不断攀升。有研究显示，近 30 年来，我国学生肥胖检出率呈现快速增长趋势，其中城市男生肥胖检出率从 1985 年的 0.2％增长到 2014 年的 11.1％。2014 年体重正常和肥胖学生的血压偏高检出率分别为 4.96％和 17.86％，相差近 3 倍。形势更为严峻的是学生的视力情况，我国学生视力不良检出率不断增长，2014 年，城市学生检出率接近 70％，乡村则接近 60％，低年龄组视力不良检出率增长更为迅速，视力不良呈现出低龄化趋势。目前少年儿童身体状况，由营养水平和生活方式所决定。中国营养学会对这个年龄段的膳食指南，在成人膳食指南的基础上又增加了 5 条关键推荐。

① 认识食物，学习烹饪，提高营养科学素养。

② 三餐合理，规律进餐，培养健康饮食行为。

③ 合理选择零食，足量饮水，不喝含糖饮料。

④ 不偏食节食，不暴饮暴食，保持适宜体重增长。

⑤ 保证每天至少活动 60min，增加户外活动时间。

对以上 5 条，分别解读如下。

1. 学习营养知识和烹饪技巧，终生健康生活方式

少年儿童在知识学习和积累阶段，除了课本知识，还要学习生活常识。培养科学的生活能力，将会终身受益。从小先从认识食物开始，逐步参与采购和制作等家务劳动。学校和家庭都要有营养健康方面的知识教育，什么该吃什么不该吃，知道该吃的好处和不该吃的危害，把平衡膳食变成自觉行动。目前独生子女一代人多数已经结婚生子，但因为生活能力差，很多人依然由父母陪伴，这些老一辈在帮他们照顾孩子，料理他们的饮食起居。有的因婚后无法适应独立生活索性离婚，有的甚至不敢要孩子。这些都是独生子女娇生惯养，只注重学习不注重生活能力的悲剧，后果值得反思。其实"家长越舍得用孩子，孩子未来的成就越大"，因此少年儿童有必要学习健康生活常识，父母要放手让孩子从小开始参与家务劳动，积累生活经验，提高营养科学素养，这也应该是素质教育的重要组成部分。只有自己具备能力，才能保证终生健康的生活方式。

2. 培养良好饮食习惯

一日三餐有规律的进餐，做到定时定量。定期更换食谱，保证膳食的多样化；粗细搭配、荤素搭配、干稀适度，保证营养素的全面且比例适宜。通常早餐提供的能量应占全天总能量的 25%～30%，午餐占 30%～40%，晚餐占 30%～35%为宜。早餐一定要吃好，要吃主食，因为一上午的学习用脑需要葡萄糖供应能量，不吃或少吃早餐会造成能量不足影响学习效率。午餐在一天中有承上启下的作用，也要吃饱吃好，不要快餐凑合，提倡家庭或正规食堂的营养午餐。晚餐要适量，注意晚餐不吃高盐、高糖和高脂肪的食物，要适当清淡。每天保证 300mL 奶或相当的奶制品，满足骨骼生长和身体发育的需要。可以在就寝前 1h 喝奶，有利学生在劳神之后补充养分、松弛神经、帮助睡眠，可保证第二天的旺盛精力。

3. 零食和饮料

学龄少年儿童在保证正餐的情况下，不吃或少吃热量高的零食。可以在两餐之间吃些水果，杜绝食不离口的坏习惯。常吃零食会导致胃肠功能紊乱，影响正餐，造成营养不良。要足量饮水，6～10 岁每天应饮水 800～1000mL；11～17 岁每天应饮水 1100～1400mL，天热或运动出汗后还要增加饮水量。不喝含糖饮料和碳酸饮料，含糖饮料和碳酸饮料可导致肥胖、龋齿、骨质疏松和发育迟缓。有资料显示，经常喝碳酸饮料的少年儿童发生骨折的危险是其他少年儿童的 3 倍。不要抽烟饮酒。少年儿童正处于迅速生长发育阶段，身体各系统、器官还不完全成熟，神经系统、内分泌功能、免疫机能等尚不十分稳定，对外界不利因素和刺激的抵抗能力都比较差，因而，抽烟和饮酒对少年儿童的伤害远远超过成年人。为保证少年儿童的健康成长，首先要规范饮食行为，摒弃不良陋习，形成科学餐饮习惯。

4. 保持适宜体重

少年儿童应具备科学餐饮的好习惯，不盲目节食、不偏食挑食、不嗜甜食、更不暴饮暴食。定时定量，吃多种食物构成的平衡膳食才能保证适宜体重。有些家长对孩子关爱有加，过度关照孩子的饮食，只要孩子爱吃就随便让吃，助长多吃、吃好，毫无节制，到头来可能是害了孩子。高能量食物如动物食品、油炸食品、甜食等吃得多，而运动量少，能量的摄入与消耗不平衡，就造成营养过剩。近年来，少年儿童肥胖的趋势越来越严重。由于肥胖体内积累的脂肪多，耗氧量大，体内氧气"入不敷出"就会表现出无精打采，容易疲劳，嗜睡，精神不易集中等缺氧的情况，影响学习效率致使成绩下降。肥胖还会引起性发育障碍，男孩性发育滞后，女孩性早熟。青少年由于体重过重还会增加身体负担和精神负担。为了避免肥胖的发生，要经常测定孩子的体格指标。发现问题及时纠正，从调整饮食结构入手，多吃蔬菜水果，少吃高能量食物，保持适宜体重。从小培养孩子科学的饮食习惯，也是家庭教育的重要内容。

5. 积极户外活动

户外运动可以强健骨骼和肌肉，提高心肺功能，增加免疫力，降低疾病的发生率，提升综合身体素质。增加户外运动不仅能预防和控制肥胖，还能大大降低近视的发生概率或延迟近视的发生时间。要保证每天至少 1h 的户外活动时间，每周至少 3 次高强度的身体锻炼。

少年儿童时期是身心健康和各项身体素质发展的关键时期，青少年的体质健康水平不仅关系个人健康成长和幸福生活，而且关系整个民族的健康素质，关系我国人才培养的质量，必须高度重视。

三、大学生的营养与健康

在校大学生大脑的思维活跃，营养供给十分重要。近年一些高校膳食调查发现，大学生的膳食结构不合理，主食吃得多，副食吃得少，一些营养素如维生素 A、维生素 B_2、维生素 C 等明显不足，优质蛋白比例偏低，部分女生热能达不到应有标准，一些学生有不重视早餐或有不吃早餐的现象。学生上午要上 4~5 节课，脑力和体力消耗都比较大，如果早餐提供的热量不足，就会造成注意力不集中，影响学习效果和成绩。早餐一定要吃好，其热能应占全天总热能的30%左右，除了碳水化合物以外，要吃一些蛋白类食物，如鸡蛋、牛奶、瘦肉、豆制品、花生米等，还要有绿色小菜或水果，补充维生素和矿物质。早餐吃好，一上午精力充沛，注意力集中，学习效率高。目前，要提高学生综合素质，一方面需要向大学生普及营养学方面的知识，提高对营养重要性的认识；另一方面亟待改进膳食管理，推行营养配餐方案并积极向学生宣传早餐的重要性，使学生根据自己的情况及时调整膳食结构，保持膳食平衡，提高健康水平。

大学生一般在学校食堂就餐，平衡膳食的调配受学校食堂水平、季节、生活条件等因素的限制。但原则应该是根据现有条件，本着平衡膳食的原则尽量食物品种多样，全面摄取各类营养素。下面列举大学生一天的营养食谱，各类食物可以同类等量互换，供大家参考。

1. 大学生一天的食谱举例

早餐：粥、馒头、鸡蛋、拌素什锦（胡萝卜、芹菜、花生米、黄豆、海带等）。

午餐：米饭、蒸南瓜（或红薯）、红烧鱼块、炒青菜（绿色的如油菜、小白菜等）。

午休后加餐：时令水果（也可增加酸奶）。

晚餐：粗粮混合面发糕（如玉米面、黄豆面、小米面）、面汤或粥、肉丝炒豆角、炒豆芽。

晚自习后睡前1h：250mL牛奶（或奶制品）。

2. 益智食品

智力由多方面因素所决定。即使有了聪明的先天遗传，没有后天的积极努力和维护也是枉然。要想聪明，一方面需要培养兴趣，养成勤奋好学的习惯；另一方面就是要保证充足的营养，维护好大脑的功能。营养是聪明的物质基础。

日本的高田有所速成高考补习学校，升学率很高。学校的经验是：不光为应考学生创造良好的学习环境，更重要的是十分注意学生的营养配餐，特别是早餐。每天早餐要求学生必须吃进一份标准盒饭，保证学生上午精力充沛，思维敏捷，记忆牢固。盒饭的主副食种类进行了合理搭配，并有丰富的益智食品。并要求学生在晚餐后，就寝前1h喝一杯牛奶，因为牛奶有催眠物质，可以使学生在劳神之后尽快松弛神经，保证充分的休息和第二天的旺盛精力。

益智醒脑食品主要有如下几类。

（1）碱性食物 已知糖类、蛋白、脂肪三大营养素在体内分解代谢显酸性。酸性食物摄入过多使血液循环不好，容易造成精神不稳定、疲劳、大脑活力迟钝。所以要食用果菜类、海藻类等碱性食品，调整体内的酸碱平衡。碱性果类以橘子、橙子、蜜柑、柠檬等为佳。蔬菜类以富含胡萝卜素、维生素 C、维生素 B 的黄绿色蔬菜为佳，这些食物能保持头脑清醒。

（2）整脑食物 整脑食物即可以促进肠蠕动、清除宿便、调整便秘的食物。各种原因引起的大便不通、宿便，造成肠道内毒素排不出去，重吸收导致机体的中毒症状，产生头脑昏沉的感觉，影响学习和工作效率。常吃富含纤维、果胶的蔬菜水果，如苹果、香蕉、芒果、海带、薯类、玉米等食物可以促进胃肠蠕动，防止便秘，有利于保持头脑清醒。

（3）健脑食物 富含蛋白质、卵磷脂、亚油酸等不饱和脂肪酸、维生素 C 和维生素 B_1 等营养物质的食物有利于健脑，增加大脑的活力和记忆力。比较典型的健脑食物如：核桃、大豆及制品、芝麻及制品、鱼虾类、麦麸及麦胚、黄花、新鲜水果蔬菜等。

（4）醒脑食物　使头脑清醒，有兴奋作用的食品，如咖啡、茶、含咖啡因的饮料，有刺激中枢神经兴奋的作用，在工作、学习疲劳时，可以提神。但是，晚上用这些饮品，会因大脑的兴奋作用而失眠。

3. 使大脑迟钝的 8 种不良习惯

（1）长期饱食　进食过饱后，导致肠胃过度消化需要大量血液供应，造成脑供血减少，使思维迟钝、疲劳嗜睡（饭醉）的感觉。特别是考试前不要吃得过饱，以免影响成绩。长期饱食使大脑中被称为"纤维芽细胞生长因子"的物质明显增多，它能使毛细血管内皮细胞和脂肪增多，促使动脉粥样硬化，出现大脑早衰和智力减退等现象。

（2）轻视早餐　学习是繁重的脑力劳动，在大脑高速运转的同时要消耗能量。可供大脑直接利用的唯一能源就是血糖。不吃早饭，体内得不到热量补充，大脑的兴奋性随之降低，表现出注意力不集中，反应迟钝等现象，严重的造成低血糖，久而久之会降低思维能力。所以不仅要吃早餐，而且要吃好。

（3）甜食过量　甜食会影响食欲，影响对其他营养素如蛋白和多种维生素的摄入，导致机体营养不良，影响大脑发育。

（4）睡眠不足　大脑消除疲劳的主要方式是睡眠。长期睡眠不足或质量太差只会加速脑细胞的衰退，聪明人也会变得糊涂起来。

（5）蒙头睡觉　人在蒙头睡觉时，使被子里二氧化碳浓度升高，氧气浓度下降，大脑容易缺氧。所以蒙头睡觉的习惯对大脑危害极大。

（6）吸烟　长期吸烟可使脑组织呈现不同程度萎缩，导致思维钝化。因为长期吸烟可引起脑动脉硬化，导致大脑供血不足，神经细胞变性，继而发生脑萎缩。

（7）懒惰不愿动脑　勤于思考是锻炼大脑的最佳方法。要想思维敏捷就得多动脑筋。勤于思考，人才能变得更聪明。

（8）带病或疲劳用脑　在大脑疲劳或患病时，就要休息，"文武之道，一张一弛"。勉强坚持学习，超负荷运转，不仅效率低下，而且还容易造成某些疾病。

第四节　老年人营养与膳食

通常，65 岁以上称老年人，85 岁以上称高龄老人。生物体衰老是自然规律，人也不例外，一般在 50～60 岁以后，就会逐渐出现衰老现象。实践证明，人类的衰老速度受各种因素的影响，直接与生活质量有关，膳食营养因素是最重要的影响因素之一。所以人们一直在探索饮食与衰老的关系，摸索易于长寿的饮食结构和方法。

一、生理特点

老年人各个器官的功能都有不同程度的下降，主要有如下特点。

1. 代谢能力降低

老年人的基础代谢较中年人下降 20%～30%，主要表现在组织蛋白质以分解代谢占优势，易出现负氮平衡，脂肪代谢和糖类代谢能力下降，重要的无机盐、维生素在体内含量降低。体征特点是水分减少、体脂增加、胆固醇升高、肌肉萎缩等。

2. 消化功能减弱

随年龄增长，牙齿逐渐缺损，嗅觉、味觉都有所降低，所以饭量减少。由于胃肠蠕动减慢、消化腺萎缩，使消化液和酶分泌降低，整个消化系统的功能下降。老年人常会出现慢性便秘和腹泻，影响其对营养物质的吸收，造成某些营养素的缺乏症，如骨质疏松、缺铁性贫血和各种维生素的缺乏症等。

3. 骨质疏松

由于老年人对钙的吸收、排泄代谢紊乱，加之室外活动少，使阳光对皮肤维生素 D 的合成活性减少，影响钙在骨骼上的沉积。尤其是绝经后的妇女，缺钙的程度较大，因而造成骨质疏松，容易引起骨弯或骨折。有调查表明，40 岁以后人体的骨密度开始下降，60 岁的男性骨质疏松发生率为 10%，女性约为 40%。随着年龄的增大，男性发生率变化不大，女性的发生率继续增长，65 岁以上为 65%，70 岁以上为 90%，80 岁以上几乎都有不同程度的骨质疏松。

所以老年人应在生活、工作和饮食营养等方面结合生理改变的特点做相应的调整。

二、营养侧重点

根据老年人的生理特性，膳食营养应该有如下侧重点。

1. 蛋白质

衰老过程因组织蛋白质以分解为主，合成减慢。虽然老年人需要蛋白质较多，但因消化能力弱，肝肾功能差，所以不能摄入过多的动物蛋白，植物蛋白和动物蛋白各占 1/2 较好。

2. 水分

老年人体内水分逐渐减少，所以使皮肤松弛、皱褶。如果不注意补充水分还容易造成血液黏稠甚至形成血栓、结石、便秘等。所以，老年人更应注意补充水分，每日约需 2L 水，可以多种形式补充如茶、汤、奶、粥等。不能以口渴感衡量水的需要，有口渴感时，体内缺水就比较严重了。

3. 多吃具有还原性的食物

老年人组织更新能力减弱，体内氧化物和氧自由基的产生，加快了组织的衰老过程，如老年斑的产生就是脂质过氧化的结果。营养素中的抗氧化成分主要是维生素 A、维生素 E、维生素 C 及微量元素硒等。老年人应更多地摄入富含这些营养素的食物，多喝绿茶、多吃新鲜的蔬菜和水果。这样可以增加免疫力，对预防疾病十分重要。

4. 钙质

由于老年群体多发骨质疏松，所以在饮食中要注意补充钙和维生素 D，多吃富含钙的食物如牛奶、虾皮、大豆及制品等，还要多晒太阳，促进皮肤维生素 D 原的转化，减缓骨质疏松的速度，特别是更年期后的妇女。

三、老年人的膳食

1. 膳食原则

老年人由于生理上的变化，对膳食应有自己的特殊要求。有人将有助于健康长寿的膳食原则归纳为以下 12 "点"，便于记忆，做到也不难。

数量少一点：因为老年人较年轻时消化和吸收能力减弱，进食量比年轻时减少 10%～15%，但不能超过 20%，减少的部分是主食。

质量好一点：应满足蛋白质特别是优质蛋白质的供应。优质蛋白质以鱼类、禽类、蛋类、牛奶、大豆为佳。

蔬菜多一点：多吃蔬菜对保护心血管和防癌很有好处，每天都应吃不少于 250g 的蔬菜。

菜要淡一点：指清淡低盐。烹饪方法以蒸、煮、焖、拌、氽为主。选择这些烹饪方法一方面减少营养流失；另一方面还可以保证低脂饮食。盐吃多了会加重心、肾负担，容易诱发高血压。每天的食盐量一定要控制在 6g 以下，还要包括酱油、酱、咸菜等其他咸食的含盐量。总之，低盐、低脂、高膳食纤维是食谱中必须遵守的原则。

品种杂一点：要荤素兼顾，粗细搭配，品种越杂越好。每天的主副食品种不应少于 12 种。

营养学家李瑞芬说，她每天都要吃 25～30 种食物。听起来有点悬，实际不难做到。如煮粥或做米糊时可放多种米、豆和枣；做菜也可以各种颜色的蔬菜搭配起来，或氽或炒，色、香、味、俱全。符合营养互补原则，有利于健康。

饭菜香一点：老年人的味觉减退，食欲较差，所以应适当往菜里多加些葱、姜、醋等调料，尽量做得香一些。

饭菜烂一点：食物做得烂一些、细一些、软一些，以利消化；粗粮细做，便于消化和吸收。

饮食热一点：中老年人饮食应稍热一些，在严冬更应注意，但也不宜过烫。

饭要稀一点：把饭做成粥，把菜煲成汤，利于老年人食用，不仅有益消化，而且能补充必需的水分。

吃得慢一点：细嚼慢咽可使食物消化得更好，吃得更香，易产生饱胀感，防止吃得过多。

早餐好一点：早餐应占全天总热量的 30%～40%，质量及营养价值要高一些、精一些，便于提供充足的能量。

晚餐早一点："饱食即卧，乃生百病"，所以晚餐不仅要少吃点，而且要早点吃。饭后宜稍活动，以利于促进饮食消化。

把膳食原则编成顺口溜如下：

主食宜少，副食宜多；

细粮宜少，粗粮宜多；

肉食宜少，素食宜多；

食宜早些，不宜过晚；

食宜暖些，不宜过寒；

食宜八分，不宜过饱；

食宜缓些，不宜速咽；

食宜清淡，不宜甜咸；

食宜味薄，不宜味厚；

食宜松散，不宜过黏；

食宜杂些，不宜单调；

食宜软些，不宜过坚。

2. 日本老年人健康饮食要点

日本人均寿命居世界之首，日本著名老人医疗机构"东京都老人综合研究所"对日本老年人问题进行了 20 多年的研究，积累了丰富的资料和经验，值得我们借鉴。

（1）高龄饮食生活指南

① 注意营养不足——体重下降是危险信号。

② 精心烹调，丰富饮食——什么都吃但不要吃得过多。

③ 多吃副食——老年人多吃菜很重要。

④ 有规律地饮食——进餐要慢。

⑤ 经常锻炼身体——空腹是最好的调味品。

⑥ 掌握饮食智慧——是健康的罗盘。

⑦ 吃得可口，吃得开心——心胸开朗孕育健康的老年期。

（2）老年人所需的营养量

老年饮食应注意三个重要问题：一是营养平衡；二是烹调技术要精益求精；三是让人吃得下去。所需营养量如下。

① 关于主食：老年人的年龄跨度很大，每个人的情况也不一样，一般每天摄取热量 6270～7109kJ（1500～1700kcal）即可，正负不超过 836kJ（200kcal）。热

能较为理想的分配是：50％～55％从米饭、面包、面条等主食中获取。注意主食吃多了副食的量就会减少，影响其他营养素如蛋白、脂肪、维生素、矿物质的摄取，造成营养不良。主食每顿饭控制在100～150g（2～3两）左右。

② 关于蛋白质：老年人每天约需蛋白质60～65g，植物蛋白和动物蛋白的比值为1：1时较理想。大约30g动物蛋白如何摄取呢？如果是鱼类，可在70g左右；如果是肉类，可以是40g的瘦猪肉、牛肉或鸡胸肉。

鸡蛋含丰富的优质蛋白，一天可以吃一个。

乳制品也含蛋白质，每天喝200～250mL牛奶。老年人多患骨质疏松症，一定要喝牛奶。

30g的植物蛋白如何摄取呢？一日三餐的主食，加上大豆制品，如100g豆腐相当30g植物蛋白。

③ 关于蔬菜：每天摄取300g蔬菜。蔬菜有绿色、略带黄色和淡色之分。绿色和带黄色的蔬菜包括菠菜、胡萝卜、柿椒、西红柿等。每天约50g绿色蔬菜，50g从胡萝卜、柿椒中获取，其余200g则可以从淡色蔬菜如圆白菜、黄瓜、茭白等蔬菜中获取。这样做可以说是最佳搭配。

（3）一日三餐的自我诊断

吃肉了吗？

吃的鱼相当于肉的2倍吗？

吃大豆食品了吗？

吃一个鸡蛋了吗？

一日三餐都吃蔬菜了吗？

四、中国老年人膳食指南

2016年，中国营养学会重新修订了膳食指南。在成人膳食指南的基础上，针对老年人的饮食特点，又给出了4条关键推荐。

① 少量多餐细软；预防营养缺乏。

② 主动足量饮水；积极户外活动。

③ 延缓肌肉衰减；维持适宜体重。

④ 摄入充足食物；鼓励陪伴进餐。

关于推荐中容易出现的问题，总结如下。

1. 食物要粗细搭配、松软、易于消化吸收

粗粮含丰富B族维生素、膳食纤维、钾、钙、植物化学物质等。老年人消化器官生理功能有不同程度的减退，咀嚼功能和胃肠蠕动减弱，消化液分泌减少。因此老年人选择食物要粗细搭配，食物的烹制宜松软易于消化吸收。

2. 合理安排饮食，提高生活质量

家庭和社会应从各方面保证其饮食质量、进餐环境和进食情绪，家人尽可能陪伴在老人身边使其得到丰富的食物，保证其需要的各种营养素摄入充足，以促进老年人身心健康，减少疾病，延缓衰老，提高生活质量。

3. 重视预防营养不良和贫血

65 岁以上的老年人由于生理、心理和社会经济情况的改变，可能使老年人摄取的食物量减少而导致营养不良。另外随着年龄增长而体力活动减少，并因牙齿、口腔问题和情绪不佳，可能致食欲减退，能量摄入降低，必需营养素摄入减少，而造成营养不良。65 岁以上老年人低体重、贫血患病率也远高于中年人群。

4. 主动饮水

老年人对身体缺水的耐受性下降，若饮水不足会给健康造成明显影响（如血液黏稠度增高、结石、便秘等）。每天饮水量在 1500～1700mL 为宜，要保证清晨和睡前各一杯水，其他时间主动少量多次饮水，不要感到口渴了再喝水，饮水最好白开水或淡茶水。

5. 多做户外活动，维持健康体重

老年人适当多做户外活动，多与人交流，在增加身体活动量、维持健康体重的同时，还可接受充足紫外线照射，有利于体内维生素 D 合成，预防或推迟骨质疏松症的发生。通过与人交往心情愉悦，对老人的身心健康都有好处。

第五节　素食人群的营养膳食

素食人群指以不吃肉、家禽、海鲜等动物性食物为饮食方式的人群。按照所戒食物种类不同，可分为全素、蛋素、奶素、蛋奶素等。完全戒食动物性食物及其产品的为全素人群，不戒食蛋奶类及其相关产品的为蛋奶素人群。

虽然素食对身体有一定好处，但长时间纯素食仍存在营养缺陷。如果膳食搭配不合理，有一些营养素不能满足机体的需要，造成蛋白质、维生素 B_{12}、ω-3 多不饱和脂肪酸、铁、锌等营养素缺乏而影响健康。例如在体内主要起更新和修补组织作用的蛋白质，如长期缺乏会导致少年儿童生长发育停滞，成人的细胞组织修复更新障碍导致疾病，甚至更严重的后果；维生素 B_{12} 可以预防恶性贫血，维护神经系统健康，消除烦躁不安，增强记忆及平衡能力，是神经系统功能健全不可缺少的维生素；ω-3 多不饱和脂肪酸能维护细胞膜的完整，可以促进婴幼儿视网膜、大脑和神经系统发育，ω-3 多不饱和脂肪酸通过各种途径降低人体心血管疾病和炎症的发生；铁是血红蛋白的中心成分，缺铁会导致贫血；锌可促进人体的生长发育，增强人体免疫力，促进味觉功能。这些营养素在体内的作用至关重要，因此不提倡孕妇、婴幼儿和少年儿童选择全素膳食。

不同食物的组合、互补，可提高食物的营养价值，素食者应通过食物多样化和营养搭配来实现膳食平衡。素食人群的膳食应以谷类为主，增加全谷物和大豆

及制品的摄入量。要避免吃单一的食物，保证除动物食品以外的其他各类食品的种类齐全，品种多样。中国营养学会 2016 版的膳食指南增加了对素食人群的膳食指导，有五条关键推荐如下。

① 谷类为主，食物多样；适量增加全谷物。

② 增加大豆及其制品的摄入，每天 50～80g；选用发酵豆制品。

③ 常吃坚果、海藻和菌菇。

④ 蔬菜、水果应充足。

⑤ 合理选择烹调油。

为了更好地理解以上推荐，对五条关键内容解读如下。

1. 全谷物及多样化的重要性

精米白面来源于谷粒的胚乳，营养素主要是碳水化合物，在体内代谢只能提供热量。全谷物还包括谷粒表皮、胚芽、糊粉层等，有蛋白质、脂肪、维生素、矿物质、膳食纤维等营养成分，较其胚乳营养要全面。素食者因为蛋白质摄入不足，还要通过食物互补作用来弥补，所以提倡食物的多样化。只有食物的数量多，通过合理搭配，才能最大限度摄取营养成分，尽可能满足机体的营养需要。

2. 关于大豆及其制品

大豆平均含蛋白质 30%～40%，是粮谷类的 3～5 倍。大豆蛋白中氨基酸的比例较适合人体的需要，必需氨基酸中的赖氨酸和亮氨酸丰富，只有蛋氨酸略低。如果与蛋氨酸含量高的食物（如玉米、小米等）混合食用，会大大提高其蛋白质的营养价值，大豆及制品是素食人群蛋白质的重要来源。发酵豆制品（腐乳、豆豉、豆瓣酱、酱油等）是通过大豆发酵制成的。在微生物和酶的作用下，可产生维生素 B_{12}，另外部分蛋白分解，使得口感好，消化率提高且增加了营养成分。所以，发酵豆制品也是素食人群中某些重要营养素的良好来源。

3. 关于坚果和蕈藻类

素食人群因动物性食物缺乏，体内容易缺少某些营养素。提倡补充坚果和蕈藻类食物。坚果中分别含有蛋白质、脂肪、碳水化合物，维生素 E，微量元素磷、钙、锌、铁和膳食纤维等。多数食用蕈如口蘑、香菇、冬菇等都含有较高的蛋白质和碳水化合物，同时钙、磷、铁也较高。海藻类包括发菜、海带、紫菜等，含长链 ω-3 多不饱和脂肪酸和丰富的矿物质，如钙、铁、碘、锌等微量元素和丰富的纤维素。素食人群通过了解这些食物的营养成分，认真设计自己的膳食，合理利用食物，以确保满足营养需要和促进健康。

4. 蔬菜、水果应充足

新鲜水果和蔬菜富含各种维生素，矿物质和对人体有益的营养成分，对代谢过程起关键作用，对素食者尤为重要。为保证健康，一定要充足摄取。数量可同一般人群。

5. 合理选择烹调油

人体对脂肪酸的需求是多样化的，在膳食中应选择含必需脂肪酸多的烹调油。素食人群易缺乏 ω-3 多不饱和脂肪酸，选择食用油时，还应注意富含 ω-3 多不饱和脂肪酸的食用油，如紫苏油、亚麻籽油、菜籽油、豆油等。一般烹炒用菜籽油或大豆油，凉拌用亚麻籽油或紫苏油，煎炸用调和油。

建议全素和蛋奶素人群（成人）的膳食组成见表 5-6。

表 5-6　全素和蛋奶素人群（成人）的膳食组成

食物名称	全素人群摄入量/(g/d)	蛋奶素人群摄入量/(g/d)
谷类~	250～400	225～350
全谷物	120～200	100～150
薯类	50～125	50～125
蔬菜	300～500	300～500
蕈藻类	5～10	5～10
水果	200～350	200～350
大豆及其制品	50～80	25～60
发酵豆制品	5～10	—
坚果	20～30	15～25
食用油	20～30	20～30
奶	—	300
蛋	—	40～50
食盐	6	6

思考题

1. 为什么孕妇和乳母的营养素需要量比平时增加？

2. 孕妇的饮食三宜四忌是什么？

3. 熟悉婴幼儿的生理特点、营养特性和饮食禁忌。

4. 为什么要提倡母乳喂养？

5. 根据儿童的膳食特点和营养需要，有哪些注意事项？

6. 你对益智食品如何理解？

7. 你认为你的膳食结构合理吗？应如何改进？

8. 你如何认识使大脑迟钝的不良习惯？

9. 老年人的营养侧重点是什么？为什么要侧重？

10. 了解老年人的膳食原则。

11. 你是素食者吗？如果是，属于哪一种类型？

12. 素食者容易缺少哪些营养素？当如何补充？

第六章

饮食与健康

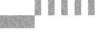

　　人体的健美及一些慢性疾病的发生发展都与生活方式、饮食习惯、生活态度及行为密切相关。本章主要讨论饮食与美容、肥胖、心脑血管疾病、糖尿病、骨质疏松、癌症、免疫等方面的关系，旨在使大家建立正确的健康观念，养成良好的生活和饮食习惯，防止疾病的发生，以保证健康的体魄。

第一节　饮食与美容

　　爱美，追求美，是每一个人的天性。一个人的容貌美不美，除了先天因素之外，后天的精心调理和保养也是非常重要的。皮肤的损害通常与营养不均衡、恶劣的空气品质、过量的紫外线、不适当的化妆品、长期处于冷气房中、生活不规律、压力过大、心情不好等因素有关。健康的生活方式，可以缓解这些因素所带来的影响。所以，健康美丽是科学饮食结构、规律的生活起居、适当的体育锻炼、乐观的情绪等综合因素的体现。若只注重外在的美容与保养，效果是短暂的。美容养颜最好的方法是在日常生活中养成科学规律的生活方式，再辅助适合自己皮肤特点的化妆品保养，在不知不觉中达到美容养颜的目的和效果。

　　健美的容貌很大程度决定于营养状况，因为饮食是健美的物质基础。通过合理、科学的饮食营养，可提高皮肤细胞的新陈代谢，补充皮肤养分消耗，增强皮肤的功能，使其光泽、细嫩而富有弹性。美容专家也认为，平衡膳食再加一些美肤饮食，对皮肤保养有意想不到的效果。国内外营养学家提出了一些美容养颜的营养方案，可供参考借鉴。

一、营养美容

1. 养颜

（1）使皮肤白皙的食品　皮肤颜色的深浅与黑色素的多少有关。摄盐过多，促使皮肤的色素沉着、会使皮肤变黑；摄盐过多还会影响人体的新陈代谢，并使皮肤变得粗糙。故应控制盐的过多摄入，同时多喝水，使盐分尽快地排出体外。花粉和蜂蜜中富含蛋白质和氨基酸，并含有丰富的维生素、微量元素及天然酶类。它们不仅能调节人体机能，而且还能改善皮肤组织，抑制色素沉着，延缓皮肤的衰老，具有使皮肤白皙的作用，经常食用效果极佳。西红柿、山楂、猕猴桃等含有维生素 C。卷心菜、花菜、大豆、海鱼等富含维生素 E。胡萝卜、橘子等富含维生素 A。总之，富含维生素 A、E、C 的食品均有抑制黑色素生成的作用，可防止黑色素沉着。葡萄及其制品美容是近期比较受关注的美容新观念，葡萄中含有葡多酚成分（葡萄皮、籽含量更高），又称花青素（OPC），具有很强的抗氧化作用。其抗氧化功能是维生素 C 的 20 倍、维生素 E 的 50 倍，能有效抵御皮肤的氧化衰老。OPC 还是天然的阳光遮盖物，能够阻止紫外线侵害皮肤，通过抑制酪氨酸酶活性，减少黑色素沉积和皮炎发生，使肌肤细致、光滑美白，所以夏天使用效果更佳。近年来，欧洲开始流行葡萄籽美容，用葡萄籽提取物制成的面膜、护肤油、口服胶囊等受到了众多女性的追捧。

（2）使皮肤细嫩的食品　健美的皮肤应具有弹性、光滑细腻的外观，能保持皮肤组织细胞旺盛的新陈代谢和良好的储水功能。现代科学研究发现，皮肤的细腻和光洁程度与真皮中透明质酸酶含量有密切关系，而透明质酸酶又与雌激素分泌量有关。这种酶能促进皮肤对水、微量元素、维生素等的吸收，从而使皮肤水分、微量元素和维生素含量充足，使皮肤细腻光滑。所以，皮肤细腻总是与饮食正常、营养良好者有缘分，而忍饥挨饿、营养不良的人的皮肤总是"又黑又瘦、皮枯容晦"。皮肤中的透明质酸酶，可促进皮肤表面的新陈代谢，增加皮肤的光泽润滑。在饮食中适当摄入一些含胆固醇和动物性脂肪的食品可对皮肤起保护作用。年轻的姑娘不能因怕胖而远离脂肪，这会使皮肤过早老化，因为维生素 A、维生素 E 均为脂溶性，需溶解在脂类物质中才能被吸收。

（3）皮肤衰老的预防　皮肤衰老是自然发展规律，通过饮食、保养、化妆品等可以减缓皮肤衰老的速度。人体的生物氧化过程难免产生自由基，皮肤衰老速度与自由基密切相关。所以捕获或抗氧化等手段能有效地清除自由基。常见的自由基清除剂主要有维生素 A、维生素 C、维生素 E、谷胱甘肽（GSH）、超氧化物歧化酶（SOD）、熊果苷、人参皂苷和金属硫蛋白等。维生素是生物体重要自由基清除剂，它能直接还原超氧自由基、羟自由基，还能有效地抑制脂褐素的产生。SOD 能特异性清除超氧阴离子自由基，防御活性氧的毒性，避免黑色素因子诱发色斑。

2. 美发

人到 30～40 岁，头发开始老化。为保持亮丽的头发，青年期就要给予适当的养护。头发的 97％由角质蛋白组成，含硫氨基酸较多，鸡蛋富含硫，每天吃 1 枚鸡蛋，可以保证头发的营养。高蛋白食物再配上新鲜的蔬菜，对浓密的头发来说可起到重要的作用。大豆、杏仁、胡桃等能起到增加头发的光泽、弹力和滑润等作用，防止头发分叉或断裂。海藻类如海菜、海带、裙带菜等含有丰富的钙、钾、碘等物质，能促进脑神经细胞的新陈代谢，还可预防白发。另外，水果也富含维生素和矿物质，如猕猴桃、杨桃、柑橘、蜜桃、苹果等，对美发有益。

平时，还要注意头发的保养。容易造成头发损伤的外因有：紫外线过度照射；泳池的消毒成分或海水的侵蚀；频繁地洗、染、烫、使用电吹风等因素。保养措施包括：2～3 天洗一次头，洗擦的手法要轻柔，以免损坏头发的毛小皮层而失去光泽；尽量避免对头发的各种刺激；经常进行头发的营养护理。

3. 明目

明亮而有神的双眼可以增加一个人的自然美韵。常吃富含维生素 A、C 和 B_2 的食品，如动物肝脏、鸡蛋、牛奶、胡萝卜、西红柿及蔬菜水果等，能保护角膜，增强视力；常喝菊花、枸杞、决明子茶也能收到清心明目的效果；同时增加户外活动和适当体育锻炼，经常转眼球、做眼保健操，对保护视力也大有好处。

4. 秀甲

秀美的指甲可以给女性增添妩媚，科学饮食可使女性拥有晶亮艳丽的玉指。

指甲喜欢的营养素如：含硫蛋白、维生素 A、维生素 C、B 族维生素、矿物质钙、磷、锌、铁等元素。所以常吃蛋、奶、坚果、胡萝卜、西兰花、甘蓝、鱼虾类、洋葱、海菜等食物对指甲有利。

指甲是人体健康的晴雨表，身体状况的好坏常常反应到指甲上来。健康人的指甲应平滑光洁，拱形膨出，乳白色的甲半月应占甲板 1/5，且甲面无纵横沟纹，甲上无干扰斑。若指甲表面凹凸不平，没光泽，可能是蛋白质、维生素、钙质等营养成分摄入不均衡造成的；指甲变薄，失去了本身的红润，变得苍白、没有血色，指甲中央凹陷，边缘翘起，甚至成汤匙状，是严重的营养不良；甲半月太小或没有，说明体质虚弱，甲半月太大则容易发生高血压；指甲表面不够光滑，出现一条条的竖纹，说明用脑过度、睡眠不足、疲劳；指甲上的横纹可能是体内疾病的记录；指甲上的白点，通常是缺钙、缺锌、创伤或者寄生虫病的表现；消化系统疾病，会使甲床的营养供应减少、使指甲失去透明感，变得污浊粗糙；呼吸、循环系统疾病使循环系统运行不畅造成供血不足，会导致肢体末梢慢性缺氧缺血，甲床颜色变深甚至发紫，手指末端增粗，呈棒槌状。

5. 固齿

整齐而洁白牙齿，能给人一种美的感受。多吃奶类、豆类、鱼、茶叶和家禽类食品，由于它们富含钙、磷、氟等固齿元素，有益于保护牙齿，能使牙齿坚固。

牙齿关系到一生的健康和口福，所以齿龈的护理极为重要。应做到每天睡前刷牙，防止牙齿残留食物发酵产酸造成龋齿；牙刷要选择适合自己牙齿大小的软毛刷，还要注意正确的刷牙方式；牙膏的选择不能一成不变，护龈、健齿、美白等性能的牙膏交替使用，有利于齿龈的健康。还要注意一点，如发现牙病，要及早就医，以免造成更严重的后果。

二、皮肤健美

1. 多饮水

皮肤的娇嫩程度，与体内水分多少有关。所以水分的摄取会直接影响皮肤的光泽与弹性，并能活化肌肤的机能，协助废物的排出。当人体水分减少时，会出现皮肤干燥，皮脂腺分泌减少，从而使皮肤失去弹性，甚至出现皱纹。为了保证水分的摄入，每日饮水量应不少于 1500mL。

2. 常吃富含维生素的食物

维生素对于防止皮肤衰老，保持皮肤细腻滋润起着重要作用。日本学者发现维生素 E 对于皮肤抗衰有重要作用，因为维生素 E 能够破坏自由基的化学活性，从而抑制衰老。维生素 E 还有防止脂褐素沉着于皮肤的作用。科学家们发现，脂褐素的生成与过氧化脂类有关。多吃富含维生素 E 的食物有利于预防脂质过氧化过程。

维生素 A、维生素 B_2 也是皮肤光滑细润不可缺少的物质。当人体缺乏维生素 A 时，皮肤会变得干燥、粗糙有鳞屑；若缺乏维生素 B_2，会出现口角乳白、口唇皮肤开裂、脱屑及色素沉着。富含维生素 A 的食物有动物肝脏、鱼肝油、牛奶、奶油、禽蛋及橙红色的蔬菜和水果。富含维生素 B_2 的食物有肝、肾、心、蛋、奶、绿叶蔬菜等。

3. 多食含铁质的食物

铁是构成血液中血红素的主要成分之一。体内足够的铁可保证血液质量成分，使皮肤光泽红润，故应多食富含铁质的食物。如动物肝脏、蛋黄、海带、紫菜、深色蔬菜等。

4. 增加富含胶原蛋白和弹性蛋白食物

胶原蛋白能使细胞变得丰满，从而使肌肤充盈，皱纹减少；弹性蛋白可使人的皮肤弹性增强，从而使皮肤光滑而富有弹性。富含胶原蛋白和弹性蛋白多的食物有猪蹄、动物筋腱和猪皮等。

5. 要注意碱性食物的摄入

日常生活中所吃的鱼、肉、禽、蛋、粮谷等均为生理酸性。过量酸性食物会使体液和血液中乳酸、尿酸含量增高。当有机酸不能及时排出体外时，就会侵蚀敏感的表皮细胞，使皮肤失去细腻和弹性，使之容易生痤疮、色素斑、皮肤干燥、晦暗等。为了消除体内的酸性成分，应吃些生理碱性食物，如水果和蔬菜等。

6. 加强皮肤的护理

护肤也是一门学问，选择食物类型及洗护用品时应考虑自身的皮肤特点。

① 油性皮肤油脂分泌量大，油脂多容易阻塞毛孔引起暗疮和粉刺。应少吃油腻和刺激性食物；要用洗净力较强的洁肤用品和具有收敛性的化妆水类用品，如爽肤水可收缩毛孔改善油光。另外可选用水质的膏霜类护肤用品。

② 干性皮肤油脂分泌量小且缺少水分，易生皱纹和色斑。应该多吃富含维生素的食物，注意多喝水。要使用含油脂成分较高的洁肤用品及含油量高的保湿护肤品。

③ 中性皮肤是理想皮肤，含水含油量适中，少有色斑和瑕疵。注意平衡膳食，选择洗净力较弱的洁肤用品及奶液、润肤霜之类的护肤品即可。美肤水适用干、中性皮肤，可补充水分和营养。

④ 混合性皮肤有两种以上皮肤特性，多为 T 形部位与两颊皮肤不同。通常 T 形部位呈油性，两颊皮肤呈中性或干性。要根据自身的特点选择洗护用品。

⑤ 敏感性皮肤对外界刺激敏感。分为主观敏感和客观敏感两种。主观敏感受刺激后出现的刺痛、烧灼、痒和紧绷等感觉；客观敏感有外观体征，表现为皮肤红斑、干燥、脱屑、丘疹、脓疱、水疱等。要远离过敏源，减少刺激，选择合适自己的洗护用品，认真呵护皮肤。

皮肤的 pH 值为 4.5～6，呈弱酸性。皮肤清洁用品是碱性的，所以洗净度高。护肤用品是弱酸性的，有缓冲剂，所以有护肤作用。不要经常使用粉质化妆品，容易堵塞毛孔，阻碍皮肤呼吸，使毛孔代偿性增大，造成皮肤粗糙。特殊皮肤（过敏、黑、色斑、痘痘等），要注意饮食，减少日晒。还要针对性选用功能护肤品如含维生素、还原剂（熊果苷、SOD 等）、专治痘痘等。有条件可进行皮肤护理。一些天然护肤品如黄瓜、西瓜皮、柠檬、芦荟等，闲暇时可以切片贴在脸上、眼角旁；洗澡时可用牛奶、蜂蜜、蛋清、橄榄油等护理皮肤，可达到理想效果。

7. 青春痘（痤疮、粉刺）的原因及预防

（1）遗传　油性皮肤出油且角质厚易堵塞毛孔长痘。需注意控油，勤洗脸、选洗净度高的洁肤品或硫磺皂。

（2）内分泌　成片的细小痘痘，可能由于内分泌失调引起，需要看中医调整内分泌。

（3）生理期　生理痘痘在月经过后会自动消失，所以只需对红肿的痘痘用一些消炎药防止恶化。

（4）饮食刺激　麻辣、海鲜、油腻、咖啡等会刺激痘痘生长。要多吃果蔬、海带等防止长痘。

（5）药物　含激素和卤化物等药物会对痘痘的发生起催化作用，要慎用。

（6）其他　如便秘、压力过大、睡眠不足、残妆、换季、水土不服、不卫生等都易诱发痘痘。所以应根据实际情况，消除产生痘痘的因素。

三、美容验方

（1）西红柿　西红柿在水果和蔬菜中是维生素 C 含量较高的一种，所以每天至少保证一个西红柿，可以满足一天所需的维生素 C。另外，西红柿还含有番茄红素，番茄红素有很强的抗氧化作用，可减少色斑，使皮肤白皙；还能保护皮肤不受紫外线的伤害，有效减少皱纹的生成，使皮肤细嫩光滑。

（2）酸奶　酸奶经杀菌消毒、接种乳酸杆菌后发酵制成，集营养、保健、美容作用于一身。酸奶中高活性的矿物质钙、镁、锰及微量元素等有保护牙齿、强壮骨骼等作用，而维生素 A、维生素 B、蛋氨酸和胱氨酸等则有明目乌发之功效。酸奶中含有大量活性乳酸菌，可补充肠道中的菌群，使其获得平衡。酸奶所富含的维生素 A、维生素 B_1、维生素 B_2、维生素 E 等能阻止人体细胞内不饱和脂肪酸的氧化和分解，维持上皮细胞的完整，有利于保护皮肤、防止皮肤角化和干燥。酸奶中所含的维生素 C 作为还原剂，能够有效减少人体内黑色素的沉积。酸奶中所含钙、镁、钾、钠等无机元素，能改善血液的酸度，减少皮肤中色素斑的形成。酸奶中所含高活性无机微量元素锌及维生素 A、维生素 E 的某些衍生物等有助于体内某些有毒物质的转化和排泄，减少对痤疮的刺激，缓解痤疮症状。所以每天最好保证一杯酸奶。

（3）茶叶　茶对身体有很多好处。茶可防止人体内胆固醇升高，有防治心脑血管病的作用；茶多酚还能清除机体过量的自由基，有抗氧化作用；茶可以提神醒脑、消除疲劳；茶还可以净化水质，减少放射性物质对人体的伤害；茶的碱性可调节体内的酸碱平衡；茶叶可以消除肠道脂肪，常喝茶可以有效降低体脂，起到减肥作用。

（4）大豆及制品　大豆富含维生素 E、异黄酮等成分，能消除自由基，调整雌激素水平，抑制皮肤老化，防止色素沉着等作用。

（5）西兰花　西兰花富含多种维生素和矿物质，其营养价值可位蔬菜之首。对皮肤有较强的抗损伤能力，有助于保持皮肤的弹性。

（6）深海鱼　富含 ω-3 脂肪酸，能修复被损伤的皮肤胶原；保湿因子的生物活性较高，可防止皱纹产生，避免皮肤粗糙。

（7）海带　海带是矿物质含量丰富的碱性食物，常吃能调节机体酸碱度，防止皮肤过多分泌油脂。海带还含有较多胶质成分，可促进肠蠕动，有利于排毒养颜。

（8）醋对于女人来说，除了饮食之外，还有一定的杀菌作用，可以起到养颜效果。在化妆台上加一瓶醋，每次在洗手、洗脸后先敷一些醋，保留 20min 后再洗掉，可以改善皮炎皮癣等症状使皮肤柔白细嫩。如果住地的自来水水质较硬，可以每天在洗脸水中稍微放一点醋，就能起到养颜的作用。

把醋和盐用水溶解，比例大概是水：醋：盐 = 9：3：1，用调好的混合液润湿纸巾，擦在脸上，早晚各一次，皮肤会变白，痘痘也可消失，见效很快。此外，脚干裂、脚气、脚垫、灰指甲等脚病可以每晚用温热的米醋或白醋泡脚，也可以把醋喷在有脚病的部位，一周即可见效。

第二节 | 饮食与肥胖

一、肥胖简介

肥胖是指能量摄入大于能量的消耗，多余的能量以脂肪的形式储存在体内。当人体脂肪含量达到一定程度时，即称为肥胖症。肥胖不是一种状态，而是一种疾病。它的特点是脂肪过多超过机体的需要，并给机体增加负担。俗话说，"腰带长，寿命短，一胖百病缠"。

1. 肥胖的标准

（1）超标准体重 20% 为肥胖　身高相应的理想体重称标准体重。标准体重的计算方法是根据所测身高，按一定的公式计算出来的。计算标准体重的 Broca 公式：

$$身高(cm)-100=标准体重(kg)$$

对于东方人来说，这一公式的计算结果偏大，为此，对上述公式进行了修正：

$$Broca 改良公式：身高(cm)-105=标准体重(kg)$$

平田改良公式：

$$[身高(cm)-100]×0.9=标准体重(kg)$$

评价标准用实际体重改变率来衡量：

$$实际体重改变率=\frac{实际体重-标准体重}{理想体重(标准体重)}×100\%$$

凡是超过标准体重 10% 者为偏重，超过 20% 以上者为肥胖（超 20%～30% 为轻度肥胖；超 30%～50% 中度肥胖；超 50% 以上为重度肥胖），低于 10% 者为偏瘦，低于 20% 者为消瘦。

例如，一身高 164cm 的女子实测体重为 70kg，她的理想体重应为 164-105=59kg。

$$实际体重改变率=\frac{70-59}{59}×100\%=18.6\%$$

评价：此人超重近于肥胖。

（2）体重指数（BMI）大于 30kg/m² 为肥胖

$$体重指数(BMI)=\frac{体重(kg)}{身高^2(m^2)}$$

体重指数也是较常用的体重测量指标，判断标准是（单位：kg/m²）：

消瘦	正常	超重	肥胖
<20	20～25	25～30	>30

肥胖：轻度 30～35；中度 35～40；重度>40。

实际上人的体重与许多因素有关，不同人体之间有差异（年龄、性别等），一天不同的时间内也会有一定变化，因此难以用一个恒定值来衡量。标准体重应当是一个数值范围，我们把这个数值范围称为正常值。一般实测体重与标准体重的距离在±10%以内属正常范围，超过这一范围，就称为异常体重。

肥胖已经成为全球性严重的社会公共卫生问题。WHO 发布的统计结果表明，目前全球至少有 10 亿成年人超重，3 亿人肥胖，除美国、英国、德国这些传统"胖国"，亚洲、非洲等"瘦国"的肥胖人数也在猛增；《今日美国》有报道称，中国肥胖少年儿童的增长速度就像中国经济的增长速度一样快。根据我国居民营养和健康状况调查，我国肥胖人口数可达 9000 万，超重人数估计过 2 亿，人口过度肥胖正严重威胁着人们的健康。

2. 肥胖的危害

国外大量的流行病学调查发现，肥胖与死亡率有明显关系。相关资料证明，BMI 为 22～25kg/m² 的死亡率最低，在这个范围上下的死亡率开始增加。BMI 为 30kg/m² 的死亡率增加明显，当 BMI 接近 40kg/m² 时，死亡率达到最高峰。有医学专家认为，儿童肥胖或超重问题变得如此严重，未来可能会有数百万计的儿童因为肥胖而先于他们的父母去世。

肥胖是引起高血压的最危险因素，因为肥胖造成血黏度增加、动脉粥样硬化使动脉阻力增加，从而使血压升高。肥胖会增加心脏负担，使人容易患心脏病和心梗。肥胖还容易引起糖尿病、胆囊炎等内分泌系统疾病。由于肥胖造成呼吸系统的脂肪增多，还会影响肺功能，睡眠时可能造成梗阻性呼吸暂停和通气量综合征。肥胖还是某些癌症的诱因。

肥胖是医学问题，与肥胖相关的疾病，可能会缩短未来几代人的寿命；肥胖也是社会问题，除造成的体态臃肿外，还会导致活动能力和思维能力下降；肥胖还是世界上不得不面对的严重经济问题，治疗与肥胖相关的疾病，经济支出不可估量，仅美国、英国和德国等国家，估计每年就要花费数十亿美元。

二、肥胖的原因

1. 遗传因素

遗传因素对于肥胖发生的影响主要有三方面：基础代谢低，使机体总能量的消耗较低；胃口通常较好，造成能量摄入较高；脂肪细胞富有弹性，能扩充得很大，或是脂肪细胞的增生较快，使脂肪细胞的数量较多。因此，有遗传倾向的人，不仅容易出现能量过剩，而且为脂肪提供了储存场所，因而较其他人更容易发胖。

统计资料表明，父母双方肥胖者，子女有 80% 的可能肥胖；父母一方肥胖者，子女有 50％的可能肥胖。

2. 饮食因素

肥胖是一种营养素不平衡的表现。偏食、食量大、吃零食等都可能是造成肥胖的原因；快餐特别是西式快餐的消费增加也是能量摄入增加的原因。值得关注的是，畜牧业主为追求利润，在饲料中添加激素如雌激素、类固醇激素等促进畜禽生长，这些物质在食品中的残留对肥胖症的发生起着推波助澜的作用。

人们常开玩笑说："发胖的人，喝凉水也长肉"，这实际上是对胖人吸收能力好的一种夸张描述。其实，在肥胖人群的调查中发现，肥胖者除了吸收功能好以外，饮食习惯与肥胖也有十分密切的关系。不进饮食，"肉"从何来？

人们进食量的多少是依靠食欲（饥饿感）和饱食感这两种主观感觉来进行调节的。当有了饥饿感就促使人们进食，吃进了一定的食物后，机体有了反应便出现饱食感，而使人们停止进食。这一调节机制是通过丘脑下部的饥饿中枢和饱食中枢来完成的。但通常在什么时间进食，进食多少后停止，则在很大程度上取决于习惯和生活方式。观察发现，肥胖的人都习惯于多食、贪食，并有食欲亢进现象。有些人平时习惯进食大量食物，作为一种爱好，而不是因为饥饿。在有些家庭型肥胖中，父母的饮食习惯常影响子女，都有多食、贪食的习惯。这种习惯在青春前期和青春期，因为基础代谢较高对引起肥胖症的关系不明显，而到中老年后，基础代谢下降，运动量减少，而饮食习惯不变，往往易致热量过剩而转化为脂肪堆积，造成中老年性肥胖。

在饮食习惯中，进食的频次减少也会促进肥胖，成人若是少餐多吃会使脂肪沉积，而增加体重，同时还容易升高血清胆固醇而降低糖量。动物试验证明，每天给两次较自由饮食者其体重增加明显。每日给予两次饮食的，其肠道对糖、脂肪吸收加速，糖合成增加，脂肪新生明显。

就饮食嗜好来说，喜欢吃甜食、油腻食物、稀汤及细软食物而不愿吃纤维素食物的人，容易发生肥胖；好吃零食及食后喜静卧的人，肥胖发生率也较高。另外，进食过快，饱食信号滞后，容易造成多食而引起肥胖。

3. 体力活动

体力活动是决定消耗多少能量的重要因素，同时，体力活动也是抑制机体脂肪积聚的一种强有力的"制动器"。正因如此，肥胖现象很少发生在重体力劳动或经常积极进行体育运动的人群中间。通常在青少年时期，由于体力活动量大、基础代谢率高，肥胖现象较少出现；可是一到中年以后，由于活动量和基础代谢率下降，尤其那些生活条件较好、同时又不注意积极进行体力活动的人，过多的能量就会变成体脂储存起来，而导致肥胖。

实际上进食量和体力活动是影响体内脂肪消长的两个主要因素。食物提供人体能量，体力活动消耗能量。如果进食过多，而活动量不足，多余的能量就会在体内以脂肪的形式积存而形成肥胖。在发达国家，由于机械化程度高，体力劳动大大减轻，食物又比较丰富，如果食物结构不合理，又不注意体育锻炼的话，就很容易由于能量摄入过多导致肥胖。在欧美一些国家，肥胖已成为突出的社会问题。我国的肥胖人数也在不断增加，应引起足够的重视。

4. 内分泌代谢紊乱

内分泌腺分泌的激素参与调节机体的生理机能和物质代谢。例如甲状腺、肾上腺、性腺、垂体等分泌的激素直接或间接地调节物质代谢。如果内分泌功能失调，或滥用激素类药物，将引起脂肪代谢异常而使脂肪堆积，出现肥胖。

5. 社会因素

随着经济的发展，人民生活水平不断提高，使得动物性食品、脂肪等高热能食品摄入明显增加；生产的机械化、自动化水平的提高已使采矿、伐木等传统重体力劳动变成了轻体力劳动，能量的消耗大为减少；交通的发达、快捷，使人们的活动量明显减少；现代文明为人类带来了电视、电脑等休闲娱乐工具，但也带走了许多户外活动的机会，能量消耗进一步降低，于是出现能量过剩也就不足为奇了。

6. 行为心理因素

从心理上，人们往往喜欢较胖的婴幼儿。例如在谈论生小孩时，人们最关心的话题是孩子的性别和体重，这就为肥胖儿的出现提供了社会心理环境。但这些肥胖儿稍大以后，又往往受到歧视和嘲笑，使他们不愿参加集体活动，反而以进食来获得安慰，进一步加重了肥胖。

三、阻断肥胖的 11 个关键期

防治肥胖是贯穿一生的事情，在特定的时间段，做好预防往往可以起到事半功倍的效果。

（1）胎儿到 5 岁　这个时期是人生中生长最旺盛的时期，如果此时孕妇或幼儿营养过剩，就会为以后的肥胖留下隐患。特别是胎儿第 30 周开始到出生 1 岁内是肥胖细胞最活跃的增殖期，因增多的脂肪细胞数将保留终生而不会减少。在以后的岁月里，一旦体内热量积存过多，这些脂肪细胞就会很快增大导致肥胖。研究表明：5 岁的儿童如果肥胖，得心脏病的风险系数就会增加。所以"婴幼儿越胖越好"的说法是不科学的。

（2）青春期　女孩 12～19 岁，男孩 13～20 岁就进入青春期，身体会发生很大的变化。此时内脏器官基本成熟，在正常发育的情况下，平均每年可以增重约 5kg，但这个时期也最容易发生肥胖。据调查，10～13 岁儿童体重超重者到 31 岁时 88％的女性和 86％的男性会继续超重。青春期肥胖者，成年后超过 50％的人会因肥胖导致的各种疾病死亡。

（3）50～65 岁中老年　在这个时期，体力活动较少，如果仍继续保持青年期旺盛的食欲，势必导致多余热量转化为脂肪沉积体内。一些特定职业者如运动员、飞行员、体力劳动者一旦到中老年离开工作岗位后，运动量减少而食量不减，则很快就会发胖。

（4）健康恢复期 病后恢复期，因尽快恢复健康的观念比较强烈，注意力集中在疗养康复上，很容易因营养过剩而导致肥胖。

（5）晚餐 许多人习惯晚餐吃得很丰盛，有时甚至吃夜宵，这种做法最容易导致肥胖。

（6）冬季 天气寒冷，户外活动少，热量需要下降，如果摄入食物不减，冬去春来后就会为肥胖而烦恼了。

（7）新婚期 据统计，在新婚后的半年中，新郎新娘的体重会增加 3～5kg。这是因为新婚使户外活动和体育运动减少所致。此外，新婚后摄入的食品也往往很丰盛，这些也都为肥胖创造了条件。

（8）节食反复期 节食减肥后，肠胃的机能正处在饥渴待食状态，对食物的渴望更加强烈。如果没有坚强的意志，禁不住美食的诱惑，体重很容易反弹；或在采用减肥药物取得一定效果后，停止服用，也会出现体重反弹。

（9）节假日和喜事期 节假日休息，活动少、美食多，很容易造成体重增加；另外，人逢喜事精神爽，有喜事时免不了要摆上几桌庆祝一番，可能导致体重增加；某些职业由于饭局多也容易造成营养过剩，使体重增加。

（10）哺乳期 产后哺乳期堪称是妇女"发福"的危险期，特点是臀部和大腿发胖。原因首先是为照顾新生儿而懒于其他活动，其次是摄入营养过剩。据统计，36％的肥胖妇女是从产后开始发胖的。

（11）戒烟期 约 85％ 的成功戒烟者，体重会上升 5～7kg，女性尤其明显。专家提示戒烟时期应该克制吃零食的冲动，最好把一日三餐改为一日多餐，每次少吃一些，有规律的多餐可以抑制饥饿感。

四、肥胖的防治

肥胖症对人类健康的危害极大，应该积极防治。而防治的方法要根据不同的病因采取不同的对策。例如，内分泌紊乱引起的肥胖，应先治愈内分泌疾病，才能根本消除肥胖。多数肥胖是因为热能摄入过多，称单纯性肥胖，通过控制饮食加大运动量即可达到减肥目的。

1. 控制总热量的摄入

膳食能量供应必须低于机体实际消耗量，并辅以适当体育活动，使能量代谢呈现负平衡，才能促进脂肪的动员，有利于降低体重。按照我国人们的膳食结构特点，最简便易行的方法是禁忌甜食和适当减少主食。应该强调的是，减轻体重必须是缓慢而有计划地进行，切忌操之过急。以每周减重不超过 1kg 为宜，不能因追求减肥的速度而过分限制能量的摄入，这样减重更容易出现反弹，为了防止出现副作用，影响正常生活和工作，甚至会危害健康。具体做法如下。

（1）限制碳水化合物的摄入 碳水化合物消化吸收快，易造成饥饿、食欲增加，因此膳食中碳水化合物比例高对减肥不利，但过低可能诱发机体出现因脂肪氧化过多引起的酮症。一般碳水化合物所提供的能量以占总能量的 40%～55% 为宜。此外，应严格限制精制糖的摄入和睡前碳水化合物摄入。

（2）控制脂肪的摄入　肥胖者往往血脂高，因此应限制脂肪的摄入量，特别是饱和脂肪酸的摄入量。每日除烹调用油外，应尽量减少油腻食品。但脂肪在胃内的停留时间长，可增进饱腹感，所以也不宜太低，一般占总能量的 25% 以下，并提高不饱和脂肪酸所占的比例。

（3）保证蛋白质的供应　蛋白质在体内主要维持组织更新，所以减肥期间要保证膳食中有足够的蛋白质。由于总能量下降，蛋白质的比例可适当提高，每日供给量应达到 1g/kg 体重，而且优质蛋白质应占蛋白总量的 1/3～1/2。注意，蛋白的摄入不要过量。

长期以来，不少人在膳食结构上存在一种误区，认为饭多吃会发胖，蛋白质多吃有利健康。饭量一减再减，肉食越吃越多，其实摄入过多的蛋白质反而会加重肝脏和肾脏的负担。英国的食物标准局曾发表声明：完全不吃碳水化合物对身体有害无益。声明指出，高蛋白低碳水化合物饮食者所摄取的食物脂肪通常偏高，体内胺类物质增多，容易增加心脏病、糖尿病以及癌症的危险概率。他们建议，最好保持均衡的饮食，不应该省略任何一类食物。碳水化合物是均衡饮食中一个重要的部分，是包括大脑等很多组织的直接能源。因此缺乏碳水化合物的饮食不能算是均衡的健康饮食。通常淀粉类食物至少应占食物摄入总量的 1/3。

2. 限制食盐的摄入量

食盐能引起口渴和刺激食欲，并可造成水潴留而增加体重，对减肥不利，还会使血压升高，因此应限制食盐的摄入，每天 3～6g 为宜。

3. 保证足够的维生素、矿物质和纤维素

维生素、矿物质和纤维素对调节机体生理机能非常重要，应保证膳食中有足够的维生素、矿物质和纤维素。一些维生素和矿物质可促进脂肪的氧化分解，降低血清甘油三酯和胆固醇浓度，有利于体重的降低。纤维可以增加饱腹感，减少产热营养素的摄入，从而促进体内脂肪动员，达到减肥的目的。所以在减肥期间可增加蔬菜、水果的摄入量。

4. 增加运动

运动可增加能量的消耗，有利于减肥。减肥过程中可采取运动量较低的运动方式，如骑自行车、登山、快步走等，有伤身体的高强度运动不宜提倡。

"减肥会对身体构成伤害吗？有危险吗？"这是减肥人士所关心的问题。实际上，只要循序渐进、持之以恒地减肥，让身体慢慢适应，不会对身体造成伤害，是安全的。但是，如果在短时间减去很多体重，身体会支持不住。通过摄入低能量的平衡膳食，并适当增加体力运动来综合防治肥胖，只要持之以恒，体重自然逐步减轻，不必操之过急。

实际上，最好的方法是经常注意自己的体重，尽量保持或接近标准体重，不能今天大吃大喝，明天又节食减肥。在年轻时就养成良好的生活习惯，可终生受益。

五、其他减肥措施

1. 药物减肥

理想的减肥药，应存在剂量和减肥程度的相关关系，能使病人达到理想的体重，并且长期使用安全有效。但是，目前所有的减肥药都不理想。最常见的现象是疗效不能持久，一般减肥到 6 个月左右即出现停滞。我国市场上的中药产品有的有减肥效果（如草决明），但并不明显，尚未达到减肥药要求，只能作为保健食品。国际上使用的减肥药有降肾上腺素的药物如二乙基丙酰、氯酚二氯咪唑、二甲基苯乙胺和抑制食欲的药物如乙基甲基苯乙胺。这些药物的主要作用是抑制食欲，但不能排除长期服用产生耐药性和成瘾的可能。

2. 手术治疗

用手术法可以去除脂肪，但效果并不理想，许多病人手术后体重慢慢恢复甚至超过术前水平。

第三节　饮食与脂肪肝

一、什么是脂肪肝

脂肪肝是各种原因引起的肝细胞内脂肪堆积，又称肝内脂肪变性。脂肪含量超过肝重量（湿重）的 5%（最高可达 40%～50%），或脂肪超过肝实质 30% 时，即称为脂肪肝。

根据脂肪肝发病原因，脂肪肝分为肥胖性脂肪肝、酒精性脂肪肝、营养失调性脂肪肝、药物性脂肪肝、肝炎病毒感染造成肝功能障碍型脂肪肝、妊娠急性脂肪肝、糖尿病性脂肪肝等。根据肝组织病理学变化，可将脂肪肝分为三个时期：Ⅰ期为不伴有肝组织炎症反应的单纯性脂肪肝；Ⅱ期为伴有肝组织炎症和纤维化的脂肪性肝炎；Ⅲ期为脂肪性肝硬化。通常我们所说的脂肪肝主要是指由酒精、营养失衡等因素所致的慢性脂肪肝。

二、膳食与脂肪肝

随着经济的发展和生活水平的不断提高，人们的膳食结构发生了明显的变化。粮食消费呈下降趋势，动物性食物成倍增长，导致人体热量摄入发生改变，来自碳水化合物的能量下降，来自脂肪的能量上升。根据 2002 年中国居民营养与健康状况调查结果显示，城市居民脂肪供能比高达 35％，全国约有 40％的居民膳食脂肪供能比超过 30％的上限，有些地区这一比例甚至高达 65％。每日高脂肪、高热量的膳食结构导致热量摄入过剩，肥胖、糖尿病和高脂血症等富裕型疾病增多，脂肪肝的发病率亦随之增高。大量流行病学调查发现，经常吃荤食者脂肪肝发病率显著高于素食者，长期素食者很少发生肥胖、糖尿病和脂肪肝等疾病。

科学家们还观察到，在发达国家中患脂肪肝的人普遍要比发展中国家多得多，经济越是发达，脂肪肝的患病率也越高，且平均发病年龄越小，主要原因与脂肪类食物的摄入过多有关。近年来由于生活水平的不断提高、饮食结构的变化以及预防保健措施的相对滞后，我国脂肪肝的患病率呈显著增加趋势。据 2013 年 7 月《北京晚报》报道，乙肝等传染性肝病已得到了控制，但脂肪肝等生活方式引发的肝病其发病势头越来越猛，大城市脂肪肝发病率已达到 15％左右，在体检人群中，40～49 岁的男性脂肪肝发病率最高，达到 28％。另据相关调查显示在某些职业人群中（白领人士、出租车司机、职业经理人、个体业主、政府官员、高级知识分子等）脂肪肝的平均发病率为 25％；肥胖人群与 Ⅱ 型糖尿病患者中脂肪肝的发病率为 50％；嗜酒和酗酒者脂肪肝的发病率为 57.7％；在经常失眠、疲劳、不思茶饭、胃肠功能失调的亚健康人群中脂肪肝的发病率约为 60％。在门诊，甚至有中小学生患者，他们平时太爱吃油炸食品和肉类，只喝饮料不喝水。因此，必须认识到膳食结构的重要性，要坚持以植物性食物为主，动物性食物为辅，能量来源以粮食为主的传统饮食方案，防止西方某些发达国家"高能量、高脂肪、高蛋白、低纤维"膳食结构的缺陷，才能有效预防肥胖症、脂肪肝等疾病的发生。

三、脂肪肝的临床表现

许多脂肪肝病人并无自觉症状，多在其他疾病或健康体检 B 超检查时偶然发现。有资料表明，无症状脂肪肝占脂肪肝病人总数的 31.3％，48％～100％非酒精性脂肪肝病人无肝病症状。肥胖症、糖尿病等所致的脂肪肝即使发展成脂肪性肝炎，也可无任何临床症状。因此，并非所有脂肪肝病人都有临床症状，故不能根据症状的有无和轻重来诊断脂肪肝。

脂肪肝常缺乏特异的临床表现。有时出现食欲减退、恶心、乏力、肝区疼痛、腹胀及右上腹压迫感或胀满感。这些症状可能与肝脂肪浸润导致肝细胞损害及肿大有关。由于脂肪肝合并胆囊炎、胆石症并非少见，病人可以出现较明显的右上腹疼痛不适、反酸等症状。少数病人（约 15％）可有轻度黄疸，在肝内脂肪被清除后即消退。重度脂肪肝病人可以有腹水和下肢水肿。约半数病人（多为慢性酒精性脂肪肝）可以有各种维生素缺乏的表现，如末梢神经炎、口角炎、舌炎、皮肤瘀斑、角化过度等。约 8％的病人可有蜘蛛痣、暂时性食管静脉曲张和门静脉高压等慢性肝病的征象，但治疗后上述体征均可消退。

其实脂肪肝并不可怕，可怕的是对脂肪肝的危害性认识不足，很多人以为得了脂肪肝没什么。其实脂肪肝会使人免疫功能下降，而且脂肪肝是肝纤维化、肝硬化的前期阶段，脂肪肝可以完全被治愈，肝纤维化也可以逆转，等发展到肝硬化就无药可救了。目前，脂肪肝已经成为威胁人类健康的第二大隐形杀手。

四、脂肪肝的防治

热衷于上网、电玩、聊天而连续超长时间坐在电脑前的"网民"，忍受巨大心理压力、长期静坐、睡眠不足、应酬频繁的"白领"阶层，不得不终日应酬、经常过量饮酒、吸烟的成功人士都是脂肪肝的潜在发病人群。

专家建议，脂肪肝应该早预防、早发现、早治疗。除了药物治疗外，专家还给出了食疗方案。控制脂肪及糖的摄入，是脂肪肝病人的饮食原则，要尽量做到低热量饮食。研究证明，每周吃一次海带、三次紫菜，每天饮茶，对防治脂肪肝、高脂血症有良好作用。同时，应坚持每天散步、慢跑、游泳、骑自行车、打羽毛球等运动，注意控制体重。肝是重要的脏器，平时就应该特别注意饮食保养，不可掉以轻心。

防治脂肪肝的饮食建议如下。

① 绝对禁酒。

② 选用去脂牛奶或酸奶。

③ 每天吃的鸡蛋黄不超过 2 个。

④ 忌用动物油；植物油的总量也不超过 20g。

⑤ 少吃或不吃动物内脏（下水）、鸡皮、肥肉及鱼子、蟹黄。

⑥ 忌食煎炸食品。

⑦ 不吃巧克力。

⑧ 常吃少油的豆制品和面筋。

⑨ 每天食用新鲜绿色蔬菜 500g。

⑩ 吃水果后要减少主食的食量，每天吃一个苹果，就应该减少主食 50g。

⑪ 山药、白薯、芋头、土豆等，要与主食米、面粉调换吃，总量应限制。

⑫ 每天摄入的盐量以 5～6g 为限。

⑬ 葱、蒜、姜、辣椒"四辣"可吃，但不宜多食。

⑭ 经常吃鱼、虾等海产品。

⑮ 降脂的食品有：燕麦、小米等粗粮，黑芝麻、黑木耳、海带、芹菜及新鲜的水果蔬菜。

⑯ 晚饭应少吃，临睡前切忌加餐。

⑰ 每天用山楂 30g、草决明 15g，加水 1000mL 代茶饮。

⑱ 如果脂肪肝引起肝功能异常，或者转氨酶升高时，应在医生指导下服用降脂药、降酶药物和鱼油类保健品，但不宜过多服用。

第四节　饮食与心脑血管疾病

心脑血管疾病主要包括动脉粥样硬化、高血压、脑血管意外、冠心病等，是危害人类健康的严重疾病，也是造成死亡的主要原因之一。此类病种类多、病因复杂，与饮食有着密切的关系，所以，合理膳食是防治这类疾病的重要措施之一。

一、心脑血管疾病现状

心脑血管疾病是目前全世界范围内危害人类健康生命的第一杀手，仅在我国每年就有300万人死于心脑血管疾病，平均每10s就有一人死亡，排在第一位。据最新的医学资料显示心脑血管疾病的发生率在逐年上升，并且有年轻化的趋势，甚至儿童也有死亡病例报道。

二、基本病因

心脑血管疾病的基本病因是动脉粥样硬化，而引起心脑血管病的最直接的原因是高脂血症。平时我们所说的"三高"，就是指高血脂、高血压、高血糖。当血脂（主要指胆固醇和甘油三酯）超过正常值限时，就称为高脂血症，它对人体的损害是在不知不觉中进行的，并且是全身性的。它的发展步骤是：高脂血症→血管硬化→血压增高→心脑供血不足→心脑血管意外（即中风或冠心病）。当动脉粥样硬化病变累及冠状动脉和脑动脉，可引起心绞痛、心肌梗塞、脑缺血、脑血栓形成或破裂出血。因此，预防高脂血症和动脉硬化应是人们特别是中老年人关注的焦点。

1. 营养与动脉粥样硬化

动脉粥样硬化形成是多因素的，除了年龄、性别、遗传以外，还与环境因素，特别是与营养因素有关。脂质和脂蛋白代谢异常是导致动脉粥样硬化的主要原因。高脂、高糖、高盐等膳食习惯，可以导致高胆固醇血症和高甘油三酯血症，经过长时间的积累，就会影响动脉壁状况，造成动脉粥样硬化。因为血脂越高、形成时间越长，造成血管内壁沉积物就越多，就像水壶里的水垢一样慢慢地、一层一层地沉积在血管内壁上。一般20岁左右的年轻人就已经开始形成这种沉积物，甚至有10%的儿童从10岁就开始了，这种沉积物在医学上被称为粥样硬化斑块（图6-1）。十几年或几十年后，由于粥样硬化斑块长期积存的作用，阻隔了血管对营养物的吸收，血管营养状况每况愈下，使血管慢慢变硬、变脆、变窄，失去弹性，而且，这种不良作用还能引起高血压病或加重高血压的程度。这就是"三高"人群为什么容易得中风的原因。因此饮食习惯是动脉粥样硬化的最直接诱因。

值得注意的是，很多高脂血症病人认为自己没有什么症状，也没有不舒服的

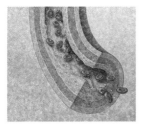
血管纤维斑块

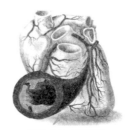
冠状动脉血管斑块

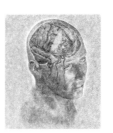
脑出血

图 6-1　血管硬化后堵塞造成出血

感觉，因而采取无所谓的态度，忽视了饮食的限制和调整血脂的保健治疗。如果任由高血脂状况自由发展，不加以控制，到了有感觉的程度，问题就严重了。当血管截面积的 50％ 被挤占后，心脑血管供血不足的症状就十分明显了，以致头晕、头痛、憋气时有发生。当血管截面积被堵住 90％ 以上，就可以认为这条血管被完全堵塞，如果治疗不及时就会发生偏瘫、梗死等严重后果，造成的损害往往是不可逆的。

2. 高血压的原因

高血压是收缩压≥140mmHg/舒张压≥90mmHg；正常血压是收缩压在130～139mmHg/舒张压在 85～89mmHg。理想血压是收缩压≤120mmHg/舒张压≤80mmHg（0.133kPa）。

高血压可分为原发性高血压和继发性高血压，继发性高血压是由某种疾病引起的。90％ 以上的高血压为原发性高血压，其病因与遗传、年龄、营养、环境和精神紧张等因素有关。在营养因素中，高热能、高盐饮食，容易导致高血压。随着人们生活水平的提高，高血压的患病率增长较快，目前不仅老年人，许多中青年人也纷纷加入高血压大军，使高血压的患病率逐年上升。

3. 冠心病的原因

冠心病是冠状动脉粥样硬化性心脏病的简称。冠心病患者通常血脂较高，当冠状动脉内膜脂质沉着，粥样斑块形成，就会导致冠状动脉管腔狭窄，因血流不畅造成供血不足，因而造成心肌缺血、坏死，引起心绞痛、心肌梗塞。或由于冠状动脉硬化，使心肌供血长期障碍，引起心肌萎缩、变性、纤维组织增生，最后出现心肌硬化和纤维化。

随着社会进步，生活水平提高和工作节奏加快，心脑血管病已成为人类健康和长寿的第一杀手。WHO 根据联合国的统计资料，宣布全世界每年死于心脑血管疾病的人数为 1500 万人。从中国目前情况来看，心脑血管病死亡人数占总死亡人数的 40.72％。因此我们国家已经把防治心脑血管病工作作为今后整个卫生防御工作的重点。预防心脑血管疾病的发生，应从年轻时做起，培养合理的饮食习惯，建立运动保健和科学的生活方式。

三、心脑血管疾病的防治

不健康的生活方式是引起心脑血管疾病的重要因素。改变不健康的生活方式对预防心脑血管疾病有重要意义。有两篇来自美国的研究报告认为预防心脑血管疾病应该从年轻时做起。

第一项研究对平均年龄 29 岁的 11016 名男子追踪了 20 年。在 20 年的研究期内，被调查者中有 455 人死亡，其中 155 人死于心脑血管疾病，123 人死于冠心病。研究人员发现，那些可预测中年男性的心脑血管疾病的危险因素（如高血压、吸烟、肥胖等），同样适用于年轻男性。而且，高血脂的危险性年轻人要高于成年人。

第二项研究是对 856 具（629 名男性，227 名女性）死于他杀、自杀或事故的尸体进行了解剖检验，这些死者的年龄介于 15～34 岁之间，死前血脂在正常范围内。通过对他们的冠状动脉和主动脉的检查结果显示，死者中的高血压病患者、吸烟者、肥胖或糖尿病患者，其动脉粥样硬化的程度要高于其他死者。由此可见，心脑血管疾病必须在年轻时就预防。在防治过程要注意以下几个方面。

1. 控制体重

肥胖症本身是一种多因素的慢性代谢性疾病，常与Ⅱ型糖尿病、高血压、血脂异常等同时存在，医学上称之为代谢综合征（注意，肥胖症并非单纯体重增加，若体重增加仅仅是肌肉发达，则不应认为是肥胖）。大量研究发现，代谢综合征常与动脉粥样硬化和冠心病等有不同程度的联系。为预防心脑血管疾病，超重或肥胖者应减轻体重，方法是合理控制饮食，减少热量的摄入，增加运动，加大热量的消耗。

（1）合理控制热能　控制饮食，减少过多热量摄入。超过正常体重者，应减少每日进食的总热量，逐渐减少体脂含量。理论上每减少 33.48kJ 热量，体重就可降低 1g。如果每日减少摄入 3348kJ 热量（假如膳食中其他成分不变，只减少主食，根据 1g 糖类产热 16.8kJ 热能计算，相当于减少近 4 两主食），一天可减少 100g 体重，一个月就能降低体重 3kg。

合理控制饮食，还需建立科学的饮食习惯。例如，饭前喝汤或吃水果，可以得到暂时饱腹感，对纠正吃饭时"饥不择食"、"狼吞虎咽"等不良行为有积极意义。合理控制饮食还要遵循个体化原则，要具体情况具体对待，尤其是贪食者，要发现其诱发过多进食的原因，如习惯性（看电视吃饭、吃零食等）、社交性（软饮料及频繁宴席等）或通过进食来摆脱抑郁、焦虑的情绪等，主动调整自己的不良生活方式。

（2）运动减重、健身　有规律的体育锻炼可促进人体热量的消耗，是减轻体重的有效措施。同时可降低血压及血糖、调整血脂、全面增进健康。体育锻炼还可使人心情舒畅。每个人应根据自己的具体情况，如年龄、性别、健康状况、个人爱好、肥胖程度、经济条件和文化背景等不同来选择适宜的运动形式、运动强度和运动量。另外经常梳头，最好梳到头皮发热有利血液循环，可双向调节血压，使血压维持在较正常的水平。

2. 膳食调整原则

（1）限制脂肪和胆固醇的摄入　减少脂肪的摄入量。脂肪应控制在总热量的25％以下，且以植物脂肪为主，如玉米油、豆油、花生油等。要降低饱和脂肪酸的摄入，少吃动物油脂，如肥肉、动物油脂、奶油等。高胆固醇是造成动脉粥样硬化的重要因素，所以要少吃含胆固醇高的食物，如猪脑、鱿鱼、蟹黄、动物内脏、蛋黄等。

（2）调整膳食蛋白成分　植物蛋白与心脑血管疾病成负相关，而动物蛋白则呈正相关。例如大豆蛋白富含磷脂是构成运输脂类物质的脂蛋白成分，有很好的降低血脂的作用。多食用大豆制品，对预防和治疗心脑血管疾病是有益的。

（3）多吃食物纤维，少吃甜食　膳食纤维可增加饱腹感，有效降低食物的摄入量。膳食纤维还可促进粪便的排泄，有利于减少脂肪和胆固醇的吸收。据调查，日本人冠心病发病率与蔗糖的消费率呈正相关。所以，应限制精制糖的摄入，少吃甜食及含糖饮料。

（4）保证维生素和矿物质的摄入　预防心脑血管疾病要保证维生素的供给量，因为维生素C可提高胆固醇转变为胆汁酸的速度；另外还可促进血管壁胶原蛋白的交连，增加血管的弹性和韧性，防止动脉硬化。尼克酸（烟酸）可使末梢血管扩张，防止血栓形成。维生素E可阻止不饱和脂肪酸的氧化，改善心肌缺氧，并可预防血栓的形成。矿物质也可改善心脑血管的功能。因此，多吃水果和蔬菜，可以保证维生素和无机盐的供应。

（5）饮食清淡少盐　我国居民膳食钠盐的摄入普遍较多。世界卫生组织建议钠盐摄入量的标准每天<6g，三口之家一月烹调用盐不应超过500g。要减少烹调用盐，少食或不食含盐高的食品如腌制品，特别是高血压患者摄入过多盐是有害的。有资料显示，饮食中钠盐的摄入量与高血压的患病率密切相关，每天摄入6g以上的盐且体重过重的，患脑中风的危险性增加32％，脑中风病死率增加89％，冠心病病死率增加44％。根据美国最新研究结果显示，如果人们将每天的食盐量减少3g，那么新增心脏病病例会减少11％，心脏病发作病例会减少13％，中风病例会减少8％，死亡病例会减少4％。美国健康机构建议，人体每天摄盐量最好不多于5.8g，如果年龄超过40岁，每天摄盐量最好少于3.8g。

（6）不酗酒　饮酒量与高血压呈正相关，随着饮酒量的增加，血压也逐渐升高，过量饮酒还会增加中风危险。可适量饮用低度酒如红葡萄酒，对血液循环有利。

（7）适量饮茶　茶叶中含有多种维生素和微量元素，并含有茶碱和黄嘌呤等物质，有去脂、利尿、降压、减肥等功效。

3. 不吸烟

吸烟对健康有百害而无一利。长期大量吸烟可引起小动脉壁增厚而逐渐硬化，引起高血压和动脉粥样硬化，还可增加并发症的危险性。吸烟的高血压患者发生脑血管意外的危险性比不吸烟者高 4 倍。因此不吸烟是预防心脑血管疾病最有效的措施之一。

4. 保持心理平衡

多项研究表明，良好的心境可以使机体各个系统功能都处于最佳状态，这对降低心脑血管疾病至关重要。在所有保健措施中，保持心理平衡非常重要，其效果超过其他任何保健措施。经常保持安宁愉快的心境，适当减轻工作压力，保持充足的睡眠就可以增加抵抗力，抵消危害身体健康因素的消极影响。所以，谁拥有快乐，谁就拥有健康。

总之，建立科学的生活方式，认清不良习惯对健康的危害，提高防范意识，从年轻做起，积极预防，最终可减少心脑血管疾病的发生。

心脑血管疾病患者应注意保持科学的生活方式和愉悦的心情，为防止发病，记住如下歌谣便于预防：

心脑血管病十怕

一怕性子急，冲动发脾气；二怕有苦衷，心情受压抑；

三怕灾祸至，精神强刺激；四怕烟酒肉，体胖脉腔细；

五怕饮食饱，心脏受压挤；六怕盐过量，辛辣也要忌；

七怕头猛震，抬举出过力；八怕大便干，努争腹压急；

九怕烈日晒，风寒亦应避；十怕久失眠，熬夜不节欲。

按歌自检点，生活要规律，饮食善安排，预防莫大意。

第五节 饮食与糖尿病

糖尿病是一种以高血糖和糖尿为特征的疾病，主要表现为多食、多尿、多饮、体重减轻、乏力等症状，主要是由遗传和环境因素相互作用引起的内分泌失调造成的。单纯的血糖高或糖尿并不可怕，可怕的是容易并发心血管、肾脏、眼睛（葡萄糖被还原成山梨醇在晶状体沉积造成白内障）及神经等器官组织病变，严重的还可诱发酮症酸中毒而危及生命。

糖尿病有两种类型：胰岛素依赖型糖尿病，也称Ⅰ型糖尿病，可发生在任何年龄，但多发生于青少年。临床特点是起病急，症状明显，有发生酮症酸中毒的倾向，必须依赖胰岛素治疗维持生命。非胰岛素依赖型糖尿病，也称Ⅱ型糖尿病，也可发生在任何年龄，但多见于 40 岁以后的中老年，占糖尿病患者的绝大多数。临床特点是起病缓慢，症状相对较轻，一般可依靠饮食和口服降糖药治疗。当效果欠佳或有并发症发生时，需要用胰岛素控制高血糖。

一、饮食与糖尿病的关系

糖尿病与肥胖、心脑血管病称为现代富裕病（也属于现代文明病，包括结构病如电脑手、能量过剩病和精神疾病等），均与人们营养过度、饮食失调、食物过于精细以及缺乏运动密切相关。流行病学调查显示，影响Ⅱ型糖尿病的因素主要是营养过剩。因过度营养反复刺激胰岛 β 细胞分泌胰岛素，致使胰岛 β 细胞长期陷于应激状态，导致分泌胰岛素的敏感性减弱。所以营养过剩是成年期糖尿病患者的关键致病因素。临床调查显示，糖尿病罕见于消瘦人群，中度肥胖者比正常人高 4 倍，重度肥胖者则高出 30 倍。

二、糖尿病的饮食防治

防治糖尿病要"管住嘴，迈开腿"，从限食、运动与减肥入手，要科学饮食、均衡营养、适量运动、控制体重。避免过度饮食和肥胖对胰岛 β 细胞造成的负担。糖尿病人的营养治疗原则由过去的低热能、低碳水化合物、高脂肪的饮食改为目前所主张的合理控制热能、适当碳水化合物供给量、增加蛋白和膳食纤维的摄入、限制脂肪用量的原则。

（1）控制热能　合理控制热能是糖尿病营养治疗的首要原则。通常需要按照患者的病情、年龄、性别、体重、劳动强度确定热能供给量，以维持或略低于标准体重的热能供给量为宜。

（2）适当的碳水化合物　在合理控制热能的基础上，适当给予碳水化合物饮食，可以改善葡萄糖的糖耐量（服用一定量淀粉类食物后，间隔一定时间测定血糖及尿糖，观察血糖浓度的变化，借以推知胰岛素分泌情况，此称为糖耐量试验），以提高机体对胰岛素的敏感性。注意忌食精制糖和甜水果，多食豆类和蔬菜类食物。

（3）限制脂肪　脂肪的分解代谢产生酮体，易造成代谢性酸中毒。所以糖尿病人应限制脂肪的摄入，特别是动物脂肪。可适当食用植物油，增加不饱和脂肪酸的比例。

（4）增加蛋白质　糖尿病患者由于体内糖异生作用增强，蛋白质消耗增加，常出现负氮平衡，所以应适当增加蛋白质的供给量。有肾功能不全者，应限制蛋白质的摄入。

（5）增加膳食纤维　调查表明，膳食纤维有降低血糖，改善糖耐量的作用，可用于糖尿病的营养治疗。所以在糖尿病患者的饮食中应增加膳食纤维的比重，通常选择粗粮及富含纤维的蔬菜。

（6）每日餐次　糖尿病患者每日以 4～5 餐为宜。少量多餐可防止一次进食过多加重胰岛负担，并可防止餐后血糖过高，有利于血糖平稳。热能的分配比例为：

早餐 1/7、加餐 1/7、午餐 2/7、加餐 1/7、晚餐 2/7。

糖尿病患者还需加强体力活动，适当的体育活动和体力劳动可促进糖的利用，减轻胰岛负担，有助于降低血糖。

第六节 饮食与骨质疏松

骨质疏松是以骨量（骨骼中矿物质含量）减少、骨组织显微结构发生退行性改变为特征，导致骨脆性增加及骨折发生率增高的疾病。骨质疏松是中老年人特别是绝经期妇女的常见病。6 月 24 日是世界骨质疏松日，由此提醒人们对骨质疏松的警惕和认识。

根据骨质疏松的发病原因不同，可将其分为原发性与继发性两种。原发性骨质疏松症包括绝经后骨质疏松症（Ⅰ型）与老年性骨质疏松症（Ⅱ型），继发性骨质疏松症（由其他一些疾病引起，称为Ⅲ型）仅占少数。骨质疏松症的最大危害是并发骨折，有关调查显示：60 岁以上老年人骨质疏松发生率为 56％，而并发骨折者高达 12％。大量资料表明，骨质疏松的好发因素与遗传、钙摄入不足、缺乏运动与锻炼、日照不足、女性雌激素水平降低、吸烟和过度饮酒等因素有关。

骨质疏松症主要包括如下临床表现。

（1）疼痛 最常见部位是腰背部疼痛，其他还包括四肢关节痛、足跟部疼痛以及一些肢体的放射痛、麻木感等。

（2）身高缩短或驼背 通常骨质疏松程度越严重，驼背顶点的位置就越低，驼背程度亦越严重。

（3）骨折 骨质疏松症患者由于骨脆性增加，轻微的外力即可导致骨折，即骨质疏松性骨折。骨质疏松性骨折严重危害中老年人的身体健康甚至危及生命，并因其高昂的治疗费用及患者对家属的依赖给家庭和社会带来沉重的负担。特别是中老年女性，骨质疏松的发病率很高，是健康的隐形杀手。

一、饮食与骨质疏松

骨质疏松的病因复杂，但归根结底还是骨成分分解，骨质（主要是骨盐）丢失造成的。所以，骨质疏松的最终原因还是由于机体缺钙。有专家估计，人体每日的钙亏损可达 30～50mg，每年骨丢失的速率可达 1％，因此 50 岁以后骨质总量减少 30％，中老年人一旦发生骨质疏松，往往难于逆转，所以，早期预防十分重要。

二、骨质疏松的防治

预防骨质疏松关键在于饮食中钙的摄入和吸收。有关营养调查显示，我国居民钙摄入量平均在 400mg/d 左右，仅是钙需要量的 1/2（营养学会建议钙的摄入量应不低于 800mg/d，老年人应为 1000mg/d）。有资料表明，青春期和青春前期钙的营养状况对骨密度有显著影响，如果这个时期的钙供给量充足，可以使骨质疏松的年龄推迟。因此，骨质疏松防治的关键是摄入足量的钙和促进食物中钙质的吸收。所以在生活中应注意如下几个方面。

1. 保证钙的摄入和吸收

（1）膳食中增加钙的摄入　富含钙的食品有奶制品、豆制品、部分海产品如虾皮、蔬菜、水果等（食物营养成分可查附录 4）。

牛奶含丰富的钙，且容易吸收。奶制品是钙质的重要来源，特别是妇女，一定要借助奶制品来防治因骨头中丢失钙质而发生的骨质疏松，成年男性每日最少摄入 250mL 牛奶，含钙 225mg。儿童、青少年、妇女（包括妊娠、哺乳或绝经后），应每天保证摄入至少 300mL 牛奶。有些人开始喝牛奶可能出现腹痛或腹胀等不适应症状，可以先从酸奶、低乳糖牛奶开始由少到多逐渐增加摄入量，使机体逐渐适应。

牛奶含钙量：250mL 牛奶＝200mL 酸奶＝34g 奶粉＝40g 奶酪

（2）摄入充足的优质蛋白质和维生素 C 有利于骨形成和钙的吸收　奶中的乳白蛋白、蛋类的白蛋白、骨头里的骨白蛋白都含有胶原蛋白和弹性蛋白，维生素 C 对胶原交联有利，可促进骨的合成。

（3）补充维生素 D 和维生素 A　维生素 D 促进钙的吸收，有利于钙的骨化。多晒太阳有利于增加骨形成所需活性维生素 D_3。维生素 A 参与骨有机质胶原和黏多糖的合成。

（4）科学烹调以促进钙的吸收　谷类及某些蔬菜如油菜、空心菜等也含有较多的钙质，但由于谷类中的植酸和蔬菜中所含的草酸会与钙结合成不溶性钙盐而影响钙的吸收。因此注意烹调和食物搭配方法，可以有效去除妨碍钙吸收的因素。

高蛋白饮食及咖啡因、尼古丁等会增加尿钙的排出，需补充丢失的钙。

2. 适当的体育锻炼

运动过程用力时，可对骨产生刺激作用，激活成骨细胞，加速骨形成过程。运动还可增加血流量，加速为骨骼输送营养，提高骨密度。绝经期妇女经常参加体育活动可使雌激素浓度稍有增加，雌激素是稳定钙的重要因素，对提高骨密度有利。

总而言之，适宜体育运动配以合理营养是提高骨密度的最佳途径。我们应经常锻炼，持之以恒。提倡做工间操，在工作或学习 1~2h 后进行四肢及躯干的活动，最好在阳光下进行，这样有利于钙质的吸收和沉积。另有研究证明，骨盐含量与体脂百分比成负相关，与肌肉的最大肌力成正相关。所以，健骨锻炼应增加力量练习内容，如跑步、骑自行车、游泳、跳跃等，以增强肌肉力量，保持体重，降低体脂百分比，这样就可以有效预防骨质疏松。

第七节 饮食与癌症

癌症（cancer，恶性肿瘤）在德语和拉丁语中与"螃蟹"是同义词，意为不守常规的"横行霸道"和非正常的恶性蔓延，癌细胞干扰正常组织的生长发育，是生命的大敌。癌症几乎成了现代社会的第一杀手。

每个人体内都有原癌基因，为了"管束"它，人体里还有抑癌基因。平时，原癌基因和抑癌基因维持着平衡，但在一些致癌因素作用下，原癌基因被激活，超过了抑癌基因的作用，因而导致癌症。致癌因素是启动癌细胞生长的"钥匙"，主要包括精神因素、遗传因素、饮食因素、环境因素、生活方式和某些化学因素等。常常是多把"钥匙"共同作用，才能启动"癌症程序"。"钥匙"越多，启动机会就越大。我们还无法破解所有"钥匙"，因此还无法攻克癌症。在癌症病例调查中发现，有35％以上与饮食因素有关，如果能进行合理的膳食营养调控，就有可能使癌症发病率降低1/3以上。

根据流行病学的研究发现，人体内营养缺乏、营养过剩和营养失调都会造成营养障碍，因而可能诱发肿瘤。受营养影响的肿瘤主要有食道癌、胃癌、肝癌、结肠癌、乳腺癌及肺癌等。在我国24个省市抽样调查中发现，血浆中硒、维生素C、胡萝卜素等含量高，则癌症死亡率低；血中总胆固醇、尿中亚硝胺含量高，则癌症的死亡率高。这说明了饮食与癌症的相关性。大量调查资料也表明，胃癌多发于以糖类为主食的人群，肠癌多发于以高蛋白、低纤维为主食的人群，乳腺癌与高脂肪饮食有关等。因为生活习惯不同，在国与国之间、地区与地区之间肿瘤的发病率与死亡率相差数倍甚至数十倍。如美国夏威夷华裔的结肠癌发病率为非洲尼日利亚伊巴丹的30倍。我国胃癌死亡率最高的青海省为最低的广西壮族自治区的7.9倍。从移民人群研究表明，胃癌高发的日本人移居美国夏威夷后，其第一代的胃癌死亡率开始下降，至第二代胃癌死亡率就与当地的白人相同。另外，日本广泛使用冰箱后，胃癌的发病率也大大降低。这些都说明环境因素特别是饮食因素与癌症有着重要的关系。

一、诱癌因素

1. 饮食结构不合理

长期进食高脂肪、高蛋白、高精制糖及低纤维素膳食可使乳腺癌、肠癌的发病率明显提高。特别是动物脂肪为主的膳食，可导致子宫癌、睾丸癌、前列腺癌、胰腺癌等，其原因可能是食物的排空速度慢，胺类毒素在消化道滞留时间长，造成内分泌紊乱或慢性中毒。

2. 食物中的致癌物

食物在生产、储存、加工、运输和销售等各个环节中由于自然因素和人为因素造成污染，引入致癌物。常见的致癌物有含砷或含氯农药、霉菌毒素、多环芳烃、亚硝酸盐、重金属元素等，其中黄曲霉素、苯并芘和亚硝胺是公认的三大致癌物。

食物储存和运输不当霉变后会产生霉菌毒素，其中黄曲霉素是致癌最强的一种，主要诱发消化系统的癌症，如肝、胃、食管等。黄曲霉素容易污染粮油及其制品，像花生、花生油、玉米、大米、棉籽、豆类、麦子、薯类等，而且黄曲霉素耐热，在烹调过程中难以破坏。一般高温、高湿地区黄曲霉素污染较干燥地区严重，因此肝癌等消化系统的癌症发病率也高得多。因此要特别注意，不吃霉变长芽的食物。

食物在加工过程中因添加剂或烹调不当也会产生致癌物。如防腐剂、色素、甜味剂、香料、甚至酱油都可能污染上致癌物，色素中的奶黄素、甜味剂中的环胺类等都有可能致癌。烟熏、油炸、鱼和肉被烧焦时都会产生强致癌物苯并芘。冰岛是世界上胃癌发病率最高的国家，这与当地居民喜欢烟熏食品有关。腌制品、发酵制品和香肠、火腿等常含有亚硝酸盐类致癌物，长期食用这些被污染的食品也容易患癌症。含氯农药残留的食品和含氯的饮用水容易诱发膀胱癌。对这些饮食过程存在的致癌因素，我们要时刻提高警惕。

有一些食品容易含有致癌物。致癌食品"黑名单"如下。

（1）咸鱼　咸鱼产生的二甲基亚硝酸盐，在体内可以转化为致癌物质二甲基亚硝酸胺。

（2）腌制品和熟肉制品　虾酱、咸蛋、咸菜、腊肠、火腿等都含有亚硝酸盐类致癌物。食品在腌制过程中，不同程度地产生亚硝酸盐。熟肉食品的制造商为防止食物腐败及肉毒杆菌生长，也会在原料中添加亚硝酸盐。所以，应尽量少吃。

（3）烧烤类食物　如烤牛肉、烤鸭、烤羊肉、烤鹅、烤乳猪、烤羊肉串等，因含有致癌物多环芳烃，所以不宜多吃。

（4）熏制食品　如熏肉、熏鱼、熏蛋、熏豆腐干等含苯并芘致癌物，常食易患食道癌和胃癌。

（5）油炸食品　煎炸过焦后，产生致癌物质多环芳烃。咖啡烧焦后，苯并芘会增加 20 倍。油煎饼、炸臭豆腐、炸薯条、油条等，因使用重复多次的油，高温下会产生致癌物丙烯酰胺。

（6）霉变食物　米、麦、豆、玉米、花生等食品易受潮霉变，被霉菌污染后会产生强致癌毒素——黄曲霉菌素。

（7）隔夜熟白菜和酸菜　亚硝酸盐类致癌物的浓度增加。

（8）槟榔和烟叶　嚼食槟榔和烟叶是引起口腔癌的一个重要因素。

3. 不良习惯和其他因素

进食速度过快、食物过烫都容易损坏食道和胃肠黏膜，长时间刺激可能造成食管癌或胃癌。饮酒可增加肝、胃、食管癌的危险性，饮酒加吸烟的协同作用会增加患口腔、喉、食管、呼吸道等肿瘤的危险性。如果长期挑食、偏食会造成营养不良，使免疫力下降，特别是某些维生素缺乏，抗病能力下降导致机体组织的癌变。

最新研究表明，大量使用抗生素将会增加小儿患非霍奇金淋巴瘤的可能性，这是一种侵害人体淋巴免疫系统的恶性肿瘤。

其他因素如电离辐射（放射性、射线、微波等）、情绪失衡、阳光暴晒、长期染发、装修及环境污染等都可能诱发癌症，在日常生活中应时刻注意。

二、防癌、抗癌食品

在日常生活中，养成良好的生活习惯，从饮食方面减少致癌的危险因素，增加防癌的保护因素，对预防癌症具有重要的意义。

蔬菜和水果是天然的抗癌食品，其防癌抗癌机理主要由于它们含有丰富的维生素和矿物质。特别是维生素 A、维生素 C、维生素 E 及微量元素硒具有促进正常细胞分化、防止过氧化等作用，它们可以消除自由基对细胞膜的损害、阻断致癌物的侵蚀、保护上皮组织的完整性、增加机体的免疫力。具有防癌作用的食物有苹果、橘子、猕猴桃、杏、大蒜、韭菜、卷心菜、菠菜、白菜、西红柿、香菜、蘑菇、芹菜、茄子、白萝卜、芦笋、南瓜、西兰花、花椰菜、胡萝卜、紫菜、海带、绿茶等。

有关调查显示，斐济是世界上唯一没有癌症患者的国家，据说与这个国家的人们爱吃杏有关，杏及制品含有丰富的胡萝卜素和抗癌因子。

三、科学的饮食和生活习惯

癌症的发生及发展主要有启动期、促癌期及恶变进展期三个时期。前两个时期为肿瘤生长的良性阶段，处在这个阶段的病变是可以逆转的。合理的膳食营养、科学的生活习惯和及时就医是避免癌症向第三阶段发展的重要措施。

良好的膳食营养不仅具有潜在的预防肿瘤作用，而且合理营养可以产生抗氧化作用、抑制肿瘤细胞的增生、刺激人体产生干扰素等。因此在一定程度上也起到了积极的治疗作用。总体饮食上要减少脂肪的摄入，增加谷物和蔬菜瓜果的比例。丰富的纤维素能减少致癌物在肠道内的潴留时间。总之，通过切实可行的合理膳食和健康的生活方式，可以达到防癌、抗癌效果。世界癌症研究会（WCRF）和美国癌症研究会（AICR）专家小组提出了 14 条膳食建议。

① 主要选择植物性食物，多吃蔬菜、水果、豆类和粗加工淀粉性主食。

② 维持适宜体重。成人期体重增加应限制在 5kg 以内。

③ 保持体力活动。每日应从事相当于步行 1h 的体力活动，每周至少做 1h 较剧烈的运动，有助于减少某些癌症尤其是结肠癌的危险。

④ 每日应吃 400～800g 水果蔬菜，品种要多。特别是深色蔬菜和富含维生素 C 的水果。

⑤ 吃多种来源的淀粉和富含蛋白的植物性食物，少吃精制糖和加工食品。

⑥ 建议不要饮酒，尤其反对过度饮酒。孕妇、儿童、青少年不应饮酒。如果饮酒，应尽量减少用量。

⑦ 如果吃肉，每日红肉的摄取量应低于 80g。

⑧ 脂肪和油的摄取量不应超过摄入总能量的 30％，限制动物脂肪的摄入。

⑨ 成人每天用盐不要超过 6g，少吃腌制食物。

⑩ 注意防止食物霉菌污染，不要吃霉变的食物。

⑪ 未吃完的食物要冷藏，以免腐败变质。

⑫ 对食品添加剂、农药及残留量以及其他化学污染物制定并监测安全限量，在经济不发达、食品安全法不健全的国家尤其要注意。

⑬ 不吃烧焦的食物。少吃在明火上直接烧烤的鱼和肉，少吃熏、腌腊肉。要用较低的温度烹调鱼和肉。

⑭ 加强体育锻炼，遵循上述建议，一般无需服用营养补充剂，服用营养补充剂对减少癌症危险并无帮助。

以上 14 条告诫人们要注意平衡膳食，合理营养，注意增加维生素等防癌食品，少吃或不吃可能导致癌症的食物，把好病从口入关。目前，全球每年约有 1000 多万癌症新病例，预计到 2020 年，每年癌症新病例可增至 1470 万。专家认为，如能遵循以上建议，就能使全世界的癌症减少 30％～40％。

第八节　营养与免疫

免疫力是人体抵御疾病的生理功能，在人的一生中它始终与传染性疾病、非传染性疾病、肿瘤以及衰老过程抗衡。营养因素对免疫功能有重要影响，是维持人体健康的物质基础。机体营养不良就容易使免疫系统功能下降，导致感染和疾病的发生。当感染和疾病发生时，由于蛋白质和多种营养素的消耗增加，又加重了营养不良。这种恶性循环使身体素质下降，造成疾病缠身。"黄鼠狼专咬病鸭子"，是对免疫力下降的形象比喻。

许多食物成分具有激活免疫系统、增加免疫能力、促进免疫系统稳定的作用。通过对"营养与免疫"的研究发现，与免疫功能有关的营养素主要集中在蛋白质、维生素 A、维生素 E、维生素 C 和矿物质铁、锌、硒等方面。

一、蛋白质与免疫

蛋白质是机体免疫防御功能的物质基础，上皮、黏膜、胸腺、脾脏、淋巴、白细胞等组织器官以及血清中的抗体等，都需要蛋白质参与构成。因此，当蛋白质营养不良时，这些组织器官的结构功能就会受到不同程度的影响，当蛋白质的营养状况改善后，免疫功能还可能恢复。

（1）蛋白质与免疫器官　蛋白质缺乏影响儿童及青少年免疫器官的发育，阻碍免疫系统的建立。而对于成人，严重的蛋白质缺乏会引起免疫器官的萎缩。这种损伤基本不可逆，一旦受损，其结构和功能恢复极为缓慢。

（2）蛋白质与细胞免疫　蛋白质营养不良可影响 T 淋巴细胞（抗感染免疫细胞，是在胸腺形成的淋巴细胞）的数量和功能。T 淋巴细胞减少，使其分泌的免疫因子的数量也减少。

（3）蛋白质与体液免疫　体液免疫是通过 B 淋巴细胞产生免疫球蛋白来实现的。在儿童蛋白质营养不良时，可造成机体产生免疫球蛋白的能力下降，使体液免疫水平低下。当营养状况改善后，功能可以恢复。

除蛋白质的数量外，蛋白质的种类及营养价值也可影响免疫系统的功能。研究发现，蛋白质营养价值越高，免疫作用越强。

二、维生素与免疫

1. 维生素 A

维生素 A 从多方面影响免疫系统的功能。维生素 A 缺乏时，皮肤、黏膜局部免疫力降低，易诱发感染。维生素 A 水平正常的机体免疫应答能力强，并能产生抑制肿瘤的效应。

（1）黏膜的局部免疫　维生素 A 能维持上皮细胞的完整和健康，它对黏膜表面的局部免疫作用是通过维持上皮完整的天然屏障和分泌抗体的共同作用完成的。缺乏维生素 A 时，消化道、呼吸道、肠道等黏膜的上皮细胞变性甚至角化脱落，影响黏膜的完整性及分泌黏液的功能，使其免疫屏障作用减弱，淋巴器官萎缩。缺乏维生素 A 易患腹泻和反复呼吸道感染。

（2）细胞免疫　在免疫系统中，免疫应答是通过多个系统的协同作用完成的。维生素 A 可增加血液中 T 细胞的数量和功能，防止感染；促进 NK 细胞（natural killer lymphocyte，自然杀伤细胞）的杀伤活力，防止肿瘤的发生；调节吞噬细胞（有吞噬杀伤作用的细胞）的功能和活性，从而促进细胞的免疫功能。

（3）体液免疫　维生素 A 通过维持细胞膜的健康，促进 B 细胞分泌抗体来增强免疫功能。

2. 维生素 E

作为抗氧化剂，维生素 E 对机体的免疫作用主要是通过减少自由基对细胞的损害来实现的。机体氧化过程中产生的氧自由基，极易损伤免疫细胞膜的结构，导致免疫功能下降。维生素 E 的抗氧化作用可以消除自由基的影响，保护免疫器官的功能，促进免疫细胞的分化，从而提高机体的免疫力并可抵抗衰老过程。

3. 维生素 C

维生素 C 是人体免疫系统所必需的维生素。维生素 C 主要通过提高吞噬细胞的活性、参与免疫球蛋白的合成、促进淋巴母细胞产生免疫因子、促进干扰素（干扰病毒 mRNA 转录）产生等过程，吞噬恶变细胞，钝化病毒，提高机体免疫力。缺乏维生素 C 会使机体的免疫功能下降。

三、矿物质与免疫

1. 铁

铁是维持免疫器官的功能和结构完整必需的营养素。轻度缺铁即可引起免疫功能降低，主要是细胞免疫水平降低。缺铁引起胸腺和淋巴组织萎缩，胸腺中淋巴细胞数量明显减少，且铁缺乏时吞噬细胞的杀菌活性也降低，从而导致细胞免疫力低下。缺铁对体液免疫影响不大，缺铁时 B 淋巴细胞的数量以及免疫球蛋白水平基本正常。

铁摄入过量也会导致感染的发生，这是因为某些细菌的生长繁殖也需要铁，这些细菌能有效地竞争循环和组织中的铁，加速自身繁殖。

2. 锌

锌和体内多种酶的活性有关。缺锌可影响人体核酸和蛋白质的合成，影响免疫器官的健康，影响免疫细胞的功能和抗体的合成与分泌。

3. 硒

硒参与谷胱甘肽过氧化物酶系统，消除自由基，防止细胞膜脂质过氧化，与维生素 E 有协同作用，通过抗氧化过程对免疫系统产生影响。动物实验表明，硒可以促进淋巴细胞的增殖，饲料中增加硒可增加动物对抗原的应答能力。硒和维生素 E 缺乏的动物对传染病敏感。

以上讨论了几种营养素对人体免疫功能的影响，在日常生活中应注意摄取，防止缺乏，提高自身的免疫水平。实际上，营养不良造成的免疫功能低下，常常涉及多种营养素缺乏，因此不能单纯地确定几种营养素与免疫功能的因果关系。因此，营养素的均衡十分重要，不论哪一种营养素缺乏，都会给机体造成伤害。良好的营养状态和全面、均衡的饮食是机体健康的根本保证。

四、特殊人群的营养与免疫

1. 胎儿及婴儿的营养与免疫

胎儿期或出生后早期营养缺乏可以影响身体的发育，妊娠期受感染也影响胎儿和婴儿的生长，营养不足再加上感染对婴儿是极大的灾难。怀孕母亲如果营养不良则胎儿的胸腺发育不全。有研究结果表明，足月低体重儿（胎儿期营养不良）的 T 淋巴细胞占总淋巴细胞数的比例比相同体重的早产儿更低，表明胎儿期的环境因素对免疫功能有重要影响，这种免疫功能低下的状态可能持续好几个月，并且对以后的发病率和死亡率都产生深远的影响。

妊娠期营养不良使胎儿淋巴器官的体积减小，淋巴细胞数减少、DNA 和蛋白质的合成都减少，可能是由于缺乏细胞增殖时蛋白质合成所需的营养素。胎儿期营养不足对免疫功能的影响比出生后更为严重。免疫功能低下的儿童的感染率是正常儿童的 3 倍。

2. 老人的营养与免疫

老年人的感染率、自身免疫性疾病和癌症的发病率增加，常常与免疫功能低下有关。随着年龄的增加，细胞免疫和体液免疫功能降低。免疫的自稳机制下降、自我识别的功能受到破坏可能是导致发生自身免疫病和癌症的原因。有人认为老年人的免疫功能下降与其营养缺乏有关。老年人的经济状况下降、行动不便、孤独、情绪低落、咀嚼不便、慢性病、食欲差等社会及生活因素均影响其营养素摄入量，发生营养不良。一些研究表明改善营养可以提高老人的免疫功能，如补充营养可以提高老人对流感疫苗的抗体应答等。

3. 计划免疫与营养

如前所述，营养不良对免疫器官的发育及免疫应答都有重要影响。接种疫苗是依赖宿主自身的免疫机制来诱导对疾病的抵抗力，如果机体的免疫机制不健全，或者由于营养不足使机体合成抗体的原料不够均会影响免疫接种的效果。因此选择适当的时机和创造适宜的条件对实施计划免疫非常重要。接受疫苗的对象最好是健康的儿童，患病或发热的儿童最好等到病情平稳后再进行接种，原来有营养不良的儿童应当适当补充高蛋白、高热量、高维生素的平衡膳食，待营养状况稍好转后再行接种。总之，计划免疫要选择适当时机和补充营养以提高免疫效果。

需要注意的是，创伤、感染和一些慢性疾病常常伴有营养不良和免疫功能低下。但由于在这些病理状态下的代谢变化不一样，对营养的需要也不一致。强制性地、毫无区别地给病人补充营养可能产生不良后果。对免疫功能的研究有助于对病人营养状况的评价和对病人愈后的预测和进行适当的营养指导。如癌症病人有针对性地补充高蛋白、高热量、高维生素的营养食物以提高其免疫力，有利于手术切除、化疗或放射治疗。

思考题

1. 营养美容包括哪几个方面？相关的主要营养成分和食品是什么？
2. 皮肤健美需要哪几方面的营养？皮肤最喜欢的食品是什么？
3. 根据自身的皮肤特性，选择何种护理方式？总结美容验方的主要内容。
4. 叙述肥胖的定义。你的体重标准吗？属什么类型？当如何面对？

5. 你如何认识肥胖的原因和阻断肥胖的关键期？

6. 高蛋白低碳水化合物膳食科学吗？为什么？

7. 说明肥胖的防治方法？

8. 什么是脂肪肝？试述膳食与脂肪肝的关系。

9. 什么样的人是脂肪肝的潜在发病人群？

10. 预防脂肪肝应注意什么？

11. 熟悉防治脂肪肝的饮食建议。

12. 叙述心脑血管疾病的病因和引起心脑血管疾病的最直接原因？

13. 什么是高血压？

14. 血管中的粥样硬化斑块是怎样形成的？

15. 简述心脑血管疾病的防治措施。

16. 说明糖尿病的临床表现和类型。

17. 为什么糖尿病被称为现代富裕病之一？

18. 应当如何预防糖尿病？

19. 糖尿病人的饮食防治需注意哪些方面？

20. 什么是骨质疏松？试述骨质疏松的类型和表现。

21. 如何早期预防骨质疏松？

22. 试述防治骨质疏松的方法和注意事项。

23. 人为什么会得癌症？

24. 致癌因素有哪些？你如何理解它们的致癌作用？

25. 诱癌因素有几方面，都包括什么？

26. 世界公认的三大致癌物是什么？

27. 为什么说蔬菜水果是天然抗癌食物？

28. 你怎样理解世界和美国癌症协会的 14 条建议？

29. 什么是免疫力？

30. 简述与免疫有关的几类营养素。只有这几类营养素与免疫有关吗？你如何认识？

第七章

食品卫生与健康

食品安全的定义是"食品应该无毒、无害，保证人体的生命安全，维持身体健康"。但是，由于食物本身可能含有天然有害物质或因为生产、运输、储存等过程产生污染、变质，使食物中的有毒有害物质通常难以完全避免。食品安全实际上是不使消费者受害的一种责任担保。食品是否安全，是以对人体健康有利、不构成伤害为标准，所以食品安全是一个相对概念。我们学习食品污染和食物中毒方面的知识，了解食物的不安全因素，建立对不安全食品的防范意识，尽量降低食品风险，对保持身体健康是非常必要的。

第一节 食品安全知识

一、食品安全概念的内涵

在发达国家，食品安全所关注的主要是由生物污染如致病菌、寄生虫等以及科技发展所引发的污染问题，如转基因食品、辐射食品、疫苗食品的安全性对人类健康的影响，以及食品工程新技术所使用的配剂、介质、添加剂及其对食品卫生质量的影响，几乎没有人为制造的假冒伪劣食品。食品监管的主要任务是控制微生物食品污染和食品工程新技术所带来的食品安全问题。

我国食品安全主要是人为化学污染，最严重的化学污染是农药、兽药、化肥和激素，最可怕的食品污染是人为制假、制劣甚至投毒。因此，我国食品安全整治的内容要比国外发达国家复杂得多，困难得多。

污染严重的原因主要有三个方面：一是社会因素，因为人口多，环境保护意识差，导致生存环境恶化，如水源污染导致食源性疾患的发生，海域的污染直接影响海产品的质量，含氯塑料垃圾焚烧、含氯农药的生产导致二噁英污染影响大气质量等；二是农畜业、种植、养殖的源头污染越来越严重，由于农药、兽药滥用导致农产品有害物残留量超标，已成为影响食品卫生的重要因素；三是受我国食品卫生法律不健全、经济发展水平不平衡的制约，一些食品生产商为追求利润，超标使用食品添加剂；不法生产经营者为牟取暴利，在食品生产经营中掺杂使假，导致污染物、重金属等严重超标。凡此种种，给食品安全造成了严重危害。

食品安全含义主要包括如下几个方面。

1. 食品卫生安全

食品的基本要求是卫生和必要的营养，其中食品卫生是食品的最基本要求。保证食品卫生，就是保证吃得干净、无害与无毒。因此，食品卫生强调食物在生产、运输、储藏、加工、包装、销售等一系列环节中，防止因化学、生物等污染造成的食源性疾病对健康的威胁。

2. 食品质量安全

食品质量安全主要包括食品的功用性、卫生性、营养性、稳定性和经济性。

（1）功用性　色、香、味、形、能量保证。

（2）卫生性　不污染、无毒、无害。

（3）营养性　生物价值高。

（4）稳定性　易保存、不变质、不分解。

（5）经济性　物美价廉、食用方便。

3. 食品营养安全

按照联合国粮农组织（FAO）的解释，营养安全是"在人类的日常生活中，要有足够、平衡的，并且含有人体维持正常功能和发育所必需的营养元素供给，以满足机体的营养需要"。食品的营养成分要符合标准，要能促进人体的健康。如果食品达不到国家相应的产品标准，这种食品在营养上就是不安全的。

4. 食品数量安全

食品数量安全指食品数量能满足人们的基本需要，从数量的角度，要求人们既能买得到、又能买得起满足需要的基本食品。

5. 食品生物安全

食品生物安全指现代生物技术的研究、开发、应用以及转基因生物的跨国、越境转移，可能会产生的潜在风险和威胁。研究和监测表明，转基因生物可能对生物多样性、生态环境、人类健康和生命安全产生一定的负面影响。

6. 食品可持续性安全

从发展的角度，要求食品的获取要注重生态环境保护和资源利用的可持续性。

二、我国的食品安全现状

尽管我国的食品工业经过几十年的发展已取得突出成绩，但是仍然存在不少问题，目前存在的最为严重的问题是食品安全问题。重大食品（物）中毒事件频频发生，假冒伪劣食品屡打不绝、屡禁不止。这些食品安全问题不仅严重损害了我国消费者的身体健康，而且还严重影响了广大消费者的消费心理，引起了相当程度对食品安全的不信任。食品安全问题已成为举国关注，成为百姓日常议论和关注的话题。

食品问题所涉及的环节非常繁杂，建立一套高效、完善的监管体系不是一件容易的事情，近年来我国在加紧制定相应的法律法规，逐步完善食品药品的监管机制，但目前仍存在一些薄弱环节，所以食品安全问题时有发生。在还没有健全食品安全机制之前，我们需要提高自我保护能力，加强防范意识，了解食品安全知识，把饮食风险降到最低。

1. 食品污染源

（1）农用化学物质　农用化学物质包括农药、化肥、激素（植、动物生长调节剂）以及饲料添加剂等。如农药超标的农产品、化学激素催熟的蔬菜水果、富含瘦肉精的猪肉、有促肥避孕药残留的鳝鱼和甲鱼、有抗生素残留的牛奶等。

（2）工业污染　工业"三废"（废渣、废水、废气）的排放成为农业环境的主要污染源。这类污染可造成土壤污染（重金属、非金属如氟化物、硫化物等）、水源污染（地下水和地面水）和大气污染（有害气体或大气沉降）等。

（3）食品储存和加工环节

① 细菌污染和霉菌污染。

② 违规使用添加剂，食品中含有毒有害物质。

③ 使用劣质原料，使食品缺乏营养甚至有害。

（4）疫病、生物性污染　动物性食品是人类膳食的主要组成部分，近年来在世界各地流行的动物疫病也是造成食品安全的一大隐患，口蹄疫、疯牛病、禽流感的几次流行使人们紧张到谈食色变。

2. 食品污染现状

食品安全问题，不外乎两个方面：一方面是食品本身的营养价值和质量问题，如食品是否变质、是否达到各种营养技术指标等；另一方面是食品在生产、加工、运输、储存、销售过程中，人为改变其天然、纯洁性能而产生的安全问题。如农作物大量使用农药、过量使用化肥、促进长素、催熟剂，在食品饮料中滥用色素、防腐剂等，都不同程度地对人体健康造成伤害。

3. 食品污染的危害

① 被污染的食品如果带有大量的病菌（或细菌毒素）和有毒化学物质，一次大量进入人体，可引起急性中毒，即食物中毒。

② 被污染的食品含有少量有害物质时，一次食入一般不会引起任何危害，但若长期反复摄入，可造成慢性中毒，有些化学物质还有致癌、致畸、致突变等作用。

③ 污染的食品如果带有某些致病菌（如伤寒杆菌、痢疾杆菌等）或寄生虫卵，人体摄入后，可引起食源性疾病的传播流行。

④ 某些食品污染物还具有致突变作用。突变如发生在生殖细胞，可使正常妊娠发生障碍，甚至不能受孕，胎儿畸形或早死。突变如发生在体细胞，可使在正常情况下不再增殖的细胞发生不正常增殖而构成癌变的基础。与食品有关的致突变物有苯并芘、黄曲霉毒素、DDT、狄氏剂（剧毒有机氯杀虫剂）和烷基汞化合物等。

⑤ 有些食品污染物可诱发癌肿。例如，以含黄曲霉毒素的发霉玉米或花生饲养大鼠，可诱发肝癌。与食品有关的致癌物有多环芳烃化合物、芳香胺类、氯烃类、亚硝胺化合物、无机盐类（某些砷化合物、重金属盐）等。

4. 食品安全现状

经过多方面的努力，我国食品安全水平在不断提高。近年来，随着《食品安全法》（2009）的颁布、实施和修订，以及国务院食品安全委员会、国家食品安全风险评估中心、国家食品药品监督管理总局等机构的成立，逐步建立了较为完善的食品安全保障体系。食品安全标准体系的建立，改变了"九龙治水"的格局，使食品安全监测能力显著提升。

（1）国家标准体系基本覆盖所有食品类别　我国食品安全国家标准体系有近1100项，涵盖2万项指标，基本覆盖所有食品类别和主要危害因素。

（2）修订了食品安全法实施条例　2016年《中华人民共和国食品安全法》实施条例主要从提升食品安全治理能力，强化和落实企业主体责任、部门监管责任和政府属地管理责任。以最严谨的标准、最严格的监管、最严厉的处罚、最严肃的问责，逐步建立科学完善的食品药品安全治理体系。

（3）重拳整治食品生产经营突出问题　食品药品监督管理总局建立覆盖国家、省、市、县四级3264家监管机构和782家检测机构的监督抽检体系，建立覆盖2916个县（区）食用农产品抽检数据直报系统。截至2015年10月月底，共完成91.5万批次抽样检验并公布抽检结果，样品合格率为97.5%。

（4）农兽药残留标准基本覆盖大宗农产品　农业部与国家卫生计生委组建农药残留、兽药残留两个标准审评委员会，目前已制定5724项农兽药残留限量和932项检测方法国家标准。国家对农药的使用实行严格的管理制度，加快淘汰剧毒、高毒、高残留农药。禁用高毒农药39种，高毒农药使用量占农药使用总量的比例下降到2%以下，淘汰小、乱、差饲料企业近4000家。

（5）国家食品安全中长期战略规划正在编制　国务院食品安全办正会同各成员单位抓紧编制国家食品安全中长期战略规划，从源头性、基础性、制度性问题入手，推进"餐桌污染治理"，建设食品放心工程。力争通过5～15年的努力，基本形成与全面小康社会相适应的食品安全治理体系和治理能力，进一步提升食品安全保障水平。计划到2020年，主要农产品质量安全监测总体合格率达到97%

以上。

虽然我国食品安全水平在不断提升，但是科学治理体系仍然存在较多薄弱环节，如监测设备和技术贫乏，监管机制尚需完善等。所以目前仍处于食品安全风险隐患凸显和食品安全事件的高发期。

三、控制食品安全的措施

食品污染是目前摆在我们面前极具挑战性的问题之一。一方面，不法经营导致食品污染的案例屡见不鲜；另一方面，我国相应的法律法规还需完善。有关专家认为，食品安全不仅是奶制品中的三聚氰胺，粉丝、面粉中的"吊白块"，也不仅是猪肉中的"瘦肉精"等，它涉及面非常广，表现形式多样。因此，食品安全的关键在于立法。《食品安全法》是一部从田间到餐桌的系统法规。2009 年 6 月 1日起，我国正式开始实施《食品安全法》，这部法律将有序地解决食品安全问题，并为其提供法律及制度保障。法律的一些亮点引人关注，如：设立食品安全委员会；统一食品国家安全标准；建立食品安全风险监测评估制度；取消食品"免检制度"；对"问题食品"实行召回制度；权益受损消费者可要求十倍赔偿，且民事赔偿优先；"问题食品"代言者要承担连带责任；保健食品宣传不得涉及治疗功能；规范食品添加剂使用等。新法律的实施，规范了食品行业的行规；限制了单纯谋取经济利益；震慑了不道德行为；开启了中国食品安全监管的新阶段。

公众自身减少食品污染的能力是有限的，因为消费者既不可能控制食品污染的源头，也无法知道食品加工、运输和销售环节的操作是否能达到卫生标准。对一些新型食品，如转基因食品等更是知之甚少。虽然食品安全方面存在这样那样的问题，可是日子还是要过，食品还是要买要吃。为了防范日常生活常见的食品安全隐患，消费者有必要懂得一些控制食品安全的措施，尽可能降低食品风险。

1. 认识和把握食品的风险性

① 生物性危害是近来媒体经常报道的食品安全问题。由于环境条件的复杂多变以及人和有害生物之间的共同进化关系，对生物性危害的任何解决办法都不可能一劳永逸，而只能持之以恒地严加防范。在禽流感、口蹄疫、疯牛病等流行期，应慎食相关食品。购买肉、禽、蛋等食品时要注意相关检疫证明。家用厨具如刀、菜板等要生熟食分开，经常消毒。

② 化学性危害是如今风险日益增大的一类食品安全问题。要善于选购安全性好的食品，在食用前适当处理、加工。另外，最好不用化学品如洗洁精洗刷餐具，不得不用时，一定要冲洗干净。

③ 食品监督部门要加强食品从业人员的定期体检，有上呼吸道感染、传染性疾病和化脓性疾患的患者，在治愈前不应参与食品操作。消费者不要购买无证摊贩的熟食制品。

2. 消费者购物的理智性

购买食品时，美味、价格、质量与安全性要给予同等重视。在管理先进、信誉良好的购物场所可以买到让人较为放心的食品。当然，保证安全性要付出一定的代价，如价格高、不方便购买等。而买质量差、便宜的食品时则要权衡得失。要善于利用社会提供的食品安全性服务来指导购物，如留意查看食品标签、有效成分、保质期，识别肉类的检验标志，注意有关部门的认证评价等。购物时，应注意以下问题。

（1）选购食品应该尽量选购品牌的，应到大型的、信誉好的食品店或超市购买定型包装食品，而且要看品牌。在购买食品时要挑选经过有关部门认定的商品。目前市场上的"中国名牌""绿色食品""无公害农产品""有机农产品""QS"标志等，是由不同部门针对食品安全设置的不同认定标准。几种主要的食品安全认定体系介绍如下。

① 中国名牌产品指实物质量达到国际同类产品先进水平、在国内同类产品中处于领先地位、市场占有率和知名度居行业前列、用户满意程度高、具有较强市场竞争力的产品。中国名牌产品证书的有效期为 3 年。在有效期内，企业可以在获得中国名牌产品称号商品的包装、说明书、广告宣传以及相关材料中使用统一规定的中国名牌产品标志，并注明有效期。中国名牌产品在有效期内，免予各级政府部门的质量监督检查。对符合出口免检有关规定的，依法优先予以免检。

② 绿色食品指遵循可持续发展原则，按照特定的生产方式生产，经专门机构认定、允许使用绿色食品标志的无污染的安全、优质、营养类食品。绿色食品分为 A 级和 AA 级，"绿色食品"称号由农业部门评定，自然资源和生态环境是食品生产的基本条件，由于与环境、健康和安全相关的事物通常被冠以"绿色"，为了突出这类食品出自良好的生态环境，因此命名为绿色食品，绿色食品标志的使用期为 3 年。

③ 有机农产品指根据有机农业原则和有机农产品生产、加工标准生产出来的，由有机农产品颁证组织颁发证书的一切农产品。有机农业是一种完全不用或基本不用人工合成的化肥、农药和饲料添加剂的生产体系，有机农产品主要包括食用农产品、纤维材料、药材等几种。它是由质量技术监督部门认证、管理的。

④ 无公害农产品指产地环境、生产过程和产品质量符合国家有关标准和规范的要求，经认证合格获得认证证书，并允许使用无公害农产品标志的、未经加工或初加工的食用农产品。无公害农产品由农业部门认证，其标志的使用期为 3 年，广义的无公害农产品包括有机农产品、自然食品、生态食品、绿色食品、无污染食品等。这类产品生产过程中允许限量、限品种、限时间地使用人工合成的安全的化学农药、兽药、肥料、饲料添加剂等，它符合国家食品卫生标准，但比绿色食品标准要宽。无公害农产品保证了人们对食品质量安全最基本的需要，是最基本的市场准入条件。

绿色食品、有机农产品、无公害农产品都是安全食品，安全是这三类食品突出的共性，它们在种植、收获、加工生产、储藏及运输过程中都采用了无污染的工艺技术，实行了从土地到餐桌的全程质量控制。

⑤ QS（Quality Safety）制度即食品质量安全市场准入制度，是国家质检总局在 2002 年推出的，根据该项市场准入制度的规定，凡进入该制度范围内的食品的有关生产企业要拿到食品生产许可证，并在销售单上贴上 QS（质量安全）标志才允许进入市场销售。据了解，国家质检总局将力争用 3～5 年时间，对全部 28 大类食品实施市场准入制度。

各种食品安全认定体系标志见封底彩页。

（2）注意看食品的标签，重点要看生产日期、保质日期、产地、生产商、产品成分等内容。不要买"三无"（无生产厂家、无生产日期和无保质期）食品。

（3）仔细观察产品外包装，字迹模糊、出现错别字、偏色、套色误差大的产品很有可能是假冒伪劣产品。另外，包装破损的食品不要买，散装食品尽量不要买。

（4）尽量选购时令盛产的蔬菜水果，要学会识别过量使用生长激素的农产品，并改掉爱购买外形美观的蔬菜水果的习惯。如蔬菜、水果过大，其性状和色泽过于诱人；番茄顶部长着桃子似的凸起；全紫的葡萄、无根豆芽等；都是点过激素的标志，最好不要吃。总之，要少吃反季节蔬菜和水果。

（5）使用无色食品保鲜袋、保鲜盒、保鲜膜储存食品（有色塑料袋经常是回收的塑料制品）。

（6）有条件的建议选购无公害蔬菜、绿色食品和有机食品，同时要保证来源可靠。

（7）对于高危人群，包括老人、孕妇、儿童、体弱或者免疫力低下的人群，其食品安全问题应该更加小心。

3. 食物多样化

提倡食物多样化，并有针对性地选择抗污染的食物和还原性食物，如维生素 A、维生素 E、维生素 C 等，保证机体的还原性。含维生素 C 的食物能阻止致癌物亚硝酸盐的合成，降低苯类化合物和某些重金属物质的毒性；含钙高的食物能使人的骨骼减少铅的侵害；含膳食纤维多的食物具有排除致癌胺类和重金属污染物的作用。避免毒物在体内长期积蓄，并有效增强自身的解毒能力。

4. 少吃过度加工和储藏的食品

要尽量少吃过度加工的食品和存放过久的食物。如煎、炸、烧、烤的食物可能增加多环芳烃的致癌毒性，街边的烧烤摊还可能造成食源性污染。冰箱内长期储存，可能为低温致病微生物危害食品安全创造机会。

5. 其他

蔬菜、水果、茶叶等农产品食用前要注意清除残留农药。慎吃生猛海鲜（注意水域污染和变质）。重视购入食品的清洗、消毒和及时食用。注意厨房和餐厅卫生。重视家庭成员对食品中的危害因子敏感性及抵抗力的差异，对于保证家庭饮食安全至关重要。

实际上，做到以上几点并不难，只要有充分认识，采取适当措施，就可避免食品风险。人不能生活在真空中，自然界不存在绝对纯净的东西。我们完全可以用一种平常心去乐观地享受生活，大可不必草木皆兵，只是要有些防范意识，多留心一点而已。

四、食品安全常识

1. 如何减少农药残留量，吃上放心蔬菜

近些年来，蔬菜的安全性问题特别是农药残留问题日渐突出，每年都有多起报道食用农残超标蔬菜而引起中毒的事件，甚至造成人员死亡。因此，要正确地认识蔬菜的安全性，增强自我保护意识，采取措施减少农药残留。

（1）浸泡水洗法　蔬菜上沾染的农药主要是有机磷类杀虫剂，为水溶性，一般先用水冲洗掉表面污物，然后用清水浸泡 30min，再反复冲洗 2～3 次，基本上可清除绝大部分残留农药。

对农药残留较多的叶类蔬菜或韭菜可以用碱水浸泡清洗。在 500mL 清水中加入 5～10g 食用碱（纯碱或小苏打）配制成碱水（农药多为酸性），浸泡 5～10min 后用清水冲净。或用淘米水洗蔬菜，淘米水的胶体性质对毒素有一定的吸附作用。传说中用醋清洗蔬菜，只对碱性农药有效，而碱性农药仅为少数。

（2）储存法　蔬菜上的残留农药随着时间的推移，能够缓慢地分解。冬瓜、南瓜等不易腐烂的蔬菜可以先存放 3 天再食用。

（3）热水法　有些蔬菜瓜果可通过热水去除部分残留农药。常用于芹菜、菠菜、青椒、菜花、豆角等，先用清水将表面污物洗净，放入沸水中焯一下捞出，再烹饪食用。

以上方法都可能损失维生素，所以要权衡利弊，适当处理。

2. 如何安全、营养地吃水果

水果营养丰富，滋味鲜美，是人们生活中离不开的食物。怎样才能安全、营养地吃水果，是很多消费者关心的问题。目前，影响水果安全性的因素有三种：一是在农业生产过程中为防止病虫害，个别果农使用一些违规农药，进而导致水果农药残留量超标；二是为了延长水果的保藏期，水果商在水果中加入超标、违规的保鲜剂；三是为卖到好价钱，水果商用激素催熟剂提高水果生长和成熟的速度，得到不合时令的水果。因此，要安全、营养地吃水果，必须采取有效防范措施。

（1）食用前浸泡清洗　在食用水果之前要尽可能将水果清洗，通过表面清洗能有效减少农药残留。可以选择水果专用洗涤剂或添加少量的食用碱浸泡，然后

用清水冲洗数次。

(2) 削皮食用 农药残留主要集中在水果的表皮，由于很多农药不溶于水，简单浸泡还不能解决农药残留，所以，最好削皮食用。

(3) 选购有专门机构认证或有产地证明的水果，无公害水果、绿色水果 这些经过国家机构认证的水果，在生产管理时严格按照相关要求，对农药使用进行了严格控制，含农药较少。

(4) 选购新鲜、时令相符的水果 因为经过长期储藏的水果要经过保鲜处理，加入的保鲜剂或水果防腐剂，会残留在水果中，特别是一些浆果如葡萄、提子等。

(5) 对于时令期前的水果要注意是不是经过催熟的 这时候使用的催熟剂一般对身体都有一定危害，如用乙烯催熟的水果会表现出上色过于均匀，用二氧化硫催熟的产品，其表面一般会残留有硫黄的气味等。

(6) 反季节水果有可能通过使用激素来促进生长 这类水果还有一些奇特的外形，在购买时也应选择避免。

(7) 霉烂水果不要吃 水果霉烂后会产生一些霉菌毒素危害人体的安全，食用时只将腐烂部分挖除还不够，因为毒素已扩散到没烂的地方，因此腐烂水果最好不要吃。

3. 购买食品要区别保质期和保存期

保质期（最佳食用期）指在标签上规定的条件下，保持食品质量（品质）的期限。在此期限，食品完全适于销售，并符合标签上或产品标准中所规定的质量（品质）；超过此期限，在一定时间内食品仍然是可以食用的。

保存期（推荐的最终食用期）指在标签上规定的条件下，食品可以食用的最终日期；超过此期限，产品质量（品质）可能发生变化，食品不再适于销售和食用。

千万不要购买超过保存期的食品：过了保质期的食品未必不能吃，但过了保存期的食品就一定不能吃了！消费者在购买食品时，要特别注意食品标签上的保质期和保存期。

4. 如何鉴别鱼被污染

(1) 看鱼眼 没有受到污染的鱼，鱼眼微突，富有光泽；受到污染的鱼眼球浑浊，有的眼球明显突出。

(2) 看鱼鳃 没有受到污染的鱼，鱼鳃鲜红，排列整齐；受到污染的鱼，鳃呈白色，而且形状粗糙。

(3) 看鱼尾 没有污染的鱼，鱼尾正常；受到污染的鱼，其尾弯曲僵硬，呈畸形。

(4) 闻气味 没有受到污染的鱼，有一种新鲜湿润的腥味；受到污染的鱼，则有一种类似汽油或氨的气味。

5. 如何鉴别伪劣肉

(1) 注水肉

① 注水牛羊肉　市场上注水牛羊肉较多，色泽鲜红、较湿润，看上去"很新鲜"，很多人单凭感官好看，青睐注水牛羊肉。其实，这种肉肌肉组织松软，血管周围出现半透明状红色胶体，弹性差、切面闭合慢，且有明显切割痕迹，要注意观察，凭经验可以识别。

② 注水猪肉　色泽呈淡红色，较正常的猪肉要亮，其他特征同注水牛羊肉相似。鉴别办法：肉经注水后，水会从瘦肉中渗出。割下一块瘦肉放在盘中，稍待片刻就会有水渗出；另外，用卫生纸或吸水纸贴在瘦肉上，用手紧压，待纸湿后揭下，用火柴点燃，若不能燃烧说明肉中注了水。

（2）米猪肉　即患有囊虫病的死猪肉，这种肉对人体健康有极大的危害性。感官鉴别米猪肉的主要手段是注意其瘦肉切开后的横断面，看是否有囊虫包的存在，在切面上如发现有石榴粒（或米粒）一般大小的水泡状物，即为囊虫包，可断定这类肉为米猪肉。

（3）有淋巴结的病死猪肉　这类猪肉的淋巴结是肿大的，其脂肪为浅玫瑰色或红色，肌肉为黑红色。切面上的血管可挤出暗红色的瘀血。而且脂肪呈灰红色、黄色、绿色等异常色泽。

（4）喂瘦肉精的猪肉　"瘦肉精"是一种平喘药，学名盐酸克伦特罗，又称克喘素。瘦肉精实际是一种激素，是一种肾上腺神经兴奋剂。人吃了含瘦肉精的肉，特别是毒性较大的猪肝猪肺，就会产生头晕、恶心、肌肉震颤、心悸等中毒症状。

喂食瘦肉精的猪，毛皮光亮、呼吸急促、后臀部外形饱满并突出。猪肉肉色较深、肉质鲜艳、后臀肌肉饱满、脂肪非常薄。

6. 如何识别新鲜鸡蛋

（1）新鲜的鸡蛋　蛋壳完整，无光泽，表面有一层白色粉末，手摸蛋壳有粗糙感，轻摇鸡蛋没有声音，对蛋壳哈一口热气，用鼻子凑近蛋壳可闻到淡淡的生石灰味，将鸡蛋放入水中，蛋会下沉。

（2）次质的蛋　蛋壳表面没有白色粉末，色灰乌或黯黑，壳发亮，或有霉斑，轻摇鸡蛋，有轻微晃动感，将鸡蛋放入水中，会半浮在水中。

（3）劣质的蛋　除有次质蛋的特点外，若将鸡蛋放入水中，蛋会浮于水面，若对该蛋哈一口热气，可闻到霉味或酸臭味。

7. 如何识别假奶粉

掌握假品特征：有结晶、有光泽、粉粒粗、很快溶解或沉淀。

辨颜色：假奶粉颜色较白，细看有结晶和光泽。

闻气味：假奶粉没有乳香味。

尝味道：假奶粉放入口中很快溶解，不粘牙、甜味浓。

试手感：假奶粉颗粒较粗，会发出沙沙声。

看溶解速度：假奶粉溶解迅速。

8. 如何鉴别催熟番茄

自然成熟的番茄外表圆滑，手感较软，虽大部分已呈红色或黄色，但在其蒂部周围仍有少许绿色，掰开番茄可见其肉质呈红色，起沙，多汁，籽呈土黄色，吃起来酸中带甜。

催熟的番茄外观红得很均匀，手感较硬，有的长成畸形带尖，有的是多面体，掰开后内部尚未长籽或肉红籽绿，汁少，不起沙，比自然成熟番茄的口味淡。

9. 如何选购大米

好大米具有三个特点：一是富有光泽、糠屑少、无虫害和杂物、无粘连或结块；二是米粒整齐饱满，大小均匀碎米少；三是"腹白"很少或基本没有。

如果发现有的米粒外观过白、过于鲜亮、光滑，有可能是矿物油上光的；米粒若呈淡绿色，有可能是以人工色素染色的，用以冒充"绿色大米"，使人受骗上当。

鉴别大米的办法：将少许大米倒入玻璃杯中，注入 60℃ 的热水，盖上杯盖经 5min 后，启盖闻有无异味，如见油腻感，有农药味、矿物油味、霉味等，表明米已被严重污染，不可食用。

五、 世界饮食安全行为和标准

1. 1989 年 WHO 提出饮食安全 10 条黄金定律

① 食品一旦煮好应立即吃掉。食用在常温下已存放 4～5h 的食品最危险。

② 未经烧煮的食品常带有诱发疾病的病原体，因此食品必须彻底煮熟才能食用，特别是家禽、肉类、水产品和牛奶。

③ 应选择已加工处理过的食品。

④ 食品煮好后如果一次不能吃完，若需要存放 4～5h，应在低温条件下保存。

⑤ 存放过的熟食必须重新加热才能食用。

⑥ 不要把未煮过的食品与煮熟的食品互相接触。这种接触无论是直接的或间接的，都会使煮熟的食品带上致病微生物。

⑦ 保持厨房清洁、烹饪用具刀叉餐具等都应用干净的布料擦干净。

⑧ 处理食品前先洗手。

⑨ 不要让昆虫、兔、鼠和其他动物接触食品，因为动物常带有致病微生物。

⑩ 饮用水应纯洁干净。如果怀疑水不清洁，应把水煮沸或进行消毒处理。

2. 国外饮食安全标准

一些国家提出"三少""三多""三不""三注意"，标准如下。

三少：少食盐；少食糖；少食脂肪类食物。

三多：多吃新鲜食品；多吃青菜；多吃水果。

三不：不吃不干净的食物；不吃有化学污染的食物；不吃过期或变质的食物，夏天不吃隔夜饭菜。

三注意：注意铅中毒，勿用铅焊罐头尤其是婴儿奶粉罐头；注意了解各种食品的质量、特点和有效期，认真查看食品说明书；孕妇要注意忌口，如酒类、咖啡等。鱼肉要烧熟。

以上行为和标准对我国居民也有重要意义。

3. 全球十大垃圾食物

（1）油炸类食品　导致心血管疾病的元凶，含丙烯酰胺等有毒物质，破坏维生素，使蛋白质变性。

（2）腌制类食品　导致高血压，肾负担过重，导致鼻咽癌，影响黏膜系统（对肠胃有害），易得溃疡和发炎。

（3）加工肉类食品（肉干、肉松、香肠等）　含三大致癌物质之一——亚硝酸盐（防腐和显色作用）、含大量防腐剂（加重肝脏负担）。

（4）饼干类食品（不含低温烘烤和全麦饼干）　食用香精和色素过多（对肝脏功能造成负担）、严重破坏维生素、热量过多、营养成分少。

（5）汽水可乐类食品　含磷酸、碳酸，会带走体内大量的钙，含糖量过高，喝后有饱胀感，影响正餐。

（6）方便类食品（主要指方便面和膨化食品）　盐分过高，含防腐剂、反式脂肪酸、香精（损肝），只提供热量，其他营养成分少。

（7）罐头类食品（包括鱼肉类和水果类）　破坏维生素，使蛋白质变性，热量过多，营养成分少。

（8）话梅蜜饯类食品（果脯）　含防腐剂、香精，盐分过高等。

（9）冷冻甜品类食品（冰淇淋、冰棒和各种雪糕）　含奶油极易引起肥胖、含糖量过高影响正餐，含反式脂肪酸影响健康。

（10）烧烤类食品　含大量苯并芘，导致蛋白质炭化变性（加重肾脏、肝脏负担）。

第二节　食物中毒及预防

食物中毒指摄入了含有生物性、化学性有毒有害的食品，或者把有害物质当做食品摄入后，出现的非传染性的急性、亚急性疾病。近年来，各类食物中毒事件时有发生，给人们的健康带来严重威胁。从目前的统计数字来看，我国每年食物中毒报告约2～4万人，但是这个数字尚不到实际发生数的1/10，也就是说我国每年食物中毒至少在20～40万人。

一、食物中毒原因

1. 疏于食品卫生管理

对食品加工、运输、储藏、销售环节中的卫生安全问题注意不够，引起交叉感染。此类中毒发生率最高，出现在公共食堂或饮食服务单位的食物中毒多属此类。如加工环境受到细菌污染；食用腐败变质的食物；用装有毒物质的容器装食品（如用亚硝酸盐袋子装食盐）等。

2. 滥用食品添加剂或使用非食品原料

目前我国批准使用的食品添加剂包括：为增强食品营养价值而加入的营养强化剂；为防止食品腐败变质加入的防腐剂、抗氧化剂；为改善品质而加入的色素、护色剂、香料、漂白剂、增味剂、甜味剂、增稠剂、疏松剂等；为便于加工和运输而加入的消泡剂、乳化剂、稳定剂、凝固剂等。食品卫生法规对使用食用添加剂的品种和剂量都有严格限制，在低剂量下是安全的。食品添加剂使食品更加丰富多彩。例如水果罐头常年色泽鲜亮；糕点、果汁五颜六色；一些防腐剂还可以延长食品的保质期，便于长途运输，使人们能吃到各个地方的美食。因此对于食品加工行业，食品添加剂必不可少。

尽管添加剂在加工食品中有着无法替代的作用，但是过量或违规使用无疑给食品安全蒙上了一层阴影。不法商贩滥用食品添加剂或使用非食品原料制作食品，给我们的健康生活带来隐患，使我们不得不防。

下面介绍消费者应注意的几种食品添加剂和近些年食品添加剂的一些主要问题。

（1）漂白剂　漂白剂在食品加工中应用甚广，有氧化漂白及还原漂白两类，前者如双氧水，后者包括亚硫酸盐类等。氧化漂白剂可使食品的营养成分遭到氧化破坏。

消费者在购买时要注意认清"原色"食品再购买。食品的外表异乎寻常地光亮雪白，就可能有问题。例如本来偏黄色的牛百叶，变得很白净；竹笋、雪耳、粉丝、腐竹、米粉、海蜇、面粉等外表过于雪白透亮，应小心提防。还有不法经营者用病死母猪肉做肉松，为改变肉制品的色泽，就加入大量双氧水使死猪肉脱色；用氧化漂白剂掩盖肉类、海产品的腐败变质外观；把吊白块（甲醛次硫酸氢钠，人体直接摄入 10g 就可致死）加入粉条、豆制品、面粉及其制品中用以增白。这种行为给消费者的身体健康造成了严重威胁。

（2）着色剂　着色剂是使食品着色和改善食品色泽的物质，通常包括食用合成色素和食用天然色素两大类，有苋菜红、胭脂红、赤藓红、柠檬黄、日落黄等。消费者在购买时颜色浓艳夸张的食品，都有可能存在滥用着色剂的现象。例如滥用柠檬黄等加工情人梅；水果罐头中超量使用日落黄，使其看上去颜色鲜艳，不褪色；在鸡饲料中添加色素加丽素红，使其产出颜色偏红的鸡蛋；苏丹红是人造工业色素，常用于工业品的染色，也有用于食品着色的。

（3）防腐剂　防腐剂主要指山梨酸、苯甲酸等化学物质。不少企业为了节省成本，选择并超量使用苯甲酸。有统计显示，几乎每一次食品抽检，防腐剂都会出现问题，超标问题时有发生。中央电视台每周质量报告中报道的"四川泡菜"

就是一个颇为典型的例子。加工泡菜的工人透露，他们在泡菜中的苯甲酸钠使用量居然是 0.3%。而根据国家标准，泡菜的加工过程中，苯甲酸钠的用量不得超过 0.05%，这家厂的用量超标了 60 倍之多。

（4）甜味剂　甜味剂指赋予食品以甜味的食品添加剂，有蔗糖、葡萄糖、果糖、果葡糖浆、糖精钠等。成本较低的糖精钠，是合成甜味剂，多食对人体有害，食用有一定上限。过量食用糖精钠的现象很常见，特别是在某些劣质饮料、蜜饯和果脯中。

（5）使用非食品原料　一些禁用的非食品原料也成为食品安全的一大隐患。工业级的磷酸钙盐、滑石粉（硅酸镁和氧化镁），作为增白剂的载体添加到面粉、糖果中，以增加润滑感。

3. 误食

主要是食用亚硝酸盐（误食工业用盐）、有毒动植物、农药、鼠药污染的食物引起的中毒。这类中毒发生的数量较多，且中毒者病情危重，死亡率极高。如 20 世纪 80 年代上海甲肝流行的罪魁祸首是毛蚶；广西忻城县 3 名儿童因捡食被鼠药污染的红薯片，食后 3 人均中毒，1 人死亡；广东省汕头误食河豚中毒（河豚毒素）死亡事件；重庆石柱县黄鹤乡 3 户农民误食毒蘑菇，9 人食用后全部中毒，其中 2 人死亡；小孩误吃蓖麻籽中毒死亡等。

4. 食品卫生知识匮乏

食品加工、储存不当造成食物中毒。如食用加工、制作不当的酵米面（也叫臭米面，南方和东北一些地区把粗粮放在水中浸泡使之发酵，再制成各种食品），由于酵米面黄杆菌引起中毒导致死亡；河南省周口地区 478 人食物中毒事件就是由于四季豆加工处理和烹调不当所致；鲜黄花烹调不当也会引起食物中毒。

5. 投毒

近年来，卫生部已收到多起投毒引起的食物中毒报告，投毒物质常为剧毒鼠药、砒霜、氰化物、重金属盐等。重庆市南川 2 名儿童饮用注入"毒鼠强"的饮料后引起的死亡事件；如南京毒鼠强事件（早餐点投毒）；青岛某市一名教师因自己承包的大食堂经营不善，竞争不过同校的小食堂，竟不顾学生的生命安危，买来砒霜投毒陷害对方，造成 60 名中学生中毒；还有清华大学、北京大学都曾发生的铊中毒事件。这些案例提示我们，目前对剧毒品的管理仍有疏漏，需提高警惕。

某女大学生突遭横祸：食欲不振、腹痛、便秘，服中药后无效，转入协和医院，入院后头发全脱。后来她强烈脚痛、小腿痛，痛得不敢触及任何东西。病情迅速恶化，很快波及胸部、腰部、语音不清、饮水呛咳、呼吸困难，然后处于昏迷状态，需插管人工呼吸。病人在各种支持性措施救治下，病情继续恶化。她的同学通过互联网，向世界呼救。收到美国、英国、德国、澳大利亚等国发来的上千封 E-mail，从网络来的信息中约有 30% 的专家怀疑是铊中毒。患者的血、尿、脑脊液、皮肤、指甲用无火焰原子吸收光谱法分析，查出所有样本含铊量高于健康人千百倍，认为是投毒造成的。对症治疗后，到病发后 8 个月，病人才开始苏醒。由于病因不明耽误了治疗时机导致终身残疾。一个风华正茂的才女，只能在轮椅上渡过余生。

6. 农药的滥用

农药残留造成的食物中毒也很突出。其中有很大一部分是由于使用了国家明令禁止生产和使用的甲胺磷、双氟磷、毒鼠强、"1605"、"1059"等农药引起。如常常发生的毒韭菜、毒大蒜中毒，实际是有机磷农药中毒。

二、食物中毒的分类

食物中毒通常都是在不知情的情况下发生的。引起食物中毒的因素很复杂，主要有如下类型。

1. 细菌性食物中毒

细菌性食物中毒指人们摄入含有细菌或细菌毒素的食品而引起的食物中毒。食品在加工、运输、储存、销售过程中，由于温度、湿度原因，可使细菌生长繁殖，产生毒素，造成食物腐败变质。人食用后可引起食物中毒。常见的致病菌有沙门菌属、葡萄球菌、肉毒杆菌、大肠杆菌、肝炎病毒等。在各类食物中毒中，细菌性食物中毒最多见，占食物中毒总数的 1/2 左右。细菌性食物中毒发病率高，但病死率较低。细菌性食物中毒的发生与不同区域人群的饮食习惯有密切关系。美国多食肉、蛋和糕点，葡萄球菌食物中毒最多；日本喜食生鱼片，副溶血性弧菌食物中毒最多；我国食用畜禽肉、禽蛋类较多，以沙门菌食物中毒居首位。细菌性食物中毒具有明显的季节性，多发生在气候炎热的夏季。

并不是人吃了细菌污染的食物就马上发生食物中毒。细菌在食物上繁殖达到可致病的数量或繁殖产生致病的毒素后，人吃了这种食物才会发生食物中毒。食品中的水分及营养条件也是致病菌繁殖的温床，如果食前彻底加热，杀死病原菌的话，可以有效地防止食物中毒。

2. 霉菌毒素中毒

霉菌广泛分布于自然界。受霉菌污染的农作物和容器都可使食品受到污染。部分霉菌菌株在适宜条件下能产生有毒代谢产物，即霉菌毒素。如黄曲霉毒素（发霉的花生和玉米中较严重）、霉变甘蔗等，对人畜都有很强的毒性。一次摄入大量被霉菌及其毒素污染的食品，会造成食物中毒。长期摄入小量受污染食品也会引起慢性病或癌症。有些食入的霉菌毒素还能从人体转入乳汁中，损害婴幼儿的健康。需要注意的是，用一般烹调方法加热处理不容易破坏食品中的霉菌毒素，因此发霉的食品不能再吃。霉菌生长繁殖及产生毒素需要一定的温度和湿度，因此中毒往往有比较明显的季节性和地区性。

3. 动物性食物中毒

动物性食物中毒包括食用天然有毒成分的动物或动物组织的某一部分引起的

中毒反应。如河豚（河豚毒素）、鱼胆、有毒贝类、鱼类组胺、动物内脏、腺体（甲状腺等）所引起的食物中毒；家养猫、狗等宠物，共食共饮亲密无间造成的寄生虫、病菌感染（如旋毛虫、弓形体病感染）；另外在一定条件下产生大量有毒成分的可食用动物性食品引起的中毒。

4. 植物性食物中毒

主要有三种：其一是将天然含有有毒成分的植物或其加工制品当做食品，如桐油、大麻油等引起的食物中毒；其二是在食品的加工过程中，将未能破坏或除去有毒成分的植物当做食品食用，如木薯、苦杏仁等；其三是在一定条件下，不当食用大量有毒成分的植物性食品，如毒蘑菇（多种毒肽）、鲜黄花菜（秋水仙碱）、发芽马铃薯（龙葵素）、未腌制好的咸菜（亚硝酸盐）或未烧熟的扁豆、四季豆（红细胞凝集素和皂素）等造成中毒。植物性中毒多数没有特效疗法，对一些能引起死亡的严重中毒，尽早排除毒物对中毒者的愈后非常重要。

5. 化学性食物中毒

食入化学物质污染的食品引起的食物中毒即为化学性食物中毒。主要包括如下几项。

① 误食被有毒化学物质污染的食品，如某些金属、亚硝酸盐、农药、兽药、甲醇、甲醛等引起的中毒。

② 因添加非食品级的或禁止使用的食品添加剂、营养强化剂的食品以及超量使用食品添加剂而导致的食物中毒。

③ 因储藏等原因，造成营养素发生化学变化的食品，如油脂酸败造成中毒。

化学性食物中毒发病特点是，发病与进食时间、食用量有关。一般进食后不久发病，常有群体性，病人有相同的临床表现。剩余食品、呕吐物、血和尿等样品中可测出有关化学毒物。

三、食物中毒的特点和应对措施

1. 食物中毒的特点

虽然食物中毒的原因不同，症状各异，但一般都具有如下流行病学和临床特征。

（1）潜伏期短，起病急　一般食入"有毒食物"后几分钟到几小时，短时间内几乎同时出现一批病人，来势凶猛，很快形成高峰。

（2）病人临床表现相似，且多以急性胃肠道症状为主　中毒者大都有恶心、呕吐、腹痛、腹泻、头晕、无力等症状，常常是机体对有毒食品的排异反应。

（3）发病与食物有关　患者在近期内都食用过同样的食物，发病范围局限在食用该类有毒食物的人群，停止食用该食物后发病很快停止，发病曲线在突然上升之后呈突然下降趋势。

（4）一般人与人之间不传染　没有传染病流行时发病曲线的余波。

（5）有明显的季节性和地区性　季节性，夏秋季多发生细菌性和有毒动植物食物中毒；冬春季多发生肉毒中毒和亚硝酸盐中毒等。地区性，肉毒中毒90%以上发生在新疆；河豚中毒多发生在沿海与长江下游；农村多见农药中毒、鼠药中毒、粗制棉籽油中毒和桐油中毒等。

2. 食物中毒的应对措施

一旦有人出现恶心呕吐、腹痛、腹泻等食物中毒症状时，千万不要惊慌失措，应认真分析原因，针对引起中毒的食物以及食后发病时间的长短，及时采取以下措施。

① 发现有人食物中毒，要及时送医院就诊，不要自行乱服药，医治越早越好，切莫延误时间。由于反复呕吐和腹泻是机体排泄毒物的途径，所以在出现食物中毒症状24h内，不要擅用止吐药或止泻药。值得注意的是，人体水分大量散失可造成脱水，尤其是儿童及青年患者，必须及时补充丢失的液体，如喝水或通过静脉补液。

如果及时发现误食有毒食品，可用催吐的方法排出。如取食盐20g，加水200mL一次喝下；亦可取鲜姜100g，捣烂取汁用200mL温水冲服催吐；也可用手指、筷子、鹅毛等刺激咽喉部引发呕吐。

② 前往医院就诊的同时应了解发病前有共同饮食史的其他同伴是否也出现类似症状，如有则立即向当地卫生监督机构报告，采取病人标本，以备送检。使卫生监督机构能尽早采取控制措施，防止事态扩大，同时有利于查明原因并及时处理。

③ 要保护现场，封存中毒的食品或疑似中毒食品。待食品卫生监督人员采样结束后，再对中毒现场进行全面、彻底的清洗、消毒，进行无害化处理或销毁，以免扩大中毒范围。

④ 消费者在餐饮单位就餐后发生疑似食物中毒的，千万不要与餐饮单位私下协商解决，应于第一时间报告卫生监督机构，以免延误调查时机，给确定事件性质和原因带来困难，从而贻误消费者依法向肇事单位索赔的时间。

常见食物中毒的防治要点见表7-1。

四、食物中毒的预防

食物中毒可以预防。俗话说："病从口入"，预防食物中毒的关键在于搞好饮食卫生，把牢饮食关。以下介绍一些食物中毒的预防知识，平时多加留意。

1. 防止细菌性食物中毒

2015年，卫生部通报的169起重大食物中毒事件中，由微生物污染引起的57起，中毒人数最多，占中毒总人数的53.7%；由食用有毒动植物引起的68起。可见细菌性食物中毒人数较多。食品中常见的致病性细菌见表7-2。

① 购买生肉时，要注意识别有卫生检疫部门的检疫图章。做好食具、炊具的

表 7-1　常见食物中毒的防治要点

病名	有毒成分	潜伏期	临床特点	急救处理	预防要点
蜡样芽孢杆菌食物中毒	与活菌、类肠毒素物质及磷酰胆碱有关	0.5～12h,以2～5h最多见	恶心、呕吐、头晕、腹泻、体温不高,愈后良好	对氯霉素、庆大霉素、卡那霉素敏感	含淀粉多的食品如剩饭、香肠等容易污染,食前加热100℃20～60min
含氰苷果仁中毒	氢氰酸	1～5h	胃肠道症状,大量进食出现口中苦涩、流涎、呕吐、心悸、呼吸困难、青紫、可窒息死亡	催吐;予1:5000高锰酸钾溶液洗胃,或2.5%硫酸镁60mL导泻	苦杏仁、桃仁、枇杷仁中均含有氰苷,应教育儿童不要吃苦杏仁
鲜黄花菜中毒	秋水仙碱在体内氧化为二秋水仙碱	0.5～4h	恶心、呕吐、腹痛、腹泻、头昏、头疼、口渴、喉干	洗胃与对症处理	干制黄花菜无毒、鲜吃时加水浸泡或选用开水烫、去汁煮熟、煮透
四季豆中毒	可能与"皂素"及"细胞凝集素"有关	1～13h,多为2～4h	恶心、呕吐、腹泻、头晕、头痛四肢麻木、中性白细胞增多、病程数小时至2d,愈后良好	对症处理	充分煮熟后才能食用
发芽马铃薯中毒	龙葵素	数十分钟至数小时	咽喉烧灼感、胃肠炎、重症有溶血性黄疸、可因心脏和呼吸麻痹死亡	对症处理	挖去芽及芽眼、去皮水浸、炒时加醋以破坏龙葵素、如发芽很多应禁食
白果中毒	银杏酸、银可酚	1～12h	除胃肠症状外、头痛、恐惧感、惊叫、抽搐、重者意识丧失、1～2d内死亡	洗胃、灌肠及对症处理	生白果去壳、加水煮熟或炒熟后再吃、熟白果也不能多吃、儿童尤应注意
粗制棉籽油中毒	游离棉酚	数小时至数天	恶心、呕吐、腹胀、口干、无汗、乏力、心慌、皮肤烧灼感、重者头晕、嗜睡、下肢瘫痪	对症、保肝、解毒、给钾等	加强宣教、不食用未经精炼加工的棉籽油、禁止出售与食用游离棉酚超标(0.02%)的棉籽油

续表

病名	有毒成分	潜伏期	临床特点	急救处理	预防要点
有毒蜂蜜中毒	各种有毒花粉,如雷公藤花粉	1～5d	头晕、疲倦、肢体麻木、发烧、肝大、血尿,可因循环呼吸衰竭死亡	对症处理,重点保护心、肾	蜂蜜应经检验合格方能售卖(生物碱及其有毒花粉鉴定),不吃有异味的蜂蜜
亚硝酸盐中毒	亚硝酸盐	1～3h	口唇、指甲以及全身皮肤青紫,重者呼吸衰竭死亡	洗胃、灌肠导泻,用美蓝及维生素C治疗	不吃腐烂、存放或腌制过久的蔬菜,腊肠、腊肉、火腿中的亚硝酸盐不得超过20mg/kg
钡盐中毒	氯化钡、碳酸钡等可溶性钡盐	0.5～48h,多为1～4h	恶心、呕吐、心悸,以进行性心性肌肉麻痹为特点,神志清醒,低血钾,因呼吸肌麻痹死亡	硫酸钠溶液洗胃和内服,严重者静脉注射硫酸钠,给硫代硫酸钠、二巯基丙醇,及时补钾	防止误食,盐井卤水(含钡的)应除钡后才能食用
磷化锌中毒	毒鼠药磷化锌	0.5h至数小时	喉头麻木、干渴、呼气及呕吐物有蒜臭味。1～2d假缓解期后出现血尿、蛋白尿、黄疸、肝昏迷	彻底洗胃、保肝及对症处理,禁忌各种油类食物	注意灭鼠毒饵的使用和保管,避免误食和污染食物
砷化物中毒	三氧化二砷	10min至数小时	口内金属味、烧灼感、恶心、呕吐、剧烈腹痛、顽固性腹泻、米泔样便,严重者脱水、昏迷、循环衰竭死亡	排出毒物、对症处理,使用特效解毒剂二巯基丙磺酸钠等	加强管理,防止误食
霉变甘蔗中毒	甘蔗节菱孢霉菌、串珠镰刀菌等产生的霉菌毒素	10min～48h	头痛、头晕、恶心、呕吐、腹痛、腹泻、视力障碍,重者剧烈呕吐、阵发性痉挛性抽搐、神志不清、昏迷、幻视、哭闹,可瘫痪或死亡	催吐、洗胃、彻底排毒,对症处理	禁食发霉的甘蔗。已霉变甘蔗可制造工业用酒精
臭米面中毒	椰毒假单胞菌酵米面亚种	2～48h,多为2～8h	除胃肠道症状外,心、肝、脑、肾均可受损者	彻底排除毒物、洗胃,保肝等对症处理,抗休克	应大力宣传不制作、不食用"臭米面"及其类似的霉变食物

清洗消毒工作，生熟炊具分开使用，避免交叉污染。沙门菌食物中毒比较多见，容易污染的食品主要是肉类、鱼、禽、奶、蛋类。中毒原因主要由于食用了病死牲畜肉或屠宰后被污染的牲畜肉；加工食品用具、容器或食品储存场所生熟不分、交叉污染；食前未加热处理或加热不彻底造成的。

② 食品要低温储藏，低温一般就能控制细菌的繁殖。但对存在于海产品上的副溶血性弧菌无效，它耐低温，在低温冰箱中能存活几个月，因此，在吃凉拌海蜇时，用醋泡或用100℃沸水焯数分钟，杀灭病原体破坏毒素。

表 7-2　食品中常见的致病性细菌

病　原　菌	易 污 染 食 品	污 染 来 源
沙门菌	肉、禽、蛋、鱼、奶类及其熟制品	感染的动物及其粪便,被污染的水源
葡萄球菌	奶类、糕点、熟肉类	人或者动物的化脓性病灶
蜡样芽孢杆菌	剩米饭、奶、肉、豆制品	土壤、空气、尘埃、昆虫
副溶血性弧菌	生食鱼贝类,卤、咸菜	海水、海产品
志贺菌	含水量高的食品、熟制品	患者粪便、水源
肉毒梭菌	自制发酵豆制品、肉制品低酸性罐头	土壤、动物粪便
产气荚膜梭菌	肉类、水产品、熟食、牛奶	人畜粪便、土壤、污水
大肠杆菌 O157：H7	肉、牛奶及其制品,蔬菜、水果、饮料	病禽畜、污水、土壤、粪便
椰毒假单胞菌酵米面亚种	自制发酵淀粉类制品、变质银耳	土壤、环境
单增李斯特菌	禽蛋类、奶、肉及其制品	土壤、污水、粪便、蔬菜、青储饲料
耶尔森菌	牛奶、肉类、豆类、蔬菜	外界环境及多种动物体内
空肠弯曲菌	肉及肉制品、奶类	鸟、禽类及哺乳动物

③ 肉类食品必须煮熟、煮透，方可有效防止沙门菌和副溶血性弧菌等食物中毒。

④ 熟食应及时食用，剩饭剩菜要低温或高温后密闭存放，食前应重新加热。

⑤ 到饭店就餐时要选择有《食品卫生许可证》的餐饮单位，不在无证排档就餐，尤其是卫生条件较差的小摊食品。

⑥ 不吃腐败变质的食物。千万不要食用已变形的罐头食品（例如罐身生锈、膨胀或凹陷的罐头食物），特别是肉制罐头，一旦发现有肉毒杆菌中毒应立即住院治疗，否则将是致命的。

⑦ 家庭自制的发酵豆、谷类制品（面酱、臭豆腐），常因被污染肉毒毒素（肉毒梭状芽孢杆菌）而引起中毒。家庭自制发酵酱类时，应注意盐量要达到14％以上，并提高发酵温度，要经常日晒，充分搅拌，使氧气供应充足。注意不要吃生酱。

⑧ 酵米面（椰毒假单胞菌酵米面亚种）食物中毒是我国发现的一种病死率很高的细菌性食物中毒。中毒食品主要为发酵米面制品，如糯米面汤圆、吊浆粑、小米或高粱米面制品。病死率高达40％～100％。所以，家庭制备发酵谷类食品时要勤换水，磨浆后要及时晾晒或烘干成粉；储藏要通风、防潮，不要直接接触土壤，以防污染。

2. 防止肉类食物中毒

① 禁止食用病死禽畜肉或其他变质肉类。

② 不吃毛蚶、泥蚶、魁蚶、炝虾（又称醉虾：上席时将白酒倒在活虾上，加盖闷几分钟后即可食用，食用时蘸小料）等违禁生食水产品，容易细菌或寄生虫感染。

③ 禁止食用河豚等有毒动物。食用了含有河豚毒素的鱼类可引起食物中毒。河豚的卵巢和肝脏毒性最强，肌肉和血液中也含有毒素。河豚中毒的病死率为40％～60％，死亡通常发生在发病后4～6h，最快的可在发病后10min死亡。河豚毒素可引起中枢神经麻痹，阻断神经肌肉间传导，直接阻断骨骼纤维，导致外周血管扩张及动脉压急剧降低。早期有手指、舌、唇刺痛感，然后出现恶心、呕吐、腹痛、腹泻等胃肠症状。四肢无力、发冷、口唇和肢端知觉麻痹。重症患者瞳孔与角膜反射消失，四肢肌肉麻痹，以致发展到全身麻痹、瘫痪，最后死于呼吸衰竭。目前对此尚无特效解毒剂，对患者应尽快排出毒物和给予对症处理。

④ 不吃病毒污染的禽类。购买活鸡时，以羽毛光滑、丰润，眼睛有神，鸡冠呈红色、胸骨不突出的质量为好。相反，鸡在打瞌睡，羽毛松弛，眼睛无神，肛门处有屎，则不宜购买。屠宰后的禽肉购买也有诀窍，禽的表皮紧缩，脂肪成乳白色或淡黄色，鸡肉有光泽有弹性宜购买。而死禽宰杀后放血不净，血液呈暗红或暗紫色，皮粗糙发暗红，并间有青紫色死斑，脂肪呈暗红色，肌肉无弹性，此类不宜购买。

⑤ 吃小龙虾避免中毒。现在很多市民喜欢吃小龙虾。不过小龙虾易带有寄生虫，用烤、炒或腌、醉等加工方法不能将小龙虾体内可能携带的肺吸虫囊蚴全部杀死。因此烹煮温度必须保持在100℃以上，时间不得少于10min，以确保将肺吸虫囊蚴杀灭。

虾头容易富集重金属，易潜伏细菌、寄生虫，所以虾头一般不吃。另外，食用其背部时，要剔除虾肉上的黑线。挑选个头大、表面明亮、虾身硬挺的小龙虾。烹调最好配以醋、蒜等具有消毒杀菌作用的佐料。

3. 防止植物性食物中毒

（1）不认识的植物不随便吃　不随意采摘、捡拾、食用不熟悉、不认识的植物（如毒蕈、野果、野菜、蓖麻籽等），以保证食品卫生安全。我国毒蘑菇约有100种，据资料记载可致人死亡的至少有10种。毒蘑菇中毒多发生在夏秋阴雨季节，以家庭散发为主。由于辨别毒蘑菇非常困难，所以在采集野生鲜蘑菇时，一定要掌握相关知识，避免误采毒蘑菇食用而中毒。食入干毒蘑菇也可中毒。

（2）未熟透的西红柿　未熟透的西红柿里含有一种被称为龙葵碱或茄碱的有毒物质，食用后可能引起中毒，大量食用可能会造成心脏骤停。

（3）发芽的土豆　发芽的土豆芽含有龙葵碱，食用后可引起中毒。

（4）带黑斑的红薯　红薯存放温度不适或时间过长，外皮开始黑斑溃烂，这是由黑斑病菌引起的，它在红薯内生长繁殖，产生毒素，食用后引起中毒。

（5）未煮熟的鲜黄花菜 鲜黄花菜含有秋水仙碱，在体内氧化生成二秋水仙碱，有剧毒。煮熟后秋水仙碱会完全破坏，所以不会引起中毒。

（6）腐烂的生姜 生姜腐烂是由青枯假单胞杆菌侵袭所致，食用后可引起中毒。

（7）未腌透的蔬菜 蔬菜在腌制过程中可产生亚硝酸盐，其含量有一个明显增长的高峰期，高峰期过后亚硝酸盐含量降低。未腌透时亚硝酸盐浓度高，有危险。因为亚硝酸盐在体内可生成亚硝铵，是较强的致癌物。因此，蔬菜腌透后再食用比较安全。

（8）未煮熟的扁豆和四季豆（又称芸豆、刀豆、豆角） 一些豆角中含有皂素和植物血凝素，对消化道有强烈的刺激作用，还有凝结和溶解红细胞的作用，但这两种有害物质在高温下可被分解，只有把豆角彻底煮熟或炒熟，使其失去原有的豆腥味，毒素才会被破坏，因此食用未熟的豆角会引起中毒。

（9）久置的南瓜和过老的茄子 南瓜中含有葫芦巴碱、南瓜子碱，其含量随放置的时间延长而增高，过高含量的葫芦巴碱和南瓜子碱会引起人体中毒。茄子中含有茄碱，其含量也随放置时间延长而增高，过老的茄子茄碱较高，大量食用后会引起中毒。

（10）生豆浆、生黄豆芽等大豆制品 生豆浆和生黄豆芽中含有有害物质胰蛋白酶抑制素和皂甙。一定要充分加热煮熟，以防其中的有害物质造成食物中毒。值得注意的是，豆浆加热到一定程度时，会出现泡沫，此时豆浆还未煮开，应继续加热至泡沫消失，沸腾数分钟后方可食用。

（11）发霉的甘蔗 甘蔗很容易霉变，变质的甘蔗呈黑色或红色（节菱孢菌），毒性很大。霉变甘蔗中毒事件每年都有发生，毒素主要侵犯中枢神经系统，严重的可造成瘫痪或死亡。

4. 防止化学性食物中毒

化学性食物中毒常由化学性污染造成，造成化学性污染的原因有以下几种：农用化学物质的广泛应用和使用不当；使用不符合卫生要求的食品添加剂；使用质量不合卫生要求的包装容器，造成容器上的可溶性有害物质在接触食品时进入食品，如陶瓷中的铅、聚氯乙烯塑料中的氯乙烯单体和增塑剂都有可能转移进入食品，又如包装蜡纸上的石蜡可能含有苯并芘，彩色油墨和印刷纸张中可能含有多氯联苯，它们都特别容易向富含油脂的食物中移溶；工业的不合理排放所造成的环境污染也会通过食物链危害人体健康。要防止化学性食物中毒，应注意如下几个方面。

（1）妥善保管有毒有害物品 农药、杀虫剂、杀鼠剂和消毒剂等不要存放在食品加工经营场所，避免被误食、误用。严禁采摘和食用刚喷洒过农药的瓜、果、蔬菜。

有机磷农药是当前使用最广、品种最多的农药之一，国内每年因此发生中毒和死亡者居各种化学物中毒之首。食用喷洒有机磷农药不久的水果、蔬菜，用装过有机磷农药的容器盛装食品，食用了有机磷农药拌过的种子，用受到有机磷农药污染的车辆运储粮食等都可能造成中毒。

（2）少吃成品熟食，防止有毒添加剂的伤害　不法厂商为了各自的商业利益，违规或过量使用食品添加剂，增加了食品急性或慢性中毒的危险性。有几种添加剂或相关食品我们要提高警惕。

① 苏丹红："苏丹红"型色素是一种人造化学制剂，用于溶剂、油、蜡、鞋、地板等的增色及染色。全球多数国家都禁止将其用于食品生产。我国在食品工业中曾用其做色素，已约有 10 年历史。有"苏丹红"的食品主要是虾色拉、泡面、熟肉、馅饼点心、辣椒粉、调味酱等。科学家通过实验发现，"苏丹红"会导致鼠类患癌，它在人类肝细胞研究中也显现出可能致癌的特性。我国目前已经禁止使用。

② 吊白块：化学名称为甲醛次硫酸氢钠，人体直接摄入 10g 就可致死亡。不法分子将其加入食糖、豆制品、面粉及其制品中，这种行为对消费者的身体健康构成严重威胁。

③ 甲醛（水溶液俗称"福尔马林"）：甲醛对人体有毒性，进入人体后可引起肺水肿，肝、肾充血及血管周围水肿。同时，甲醛在体内可转变为甲醇，有麻醉作用，并对视神经有一定影响。不法商贩使用工业甲醛对食品进行杀菌防腐，例如一些水发食品虾仁、海参等，会对人体造成伤害，引起中毒。

④ 铝：铝的毒性主要表现为对中枢神经系统的损害。动物实验证明，将氯化铝注入猫脑内，一周后产生明显的脑功能障碍，记忆力减退，行为紊乱。科学家们发现在老年痴呆病（阿尔茨默，由名为 Alzheimer 的德国医生发现，所以又称阿尔茨默病），患者的大脑内铝含量显著高于正常值。研究表明，脑中铝含量增加，其学习、记忆力呈降低表现。

铝没有急性中毒反应，常常被人们忽视。它的污染是在不知不觉中进行的。如医药中用氢氧化铝作止酸剂；用磷酸铝钠、硫酸铝胺做化学发酵剂；明矾（硫酸铝钾）用作净水剂等，都增加了铝进入体内的机会。

蓬松剂（"泡打粉"是用明矾和小苏打及少量香料配制成的）加入面粉中，加热时会产生大量气泡，使面食更加松软适口，如蛋糕、油条、焦圈、薄脆等；为数不少的膨化食品铝也超标，如虾条、芝士条、龙卷果和豌豆脆等；粉条、粉丝、粉皮、米粉等也以明矾为添加剂；铝制品或铝箔包装袋盛装酸性或碱性食物可使其腐蚀溶解，增加了人体对铝的吸收。

世界卫生组织提出人体每天摄铝量不应超过 60mg（铝的每日允许摄入量约为 1mg/kg）。如果一天吃 50～100g 油条，铝的摄入量就会超标。长期高铝饮食会导致记忆力下降，思维能力迟钝。因此，要少吃含铝食品。

（3）有煤油味的鱼虾不能吃　含煤油味的水产品是酚污染的结果（酚污染主要来源煤气、炼焦、冶金、石油化工等工业排放的工业废水，另外，粪便等含氮有机物分解也产生酚类物质）。如果摄入的酚量超过人体的解毒能力，就会引起中毒。有呕吐、腹泻头痛、头晕、精神不安等症状。

（4）警惕甲醇中毒　不法商贩用工业酒精勾兑白酒，使甲醇超标的中毒事件时有发生。山西省朔州市发现有数百群众因饮用含有过量甲醇的散装白酒而中毒：死亡 20 余人，数人失明。所以，来源不明的散装白酒不要买。

（5）警惕铅中毒　铅属于亲神经毒物，对中枢神经系统和周围神经均有毒性。能引起各种行为和神经效应的改变。严重中毒会引起神经细胞退行性改变，使神经传导速度减慢。特别是儿童，摄铅量过高会损伤大脑引起智力低下。

预防铅中毒应该少吃或不吃高铅饮食如松花蛋、爆米花（铅罐）、劣质的罐头（焊缝含铅）、不用锡壶（含铅）烫酒、不饮用隔夜第一段自来水，清晨先打开自来水放 1～5min，因这段水含铅量较高。另外，汽车尾气是最严重的铅污染源，汽车防爆剂四乙基铅的毒性是无机铅的 100 倍，居住在马路边或工业区附近的居民，应经常用湿布抹去桌椅表面灰尘，食品不要长时间暴露在环境中，不要让孩子在马路边玩耍或长时间停留。因为铅的化合物颜色漂亮，常用于颜料。所以在微波炉中加热食物用专用器皿，不要用颜色鲜艳或有图案的瓷碗、碟；避免食品袋上的彩色印刷、商标与食品直接接触；还要防止家庭墙壁的油漆装饰，或儿童玩具彩色油漆污染食品或误食。

多吃含钙、铁、锌的食物。在肠道里，钙、铁、锌与铅进人体内是通过同一运载蛋白，所以存在相互竞争抑制，通过竞争可解除铅的毒性。豆制品、肉类、蛋类和动物肝脏中含钙、铁、锌丰富。

如果家长怀疑孩子铅中毒，可以去综合性大医院或职业病医院进行发铅或血铅检查，确诊以后再进行治疗，不要滥用排铅制剂。

（6）不对味的食品饮料不能吃、喝，以免造成意外中毒。

（7）饮用水的安全　饮用水是最重要的生活保证，所以要保证水质卫生安全，防止化学污染。对化工厂、电镀厂、冶炼厂、造纸厂周围的水源要时时监控，还要做好饮用水的防护。2005 年 11 月 13 日，某公司双苯厂发生爆炸，事故发生后，向松花江排放了大量苯类物质，造成了严重污染，使哈尔滨停水 4 天。2005 年 11 月 24 日重庆市某家化工厂也发生爆炸，导致苯泄漏，污染水流入附近农田。2005 年 12 月中旬广东省某厂将超过 1000t 的含镉污水排入北江，严重污染了珠江水系，危及广州供水。以上事件告诫我们，要随时关注公共卫生事件，及时采取卫生防护措施。

思考题

1. 食品安全的定义是什么？

2. 食品安全包括哪几个方面？

3. 试述食品污染的主要原因。

4. 试述我国食品卫生制度存在的主要问题。

5. 阐述食品污染的主要危害。

6. 控制食品安全的主要措施是什么？

7. 熟悉几种食品安全认证体系的标志和相关标准。

8. "三无"产品指哪"三无"？

9. 你对控制食品安全性的措施如何理解？

10. WHO 提出饮食安全 10 条黄金定律是什么？

11. 国外饮食安全标准是什么？

12. 你常吃垃圾食品吗？现在有何认识？

13. 试述食物中毒的原因。

14. 食物中毒分几类，各是什么？

15. 熟悉食物中毒的特点和应对措施。

16. 熟悉预防各类食物中毒的方法和措施。

附　录

附录 1　中国成人 BMI 与健康体重对应关系表

身高/m	轻体重 BMI<18.5			健康体重 18.5≤BMI<24					超重 24≤BMI<28					肥胖 BMI≥28					
									体重/kg										
1.40	33.3	35.3	37.2	39.2	41.2	43.1	45.1	47.0	49.0	51.0	52.9	54.9	56.8	58.8	60.8	62.7	64.7	66.6	68.6
1.42	34.3	36.3	38.3	40.3	42.3	44.4	46.4	48.4	50.4	52.4	54.4	56.5	58.5	60.5	62.5	64.5	66.5	68.6	70.6
1.44	35.3	37.3	39.4	41.5	43.5	45.6	47.7	49.8	51.8	53.9	56.0	58.1	60.1	62.2	64.3	66.4	68.4	70.5	72.6
1.46	36.2	38.4	40.5	42.6	44.8	46.9	49.0	51.2	53.3	55.4	57.6	59.7	61.8	63.9	66.1	68.2	70.3	72.5	74.6
1.48	37.2	39.4	41.6	43.8	46.0	48.2	50.4	52.6	54.8	57.0	59.1	61.3	63.5	65.7	67.9	70.1	72.3	74.5	76.7
1.50	38.3	40.5	42.8	45.0	47.3	49.5	51.8	54.0	56.3	58.5	60.8	63.0	65.3	67.5	69.8	72.0	74.3	76.5	78.8
1.52	39.3	41.6	43.9	46.2	48.5	50.8	53.1	55.4	57.8	60.1	62.4	64.7	67.0	69.3	71.6	73.9	76.2	78.6	80.9
1.54	40.3	42.7	45.1	47.4	49.8	52.2	54.5	56.9	59.3	61.7	64.0	66.4	68.8	71.1	73.5	75.9	78.3	80.6	83.0
1.56	41.4	43.8	46.2	48.7	51.1	53.5	56.0	58.4	60.8	63.3	65.7	68.1	70.6	73.0	75.4	77.9	80.3	82.7	85.2
1.58	42.4	44.9	47.4	49.9	52.4	54.9	57.4	59.9	62.4	64.9	67.4	69.9	72.4	74.9	77.4	79.9	82.4	84.9	87.4
1.60	43.5	46.1	48.6	51.2	53.8	56.3	58.9	61.4	64.0	66.6	69.1	71.7	74.2	76.8	79.4	81.9	84.5	87.0	89.6

续表

体重/kg

身高/m	轻体重 BMI<18.5		健康体重 18.5≤BMI<24					超重 24≤BMI<28				肥胖 BMI≥28							
BMI/(kg/m²)	17.0	18.0	19.0	20.0	21.0	22.0	23.0	24.0	25.0	26.0	27.0	28.0	29.0	30.3	31.0	32.0	33.0	34.0	35.0
1.62	44.6	47.2	49.9	52.5	55.1	57.7	60.4	63.0	65.6	68.2	70.9	73.5	76.1	78.7	81.4	84.0	86.6	89.2	91.9
1.64	45.7	48.4	51.1	53.8	56.5	59.2	61.9	64.6	67.2	69.9	72.6	75.3	78.0	80.7	83.4	86.1	88.8	91.4	94.1
1.66	46.8	49.6	52.4	55.1	57.9	60.6	63.4	66.1	68.9	71.6	74.4	77.2	79.9	82.7	85.4	88.2	90.9	93.7	98.8
1.68	48.0	50.8	53.6	56.4	59.3	62.1	64.9	67.7	70.6	73.4	76.2	79.0	81.8	84.7	87.5	90.3	93.1	96.0	98.8
1.70	49.1	52.0	54.9	57.8	60.7	63.6	66.5	69.4	72.3	75.1	78.0	80.9	83.8	86.7	89.6	92.5	95.4	98.3	101.2
1.72	50.3	53.3	56.2	59.2	62.1	65.1	68.0	71.0	74.0	76.9	79.9	82.8	85.8	88.8	91.7	94.7	97.6	100.6	103.5
1.74	51.5	54.5	57.5	60.6	63.6	66.6	69.6	72.7	75.7	78.7	81.7	84.8	87.8	90.8	96.0	96.9	99.9	102.9	106.0
1.76	52.7	55.8	58.9	62.0	65.0	68.1	71.2	74.3	77.4	80.5	83.6	86.7	89.8	92.9	98.2	99.1	102.2	105.3	108.4
1.78	53.9	57.0	60.2	63.4	66.5	69.7	72.9	76.0	79.2	82.4	85.5	88.7	91.9	95.1	98.2	101.4	104.6	107.7	110.9
1.80	55.1	58.3	61.6	64.8	68.0	71.3	74.5	77.8	81.0	84.2	87.5	90.7	94.0	97.2	100.4	103.7	106.9	110.2	113.4
1.82	56.3	59.6	62.9	66.2	69.6	72.9	76.2	79.5	82.8	86.1	89.4	92.7	96.1	99.4	102.7	106.0	109.3	112.6	115.9
1.84	57.6	60.9	64.3	67.7	71.1	74.5	77.9	81.3	84.6	88.0	91.4	94.8	98.2	101.6	105.0	108.3	111.7	115.1	118.5
1.86	58.8	62.3	65.7	69.2	72.7	76.1	79.6	83.0	86.5	89.9	93.4	96.9	100.3	103.8	107.2	110.7	114.2	117.6	121.1
1.88	60.1	63.6	67.2	70.7	74.2	77.8	81.3	84.8	88.4	91.9	95.4	99.0	102.5	106.0	109.6	113.1	116.6	120.2	123.7
1.90	61.4	65.0	68.6	72.2	75.8	79.4	83.0	86.6	90.3	93.9	97.5	101.1	104.7	108.3	111.9	115.5	119.1	122.7	126.4

注：引自《中国成年人超重和肥胖症预防控制指南》。

附录 2 常见运动量表

活动 项 目		身体活动强度①② (MET)		相当于 1000 步的 运动时间 /min
家务 活动	整理床,站立	低	2.0	20
	洗碗,熨烫衣物	低	2.3	15
	收拾餐桌,做饭或准备食物	低	2.5	13
	擦窗户	低	2.8	11
	手洗衣服	中	3.3	9
	扫地、拖地板、吸尘	中	3.5	8
步行	慢速(3km/h)	低	2.5	13
	中速(5km/h)	中	3.5	8
	快速(5.5~6km/h)	中	4.0	7
	很快(7km/h)	中	4.5	6
	下楼	中	3.0	10
	上楼	高	8.0	3
	上下楼	中	4.5	6
跑步	走跑结合(慢跑成分不超过10min)	中	6.0	4
	慢跑,一般	高	7.0	3
	8km/h,原地	高	8.0	3
	9km/h	极高	10.0	2
	跑,上楼	极高	15.0	1
自行车	12~16km/h	中	4.0	7
	16~19km/h	中	6.0	4
球类	乒乓球	中	4.0	7
	台球	低	2.5	13
	网球,一般	中	5.0	5
	网球,双打	中	6.0	4
	网球,单打	高	8.0	3
	羽毛球,一般	中	4.5	6

续表

活动项目		身体活动强度①② (MET)		相当于 1000 步的 运动时间 /min
球类	保龄球	中	3.0	10
	高尔夫球	中	5.0	6
	篮球,一般	中	6.0	4
	篮球,比赛	高	7.0	3
	排球,一般	中	3.0	10
	足球,一般	高	7.0	3
跳绳	慢速	高	8.0	3
	中速,一般	极高	10.0	2
	快速	极高	12.0	2
舞蹈	慢速	中	3.0	10
	中速	中	4.5	6
	快速	中	5.5	4
游泳	踩水,中等用力,一般	中	4.0	7
	爬泳(慢),自由泳,仰泳	高	8.0	3
	蛙泳,一般速度	极高	10.0	2
	爬泳(快),蝶泳	极高	11.0	2
其他活动	瑜伽	中	4.0	7
	单杠	中	5.0	5
	俯卧撑	中	4.5	6
	太极拳	中	3.5	8
	健身操(轻或中等强度)	中	5.0	6
	轮滑旱冰	高	7.0	3

① MET：每千克体重每小时消耗能量，kcal/(kg·h)。

运动能量计算举例：某人体重 60kg，慢速步行 10min 的能量消耗为

$$2.5kcal/(kg \cdot h) \times 60kg \times 10/60h = 25kcal$$

② 身体活动强度：<3 为低强度；3~6 为中强度；7~9 为高强度；10~11 为极高强度。

附录3　中国居民膳食营养素参考摄入量表（DRIs）

附录 3-1　中国居民膳食能量需要量（EER）、宏量营养素可接受范围（AMDR）、蛋白质参考摄入量（RNI）

人群	EER/(kcal/d)		AMDR				RNI	
	男	女	总碳水化合物	添加糖（%E）	总脂肪（%E）	饱和脂肪酸 U-AMDR（%E）	蛋白质/(g/d)	
							男	女
0～6个月	90kcal/(kg·d)	90kcal/(kg·d)	—	—	48(AI)	—	9(AI)	9(AI)
7～12个月	80kcal/(kg·d)	80kcal/(kg·d)	—	—	40(AI)	—	20	20
1岁	900	800	50～65	—	35(AI)		25	25
2岁	1100	1000	50～65	—	35(AI)		25	25
3岁	1250	1200	50～65	—	35(AI)		30	30
4岁	1300	1250	50～65	<10	20～30	<8	30	30
5岁	1400	1300	50～65	<10	20～30	<8	30	30
6岁	1400	1250	50～65	<10	20～30	<8	35	35
7岁	1500	1350	50～65	<10	20～30	<8	40	40
8岁	1650	1450	50～65	<10	20～30	<8	40	40
9岁	1750	1550	50～65	<10	20～30	<8	45	45
10岁	1800	1650	50～65	<10	20～30	<8	50	50
11岁	2050	1800	50～65	<10	20～30	<8	60	55
14～17岁	2500	2000	50～65	<10	20～30	<8	75	60
18～49岁	2250	1800	50～65	<10	20～30	<8	65	55
50～64岁	2100	1750	50～65	<10	20～30	<8	65	55
65～79岁	2050	1700	50～65	<10	20～30	<8	65	55
80岁及以上	1900	1500	50～65	<10	20～30	<8	65	55
孕妇(早)	—	1800	50～65	<10	20～30	<8	—	55
孕妇(中)	—	2100	50～65	<10	20～30	<8	—	70
孕妇(晚)	—	2250	50～65	<10	20～30	<8	—	85
乳母	—	2300	50～65	<10	20～30	<8	—	80

注：对于 EER（能量需要量）表中 6 岁以上是轻体力活动水平。AMDR 指宏量营养素可接受范围；RNI 指参考摄入量；E 指占能量百分比，%；U-AMDR 指摄入量上限；AI 指适宜摄入量；"—"指未指定参考值。

附录3-2　中国居民矿物质推荐摄入量（RNI）或适宜摄入量（AI）

人群	钙/(mg/d) RNI	磷/(mg/d) RNI	钾/(mg/d) AI	钠/(mg/d) AI	镁/(mg/d) RNI	氯/(mg/d) AI	铁/(mg/d) RNI 男	铁/(mg/d) RNI 女	碘/(μg/d) RNI	锌/(mg/d) RNI 男	锌/(mg/d) RNI 女	硒/(μg/d) RNI	铜/(mg/d) RNI	氟/(mg/d) AI	铬/(μg/d) AI	锰/(mg/d) AI	钼/(μg/d) RNI
0~0.5岁	200(AI)	100(AI)	350	170	20(AI)	260	0.3(AI)		85(AI)	2.0(AI)		15(AI)	0.3(AI)	0.01	0.2	0.01	2(AI)
0.5~1岁	250(AI)	180(AI)	550	350	65(AI)	550	10		115(AI)	3.5		20(AI)	0.3(AI)	0.23	4.0	0.7	15(AI)
1~4岁	600	300	900	700	140	1100	9		90	4.0		25	0.3	0.6	15	1.5	40
4~7岁	800	350	1200	900	160	1400	10		90	5.5		30	0.4	0.7	20	2.0	50
7~11岁	1000	470	1500	1200	220	1900	13		90	7.0		40	0.5	1.0	25	3.0	65
11~14岁	1200	640	1900	1400	300	2200	15	18	110	10	9.0	55	0.7	1.3	30	4.0	90
14~18岁	1000	710	2200	1600	320	2500	16	18	120	11.5	8.5	60	0.8	1.5	35	4.5	100
18~50岁	800	720	2000	1500	330	2300	12	20	120	12.5	7.5	60	0.8	1.5	30	4.5	100
50~65岁	1000	720	2000	1400	330	2200	12	12	120	12.5	7.5	60	0.8	1.5	30	4.5	100
65~80岁	1000	700	2000	1400	320	2200	12	12	120	12.5	7.5	60	0.8	1.5	30	4.5	100
80岁及以上	1000	670	2000	1300	310	2000	12	12	120	12.5	7.5	60	0.8	1.5	30	4.5	100
孕妇（早）	800	720	2000	1500	370	2300	—	20	230		9.5	65	0.9	1.5	31	4.9	110
孕妇（中）	1000	720	2000	1500	370	2300	—	24	230		9.5	65	0.9	1.5	34	4.9	110
孕妇（晚）	1000	720	2000	1500	370	2300	—	29	230		9.5	65	0.9	1.5	36	4.9	110
乳母	1000	720	2400	1500	330	2300	—	24	240		12	78	1.4	1.5	37	4.8	113

附录 3-3　中国居民膳食维生素推荐摄入量（RNI）或适宜摄入量（AI）

人群	维生素A /(μg RAE/d) RNI 男	维生素A 女	维生素D /(μg/d) RNI	维生素E /(mg α-TE/d) AI	维生素K /(μg/d) AI	维生素B₁ /(mg/d) RNI 男	维生素B₁ 女	维生素B₂ /(mg/d) RNI 男	维生素B₂ 女	维生素B₆ /(mg/d) RNI	维生素B₁₂ /(μg/d) RNI	泛酸 /(mg/d) AI	叶酸 /(μg DFE/d) RNI	烟酸 /(mg NE/d) RNI 男	烟酸 女	胆碱 /(mg/d) AI 男	胆碱 女	生物素 /(μg/d) AI	维生素C /(mg/d) RNI
0~0.5岁	300(AI)		10(AI)	3	2	0.1(AI)		0.4(AI)		0.2(AI)	0.3(AI)	1.7	65(AI)	2(AI)		120		5	40(AI)
0.5~1岁	350(AI)		10(AI)	4	10	0.3(AI)		0.5(AI)		0.4(AI)	0.6(AI)	1.9	100(AI)	3(AI)		150		9	40(AI)
1~4岁	310		10	6	30	0.6		0.6		0.6	1.0	2.1	160	6		200		17	40
4~7岁	360		10	7	40	0.8		0.7		0.7	1.2	2.5	190	8		250		20	50
7~11岁	500		10	9	50	1.0		1.0		1.0	1.6	3.5	250	11	10	300		25	65
11~14岁	670	630	10	13	70	1.3	1.1	1.3	1.1	1.3	2.1	4.5	350	14	12	400		35	90
14~18岁	820	630	10	14	75	1.6	1.3	1.5	1.2	1.4	2.4	5.0	400	16	13	500	400	40	100
18~50岁	800	700	10	14	80	1.4	1.2	1.4	1.2	1.4	2.4	5.0	400	15	12	500	400	40	100
50~65岁	800	700	10	14	80	1.4	1.2	1.4	1.2	1.6	2.4	5.0	400	14	12	500	400	40	100
65~80岁	800	700	15	14	80	1.4	1.2	1.4	1.2	1.6	2.4	5.0	400	14	11	500	400	40	100
80岁及以上	800	700	15	14	80	1.4	1.2	1.4	1.2	1.6	2.4	5.0	400	13	10	500	400	40	100
孕妇（早）	—	700	10	14	80	—	1.2	—	1.2	2.2	2.9	6.0	600	—	12	—	420	40	100
孕妇（中）	—	770	10	14	80	—	1.4	—	1.4	2.2	2.9	6.0	600	—	12	—	420	40	115
孕妇（晚）	—	770	10	14	80	—	1.5	—	1.5	2.2	2.9	6.0	600	—	12	—	420	40	115
乳母	—	1300	10	17	80	—	1.5	—	1.5	1.7	3.2	7.0	550	—	15	—	520	50	150

注：1. RAE 指视黄醇活性当量，RAE（μg）= 膳食或补充剂来源全反式视黄醇（μg）+1/2 补充剂纯品全反式β-胡萝卜素（μg）+1/12 膳食全反式β-胡萝卜素（μg）+1/24 其他膳食维生素A原类胡萝卜素（μg）。

2. α-TE 指α-生育酚，膳食总α-TE（mg）=1×α-生育酚（mg）+0.5×β-生育酚（mg）+0.1×γ-生育酚（mg）+0.02×δ-生育酚（mg）+0.3×δ-三烯生育酚（mg）。

3. DFE 指膳食叶酸当量，膳食叶酸当量 DFE（μg）= 天然食物来源叶酸（μg）+1.7×合成叶酸（mg）。

4. NE 指烟酸当量，NE（mg）= 烟酸（mg）+1/60 色氨酸（mg）。

5. "—" 表示未制定参考值。

附录 4　常见食物的一般营养成分（100g 含量）

粮谷类及制品

附录 4-1

食物名称	食部/%	能量/kJ	能量/kcal	水分/g	蛋白质/g	脂肪/g	碳水化合物/g	膳食纤维/g	胡萝卜素/µg	维生素A/µg	维生素E/mg	维生素B₁/mg	维生素B₂/mg	尼克酸/mg	钙/mg	铁/mg	锌/mg	硒/µg
大黄米（黍）	100	1460	349	11.3	13.6	2.7	67.6	3.5	—	—	1.79	0.30	0.09	1.4	30	5.7	3.05	2.31
稻米（大米）	100	1448	346	13.3	7.4	0.8	77.3	0.7	—	—	0.46	0.11	0.05	1.9	13	2.3	1.70	2.23
稻米（优标）	100	1460	349	12.8	8.3	1.0	76.8	0.5	—	—	…	0.13	0.02	2.6	8	0.5	1.60	6.90
高粱米	100	1469	351	10.3	10.4	3.1	70.4	4.3	—	—	1.88	0.29	0.30	1.6	22	6.3	1.64	2.83
挂面（标准粉）	100	1439	344	12.4	10.1	0.7	74.4	1.6	—	—	1.11	0.19	0.04	2.5	14	3.5	1.22	9.90
挂面（精白粉）	100	1452	347	12.7	9.6	0.6	75.7	0.3	—	—	0.88	0.20	0.04	2.4	21	3.2	0.74	11.13
黑稻米（紫）	100	1393	333	14.3	9.4	2.5	68.3	3.9	—	—	0.22	0.33	0.13	7.9	12	1.6	3.80	3.20
面筋（水）	100	586	140	63.5	23.5	0.1	11.4	0.9	—	—	0.65	0.10	0.7	1.1	76	4.2	1.76	1.00
米粉（干,细）	100	1448	346	12.3	8.0	0.1	78.2	0.1	—	—	…	0.03	—	0.2	—	1.4	2.27	3.44
米粉（排粉）	100	1485	355	10.7	7.4	0.1	81.2	0.3	—	—	—	0.02	0.02	0.6	6	3.2	0.80	7.48
糯米（优糯米）	100	1439	344	14.2	9.0	1.0	74.7	0.6	—	—	0.93	0.10	0.03	1.9	8	0.8	1.20	2.80
荞麦	100	1356	324	13.0	9.3	2.3	66.5	6.5	20	3	4.40	0.28	0.16	2.2	47	6.2	3.62	2.45
小麦粉（标准粉）	100	1439	344	12.7	11.2	1.5	71.5	2.1	—	—	1.80	0.28	0.08	2.0	31	3.5	1.64	5.36
小麦粉（特一）	100	1464	350	12.7	10.3	1.1	74.6	0.6	—	—	0.73	0.17	0.06	2.0	27	2.7	0.97	6.88
小米	100	1498	358	11.6	0	3.1	73.5	1.6	100	17	3.63	0.33	0.10	1.5	41	5.1	1.87	4.74
燕麦片	100	1536	367	9.2	15.0	6.7	61.6	5.3	—	—	3.07	0.30	0.13	1.2	186	7.0	2.59	4.31
薏米（薏苡回米）	100	1494	357	11.2	12.8	3.3	69.1	2.0	—	—	2.08	0.22	0.15	2.0	42	3.6	1.68	3.07
玉米（白）	100	1406	336	11.7	8.8	3.8	66.7	8.0	—	—	8.23	0.27	0.07	2.3	10	2.2	1.85	4.34
玉米（黄）	100	1402	335	13.2	8.7	3.8	66.6	6.4	100	17	3.89	0.21	0.13	2.5	14	2.4	1.70	3.52
玉米（鲜）	46	444	106	71.3	4.0	1.2	19.9	2.9	—	—	0.46	0.16	0.11	1.8	—	1.1	0.90	1.63

注：食部为 100g 中的可食用部分；附录 4 表中符号 "—" 为未检出；"…" 为未测定；"微" 为痕量，不等于零；"0" 为不含此成分，后同。

附录 4-2 干豆类及制品

食物名称	食部/%	能量/kJ	能量/kcal	水分/g	蛋白质/g	脂肪/g	碳水化合物/g	膳食纤维/g	胡萝卜素/µg	维生素A/µg	维生素E/mg	维生素B₁/mg	维生素B₂/mg	尼克酸/mg	钙/mg	铁/mg	锌/mg	硒/µg
扁豆	100	1364	326	9.9	25.3	0.4	55.4	6.5	30	5	1.86	0.26	0.45	2.6	137	19.2	1.90	32.0
扁豆（白）	100	1071	256	19.4	19.0	1.3	42.2	13.4	—	—	0.89	0.33	0.11	1.2	68	4.0	1.93	1.17
蚕豆（带皮）	100	1272	304	11.5	24.6	1.1	49.0	10.9	50	8	4.90	0.13	0.23	2.2	49	2.9	4.76	4.29
蚕豆（去皮）	93	1431	342	11.3	25.4	1.6	56.4	2.3	300	50	6.68	0.20	0.20	2.5	54	2.5	3.32	4.83
豆腐	100	339	81	82.8	8.1	3.7	3.8	0.4	—	—	2.71	0.04	0.03	0.2	164	1.9	1.11	2.30
豆腐（内酯豆腐）	100	205	49	89.2	5.0	1.9	2.9	0.4	—	—	3.26	0.06	0.03	0.3	17	0.8	0.55	0.81
豆腐干	100	586	140	65.2	16.2	3.6	10.7	0.8	—	15	—	0.03	0.07	0.3	308	4.9	1.76	0.02
豆腐皮	100	1711	409	16.5	44.6	17.4	18.6	0.2	—	—	20.63	0.31	0.11	1.5	116	30.8	3.81	2.26
豆浆	100	54	13	96.4	1.8	0.7	0	1.1	90	15	0.80	0.02	0.02	0.1	10	0.5	0.24	0.14
豆奶	100	126	30	94.0	2.4	1.5	1.8	—	—	—	4.50	0.02	0.06	0.5	23	0.6	0.24	0.73
腐乳（桂林腐乳）	100	854	204	60.1	7.3	11.3	18.2	1.0	130	22	13.22	0.03	0.06	0.4	302	10.2	2.62	1.32
腐竹	100	1920	459	7.9	44.6	21.7	21.3	1.0	—	—	27.84	0.13	0.07	0.8	77	16.5	3.69	6.65
黑豆（黑大豆）	100	1594	381	9.9	36.1	15.9	23.3	10.2	30	5	17.36	0.20	0.33	2.0	224	7.0	4.18	6.79
黄豆（黄大豆）	100	1502	359	10.2	35.1	16.0	18.6	15.5	220	37	18.90	0.41	0.20	2.1	191	8.2	3.34	6.16
豇豆	100	1347	322	10.9	19.3	1.2	58.5	7.1	60	10	8.61	0.16	0.08	1.9	40	7.1	3.04	5.74
绿豆	100	1322	316	12.3	21.6	0.8	55.6	6.4	130	22	10.95	0.25	0.11	2.0	81	6.5	2.18	4.28
眉豆	100	1339	320	12.0	18.6	1.1	59.0	6.6	—	—	12.29	0.15	0.18	2.1	60	5.5	4.70	2.89
千张（百页）	100	1088	260	52.0	24.5	16.0	4.5	1.0	30	5	23.38	0.04	0.05	0.2	313	6.4	2.52	1.75
青豆	100	1561	373	9.5	34.6	16.0	22.7	12.6	790	132	10.09	0.41	0.18	3.0	200	8.4	3.18	5.62
素鸡	100	803	192	64.3	16.5	12.5	3.3	0.9	60	10	17.80	0.02	0.03	0.4	319	5.3	1.74	6.73
豌豆	96	1331	318	12.8	23.0	1.0	54.3	6.0	280	47	1.97	0.29	—	···	195	5.9	2.29	41.80
枝竹	100	1974	472	6.9	44.5	24.7	18.0	2.7	—	—	26.78	0.11	0.07	0.9	49	10.8	3.20	6.14

附录 4-3　鲜豆类

食物名称	食部/%	能量/kJ	能量/kcal	水分/g	蛋白质/g	脂肪/g	碳水化合物/g	膳食纤维/g	胡萝卜素/μg	维生素A/μg	维生素E/mg	维生素B₁/mg	维生素B₂/mg	尼克酸/mg	维生素C/mg	钙/mg	铁/mg	锌/mg	硒/μg
扁豆	91	155	37	88.3	2.7	0.2	6.1	2.1	150	25	0.24	0.04	0.07	0.9	13	38	1.9	0.72	0.94
豆角	96	126	30	90.0	2.5	0.2	4.6	2.1	200	33	2.24	0.05	0.07	0.9	18	29	1.5	0.54	2.16
豆角(白)	97	126	30	89.7	2.2	0.2	4.8	2.6	580	97	2.38	0.06	0.04	0.9	39	26	0.8	0.60	1.60
荷兰豆	88	113	27	91.9	2.5	0.3	3.5	1.4	480	80	0.30	0.09	0.04	0.7	16	51	0.9	0.50	0.42
黄豆芽	100	184	44	88.8	4.5	1.6	3.0	1.5	30	5	0.80	0.04	0.07	0.6	8	21	0.9	0.54	0.96
豇豆	97	121	29	90.3	2.9	0.3	3.6	2.3	250	42	4.39	0.07	0.09	1.4	19	27	0.5	0.54	0.74
豇豆(长)	98	121	29	90.8	2.7	0.2	4.0	1.8	120	20	0.65	0.07	0.07	0.8	18	42	1.0	0.94	1.40
绿豆芽	100	75	18	94.6	2.1	0.1	2.1	0.8	20	3	0.19	0.05	0.06	0.5	6	9	0.6	0.35	0.50
龙牙豆(玉豆)	93	71	17	94.4	2.6	0.2	1.1	1.3	520	87	...	0.01	0.54	0.8	12	30	0.8	0.47	5.60
毛豆(青豆)	53	515	123	69.6	13.1	5.0	6.5	4.0	130	22	2.44	0.15	0.07	1.4	27	135	3.5	1.73	2.48
四季豆(菜豆)	96	117	28	91.3	2.0	0.4	4.2	1.5	210	35	1.24	0.04	0.07	0.4	6	42	1.5	0.23	0.43
豌豆	42	439	105	70.2	7.4	0.3	18.2	3.0	220	37	1.21	0.43	0.09	2.3	14	21	1.7	1.29	1.74

附录 4-4　根茎类及制品

食物名称	食部/%	能量/kJ	能量/kcal	水分/g	蛋白质/g	脂肪/g	碳水化合物/g	膳食纤维/g	胡萝卜素/μg	维生素A/μg	维生素E/mg	维生素B₁/mg	维生素B₂/mg	尼克酸/mg	维生素C/mg	钙/mg	铁/mg	锌/mg	硒/μg
百合(干)	100	1431	342	10.3	6.7	0.5	77.8	1.7	—	—	...	0.05	0.09	0.9	—	32	5.9	1.31	2.29
荸荠(马蹄)	78	247	59	83.6	1.2	0.2	13.1	1.1	20	3	0.65	0.02	0.02	0.7	7	4	0.6	0.34	0.70
慈菇(乌芋白地果)	89	393	94	73.6	4.6	0.2	18.5	1.4	—	—	2.16	0.14	0.07	1.6	4	14	2.2	0.99	0.92
甘薯(红心)	90	414	99	73.4	1.1	0.2	23.1	1.6	750	125	0.28	0.04	0.04	0.6	26	23	0.5	0.15	0.48
甘薯(白心)	86	435	104	72.6	1.4	0.2	24.2	1.0	220	37	0.43	0.07	0.04	0.6	24	24	0.8	0.22	0.63

续表

食物名称	食部/%	能量/kJ	能量/kcal	水分/g	蛋白质/g	脂肪/g	碳水化合物/g	膳食纤维/g	胡萝卜素/μg	维生素A/μg	维生素E/mg	维生素B_1/mg	维生素B_2/mg	尼克酸/mg	维生素C/mg	钙/mg	铁/mg	锌/mg	硒/μg
胡萝卜（红）	96	155	37	89.2	1.0	0.2	7.7	1.1	4130	688	0.41	0.04	0.03	0.6	13	32	1.0	0.23	0.63
胡萝卜（黄）	97	180	43	87.4	1.4	0.2	8.9	1.3	4010	668	—	0.04	0.04	0.2	16	32	0.5	0.14	2.80
胡萝卜（脱水）	100	1339	320	10.9	4.2	1.9	71.5	6.4	17250	2875	…	0.12	0.15	2.6	32	458	8.5	1.85	4.06
茭笋	77	106	25	91.1	1.7	0.2	4.2	2.0	—	28	0.42	0.05	0.04	0.8	12	2	0.5	0.29	1.47
姜	95	172	41	87.0	1.3	0.6	7.6	2.7	170	28	…	0.02	0.03	0.8	4	27	1.4	0.34	0.56
芥菜头	83	138	33	89.6	1.9	0.2	6.0	1.4	—	—	0.20	0.06	0.02	0.6	34	65	0.8	0.39	0.95
萝卜（白）	95	84	20	93.4	0.9	0.1	4.0	1.0	20	3	0.92	0.02	0.03	0.3	21	36	0.5	0.30	0.61
马铃薯	94	318	76	79.8	2.0	0.2	16.5	0.7	30	5	0.34	0.08	0.04	1.1	27	8	0.8	0.37	0.78
藕（莲藕）	88	293	70	80.5	1.9	0.2	15.2	1.2	20	3	0.73	0.09	0.03	0.3	44	39	1.4	0.23	0.39
芋头（芋艿毛芋）	84	331	79	78.6	2.2	0.2	17.1	1.0	160	27	0.45	0.06	0.05	0.7	6	36	1.0	0.49	1.45
竹笋	63	79	19	92.8	2.6	0.2	1.8	1.8	—	—	0.05	0.08	0.8	0.6	5	9	0.5	0.33	0.04
竹笋（白笋干）	64	820	196	10.0	26.0	4.0	13.9	43.2	10	2	…	…	0.32	0.2	…	31	4.2	3.30	2.34
竹笋（黑笋干）	76	891	213	14.4	17.6	2.4	30.3	27.2	—	—	…	…	0.41	1.9	…	30	18.9	7.60	4.20

附录 4-5　茎、叶、苔、花类

食物名称	食部/%	能量/kJ	能量/kcal	水分/g	蛋白质/g	脂肪/g	碳水化合物/g	膳食纤维/g	胡萝卜素/μg	维生素A/μg	维生素E/mg	维生素B_1/mg	维生素B_2/mg	尼克酸/mg	维生素C/mg	钙/mg	铁/mg	锌/mg	硒/μg
白菜（大白菜）	92	88	21	93.6	1.7	0.2	3.1	0.6	250	42	0.92	0.06	0.07	0.8	47	69	0.5	0.21	0.33
白菜苔（菜苔菜芯）	84	105	25	91.3	2.8	0.5	2.3	1.7	960	160	0.52	0.05	0.08	1.2	44	96	2.8	0.87	0.68
菠菜（赤根）	89	100	24	91.2	2.6	0.3	2.8	1.7	920	487	1.74	0.04	0.11	0.6	32	66	2.9	0.85	0.97
菜花（花椰菜）	82	100	24	92.4	2.11	0.2	3.4	1.2	30	5	0.43	0.03	0.08	0.6	61	23	1.1	0.38	0.73
葱头（洋葱）	90	163	39	89.2	1.1	0.2	8.1	0.9	20	3	0.14	0.03	0.03	0.3	8	24	0.6	0.23	0.92
大白菜（青白口）	83	63	15	95.1	1.4	0.1	2.1	0.9	80	13	0.36	0.03	0.04	0.4	28	35	0.6	0.61	0.39
大白菜（小白口）	85	59	14	95.2	1.3	0.1	1.9	0.9	30	5	0.21	0.02	0.03	0.5	19	45	0.9	0.31	0.75

续表

食物名称	食部 /%	能量 /kJ	能量 /kcal	水分 /g	蛋白质 /g	脂肪 /g	碳水化合物 /g	膳食纤维 /g	胡萝卜素 /μg	维生素A /μg	维生素E /mg	维生素B₁ /mg	维生素B₂ /mg	尼克酸 /mg	维生素C /mg	钙 /mg	铁 /mg	锌 /mg	硒 /μg
大葱（鲜）	82	126	30	91.0	1.7	0.3	5.2	1.3	60	10	0.30	0.03	0.05	0.5	17	29	1.7	0.40	0.67
大蒜（蒜头）	85	527	126	66.6	4.5	0.2	26.5	1.1	30	5	1.07	0.04	0.06	0.6	7	39	1.2	0.88	3.09
枸杞菜（枸杞地骨）	49	184	44	87.8	5.6	1.1	2.9	1.6	—	—	2.99	0.08	0.32	1.3	58	36	2.4	0.21	0.35
观达菜	83	59	14	95.1	1.7	0.3	1.1	1.0	380	63	…	0.01	0.10	0.4	23	7	1.0	1.35	0.64
茭白（茭笋茭粑）	74	96	23	92.2	1.2	0.2	4.0	1.9	30	5	0.99	0.02	0.03	0.5	5	4	0.4	0.33	0.45
芥菜（大叶芥菜）	71	59	14	94.6	1.8	0.4	0.8	1.2	700	283	0.64	0.02	0.11	0.5	72	28	1.0	0.41	0.53
芥菜（小叶芥菜）	88	100	24	92.6	2.5	0.4	2.6	1.0	450	242	2.06	0.05	0.10	0.7	51	80	1.5	0.50	0.28
芥蓝	78	79	19	93.2	2.8	0.4	1.0	1.6	450	575	0.96	0.02	0.09	1.0	76	128	2.0	1.30	0.88
金针菜（黄花菜）	98	833	199	40.3	19.4	1.4	27.2	7.7	840	307	4.92	0.05	0.21	3.1	10	301	8.1	3.99	4.22
韭菜	90	109	26	91.8	2.4	0.4	3.2	1.4	410	235	0.96	0.02	0.09	0.8	24	42	1.6	0.43	1.38
韭黄	88	92	22	93.2	2.3	0.2	2.7	1.2	260	43	0.34	0.03	0.05	0.7	15	25	1.7	0.33	0.76
芦笋（石刁柏龙须菜）	90	75	18	93.0	1.4	0.1	3.0	1.9	100	17	…	0.04	0.05	0.7	45	10	1.4	0.41	0.21
油麦菜（牛俐生菜）	81	63	15	95.7	1.4	0.4	1.5	0.6	360	60	…	微	0.10	0.2	20	70	1.2	0.43	1.55
荞菜（野荞）	65	46	11	95.6	0.7	0.2	1.5	1.2	290	48	0.27	0.02	0.02	1.8	5	89	1.1	0.42	1.50
芹菜（白茎）	66	59	14	94.2	0.8	0.1	2.5	1.4	60	10	2.21	0.01	0.08	0.4	12	48	0.8	0.46	—
芹菜（叶）	100	130	31	89.4	2.6	0.6	3.7	2.2	2930	488	2.50	0.08	0.15	0.9	22	40	0.6	1.14	2.00
青蒜	84	126	30	90.4	2.4	0.3	4.5	1.7	590	98	0.80	0.06	0.04	0.6	16	24	0.8	0.23	1.27
生菜（叶用莴苣）	94	54	13	95.8	1.3	0.3	1.3	0.7	1790	298	1.02	0.03	0.06	0.4	13	34	0.9	0.27	1.15
蒜苗（小蒜）	82	126	30	90.4	1.0	0.4	5.7	2.0	680	113	0.24	0.03	0.12	0.5	28	89	1.2	0.50	1.23
蒜苗（蒜薹）	82	155	37	88.9	2.1	0.4	6.2	1.8	280	47	0.81	0.11	0.08	0.5	35	29	1.4	0.46	1.24
茼蒿（蓬蒿菜）	82	88	21	93.0	1.9	0.3	2.7	1.2	510	252	0.92	0.04	0.09	0.6	18	73	2.5	0.35	0.60
空心菜（蕹菜）	76	84	20	92.9	2.2	0.3	2.2	1.4	520	253	1.09	0.03	0.08	0.8	25	99	2.3	0.39	1.20
莴笋（莴苣）	62	59	14	95.5	1.0	0.1	2.2	0.6	150	25	0.19	0.02	0.02	0.5	4	23	0.9	0.33	0.54
苋菜（绿苋菜）	74	105	25	90.2	2.8	0.3	2.8	2.2	110	352	0.36	0.03	0.12	0.8	47	187	5.4	0.80	0.52
小白菜（白菜）	81	63	15	94.5	1.5	0.3	1.6	1.1	680	280	0.70	0.02	0.09	0.7	28	90	1.9	0.51	1.17
小葱	73	100	24	92.7	1.6	0.4	3.5	1.4	840	140	0.59	0.05	0.06	0.4	21	72	1.3	0.35	1.06
西洋菜（豆瓣菜）	73	71	17	94.5	2.9	0.5	0.3	1.2	550	1592	0.59	0.01	0.11	0.3	52	30	1.0	0.69	0.70
油菜	87	96	23	92.9	1.8	0.5	2.7	1.1	620	103	0.88	0.04	0.11	0.7	36	108	1.2	0.33	0.79
芫荽（香菜）	81	130	31	90.5	1.8	0.4	5.0	1.2	160	193	0.80	0.04	0.14	2.2	48	101	2.9	0.45	0.53

附录 4-6 瓜、茄类

食物名称	食部/%	能量/kJ	能量/kcal	水分/g	蛋白质/g	脂肪/g	碳水化合物/g	膳食纤维/g	胡萝卜素/μg	维生素A/μg	维生素E/mg	维生素B$_1$/mg	维生素B$_2$/mg	尼克酸/mg	维生素C/mg	钙/mg	铁/mg	锌/mg	硒/μg
白瓜	83	42	10	96.2	0.9	—	1.7	0.9	—	—	0.20	0.02	0.04	0.1	16	6	0.1	0.04	1.10
冬瓜	80	46	11	96.6	0.4	0.2	1.9	0.7	80	13	0.08	0.01	0.01	0.3	18	19	0.2	0.07	0.22
佛手瓜	100	67	16	94.3	1.2	0.1	2.6	1.2	20	3	…	0.01	0.10	0.1	8	17	0.1	0.08	1.45
哈密瓜	71	142	34	91.0	0.5	0.1	7.7	0.2	920	153	…	…	0.01	…	12	4	…	0.13	1.10
黄瓜（胡瓜）	92	63	15	95.8	0.8	0.2	2.4	0.5	90	15	0.46	0.02	0.03	0.2	9	24	0.5	0.18	0.38
葫芦（长瓜蒲瓜）	87	59	14	95.3	0.7	0.1	2.7	0.8	40	7	…	0.02	0.01	0.4	11	16	0.4	0.14	0.49
节瓜（毛瓜）	92	50	12	95.6	0.6	0.1	2.2	1.2	—	—	0.27	0.02	0.05	0.4	39	4	0.1	0.08	—
苦瓜（凉瓜）	81	79	19	93.4	1.0	0.1	3.5	1.4	100	17	0.85	0.03	0.03	0.4	56	14	0.7	0.36	0.36
木瓜	86	113	27	92.2	0.4	0.1	6.2	0.8	870	145	0.30	0.01	0.02	0.3	43	17	0.2	0.25	1.80
南瓜	85	92	22	93.5	0.7	0.1	4.5	0.8	890	148	0.36	0.03	0.04	0.4	8	16	0.4	0.14	0.46
丝瓜	83	84	20	94.3	1.0	0.2	3.6	0.6	90	15	0.22	0.02	0.04	0.4	5	14	0.4	0.21	0.86
甜瓜香瓜	78	109	26	92.6	0.4	0.1	5.8	0.4	30	5	0.47	0.02	0.03	0.3	15	14	0.7	0.09	0.40
西瓜（京欣一号）	59	142	34	91.2	0.5	微	7.9	0.2	80	13	0.03	0.02	0.04	0.4	7	10	0.5	0.10	0.08
西瓜（郑州三号）	59	105	25	93.4	0.6	0.1	5.5	0.2	210	35	0.13	0.02	0.04	0.3	4	4	0.2	0.07	0.10
长茄子	96	79	19	93.1	1.0	0.1	3.5	1.9	180	30	0.20	0.03	0.03	0.6	7	55	0.4	0.16	0.57
灯笼椒	82	92	22	93.0	0.9	0.2	4.0	1.4	340	57	0.59	0.03	0.03	0.9	72	14	0.8	0.19	0.38
西红柿（番茄）	97	79	19	94.4	1.3	0.2	3.5	0.5	550	92	0.57	0.03	0.03	0.6	19	10	0.4	0.13	0.15
辣椒（红小）	80	134	32	88.8	1.3	0.4	5.7	3.2	390	232	0.44	0.03	0.06	0.8	144	37	1.4	0.30	1.90
辣椒（尖青）	84	96	23	91.9	1.4	0.3	3.7	2.1	340	57	0.88	0.03	0.04	0.5	62	15	0.7	0.22	0.62
茄子	93	88	21	93.4	1.1	0.2	3.6	1.3	50	8	1.13	0.02	0.04	0.6	5	24	0.5	0.23	0.48
茄子（绿皮）	90	105	25	92.8	1.0	0.6	4.0	1.2	120	20	0.55	0.02	0.20	0.6	7	12	0.1	0.24	0.64

附录 4-7　藻类、咸菜类

食物名称	食部/%	能量/kJ	能量/kcal	水分/g	蛋白质/g	脂肪/g	碳水化合物/g	膳食纤维/g	胡萝卜素/μg	维生素A/μg	维生素E/mg	维生素B_1/mg	维生素B_2/mg	尼克酸/mg	维生素C/mg	钙/mg	铁/mg	锌/mg	硒/μg
发菜	100	1092	246	10.5	22.8	0.8	36.8	21.9	—	—	21.70	0.23	—	—	…	875	99.3	1.67	7.45
海带（干）	98	322	77	70.5	1.8	0.1	17.3	6.1	240	40	0.85	0.01	0.10	0.8	…	348	4.7	0.65	5.84
金针菇,智力菇	100	109	26	90.2	2.4	0.4	3.3	2.7	20	5	1.14	0.15	0.19	4.1	2	—	1.4	0.39	0.28
蘑菇（干）	100	1054	252	13.7	21.0	4.6	31.7	21.0	640	273	6.38	0.10	1.10	30.7	5	127	—	6.29	39.18
蘑菇（鲜）	99	84	20	92.4	2.7	0.1	2.0	2.1	10	2	0.56	0.08	0.35	4.0	2	6	1.2	0.92	0.55
木耳,黑木耳,云耳	100	858	205	15.5	12.1	1.5	35.7	29.9	100	17	11.34	0.17	0.44	2.5	4	247	97.4	3.18	3.72
平菇（鲜）	93	84	20	92.5	1.9	0.3	2.3	2.3	10	2	0.79	0.06	0.16	3.1	5	5	1.0	0.61	1.07
香菇（干）	95	833	211	12.3	20.0	1.2	30.1	31.6	20	3	0.66	0.19	1.26	20.5		83	10.5	8.57	6.24
银耳,白木耳	96	837	200	14.6	10.0	1.4	36.9	30.4	50	8	1.26	0.05	0.25	5.3	2	36	4.1	3.03	2.95
紫菜	100	866	207	12.7	26.7	1.1	22.5	21.6	1370	238	1.82	0.27	1.02	7.3	5	264	54.9	2.47	7.23
大头菜（酱）	100	151	36	74.8	2.4	0.3	6.0	2.4	—	—	0.16	0.03	0.08	0.8	…	77	6.7	0.78	1.40
酱黄瓜	100	100	24	76.2	3.0	0.3	2.2	1.2	180	30	…	0.06	0.01	0.9	…	52	3.7	0.89	2.42
芥菜（酸）	100	105	25	90.3	1.2	0.1	4.9	—	—	—	0.88	0.01	0.10	0.6	…	51	1.4	0.56	2.48
芥菜头（腌）	100	159	38	70.5	2.8	0.1	6.6	2.7	—	—	…	0.07	0.02	0.8	…	87	2.9	0.46	1.66
酱萝卜	100	126	30	76.1	3.5	0.4	3.2	1.3	—	—	…	0.05	0.09	0.8	—	102	3.8	0.61	1.99
萝卜干	100	251	60	67.7	3.3	0.2	11.2	3.4	—	—	0.18	0.04	0.09	0.9	17	53	3.4	1.27	—
什锦菜	100	142	34	78.9	2.9	0.5	4.6	1.6	—	—	…	0.03	0.02	—	—	21	4.5	0.74	—
莴笋菜（酱）	100	96	23	83.0	2.3	0.2	3.1	1.0	…	…	…	0.06	0.05	0.6	…	28	3.1	0.42	0.93
榨菜	100	121	29	75.0	2.2	0.3	4.4	2.1	490	83	…	0.03	0.06	0.5	2	155	3.9	0.63	1.93

附录 4-8　鲜果、干果及坚果类

食物名称	食部/%	能量/kJ	能量/kcal	水分/g	蛋白质/g	脂肪/g	碳水化合物/g	膳食纤维/g	胡萝卜素/μg	维生素A/μg	维生素E/mg	维生素B$_1$/mg	维生素B$_2$/mg	尼克酸/mg	维生素C/mg	钙/mg	铁/mg	锌/mg	硒/μg
芭蕉	68	456	109	68.9	1.2	0.1	25.8	3.1	—	—	微	0.02	0.02	0.6	—	6	0.3	0.16	0.81
菠萝	68	172	41	88.4	0.5	0.1	9.5	1.3	200	33	—	0.04	0.02	0.2	18	12	0.6	0.14	0.24
草莓	97	126	30	91.3	1.0	0.2	6.0	1.1	30	5	0.71	0.02	0.03	0.3	47	18	1.8	0.14	0.70
橙	74	197	47	87.4	0.8	0.2	10.5	0.6	160	27	0.56	0.05	0.04	0.3	33	20	0.4	0.14	0.31
番石榴	97	172	41	83.9	1.1	0.4	8.3	5.9	890	53	—	0.02	0.05	0.3	68	13	0.2	0.21	1.62
柑	77	213	51	86.9	0.7	0.2	11.5	0.4	890	148	0.92	0.08	0.04	0.4	28	35	0.2	0.08	0.30
橄榄（白榄）	80	205	49	83.1	0.8	0.2	11.1	4.0	130	22	—	0.01	0.01	0.7	3	49	0.2	0.25	0.35
桂圆（鲜）	50	293	70	81.4	1.2	0.1	16.2	0.4	20	3	—	0.01	0.14	1.3	43	6	0.2	0.40	0.83
桂圆（干）	37	1142	273	26.9	5.0	0.2	62.8	2.0	—	—	—	—	0.39	1.3	12	38	0.7	0.55	12.40
桂圆肉	100	1310	313	17.7	4.6	1.0	71.5	2.0	—	—	…	0.04	1.03	8.9	27	39	3.9	0.65	3.28
黄皮果	59	130	31	87.6	1.6	0.2	5.6	4.3	—	—	—	0.13	0.06	—	35	微	0.4	0.32	0.64
橘（福橘）	67	188	45	88.1	1.0	0.2	9.9	0.4	600	100	—	0.05	0.02	0.3	11	27	0.8	0.22	0.12
橘（芦柑）	77	180	43	88.5	0.6	0.2	9.7	0.6	520	87	—	0.02	0.03	0.2	19	45	1.4	0.10	0.07
梨（鹅黄梨）	68	155	37	88.6	0.3	0.1	8.8	1.9	—	—	1.77	0.03	0.02	—	8	1	—	—	—
梨（鸭梨）	82	180	43	88.3	0.6	0.2	10.0	1.1	10	2	0.31	0.03	0.03	0.2	4	4	0.9	0.10	0.28
荔枝（鲜）	73	293	70	81.9	0.9	0.2	16.1	0.5	10	2	—	0.10	0.04	1.1	41	2	0.4	0.17	0.14
芒果	60	134	32	90.6	0.6	0.2	7.0	1.3	8050	1342	1.21	0.01	0.04	0.3	23	微	0.2	0.09	1.44
枇杷	62	163	39	89.3	0.8	0.2	8.5	0.8	700	117	0.24	0.01	0.03	0.3	8	17	1.1	0.21	0.72
苹果（黄元帅）	76	218	52	85.9	0.2	0.2	12.3	1.2	20	3	2.12	0.06	0.02	0.2	4	4	0.6	0.19	0.12
苹果（国光）	80	230	55	84.6	0.3	0.3	12.9	1.8	90	15	0.21	0.02	0.02	0.1	4	5	0.3	0.03	0.01
苹果（红富士）	78	226	54	85.9	0.3	0.3	12.5	0.8	60	10	0.11	0.02	0.03	0.2	4	8	0.3	0.14	0.10
葡萄（紫）	86	180	43	88.7	0.5	0.2	9.9	0.4	50	8	0.70	0.04	0.02	0.2	25	5	0.4	0.18	0.20
葡萄（马奶子）	88	180	43	88.4	0.7	0.3	9.3	1.0	60	10	—	0.03	0.01	0.3	3	10	0.5	0.33	0.07
葡萄干	100	1427	341	11.6	2.5	0.4	81.8	1.6	—	—	…	0.09	—	—	5	52	9.1	0.18	2.74

续表

食物名称	食部/%	能量/kJ	能量/kcal	水分/g	蛋白质/g	脂肪/g	碳水化合物/g	膳食纤维/g	胡萝卜素/μg	维生素A/μg	维生素E/mg	维生素B₁/mg	维生素B₂/mg	尼克酸/mg	维生素C/mg	钙/mg	铁/mg	锌/mg	硒/μg
人参果	88	335	80	77.1	0.6	0.7	17.7	3.5	50	8	…	微	0.25	0.3	12	13	0.2	0.09	1.86
柿	87	297	71	80.6	0.4	0.1	17.1	1.4	120	20	1.12	0.02	0.02	0.3	30	9	0.2	0.08	0.24
柿饼	97	1046	250	33.8	1.8	0.2	60.2	2.6	290	48	0.63	0.01	微	0.5	…	54	2.7	0.23	0.83
桃（蒲桃）	69	140	33	88.7	0.5	0.2	7.4	2.8	…	—	0.70	微	0.02	0.1	25	4	0.3	0.17	4.32
桃（蜜桃）	88	172	41	88.7	0.9	0.2	9.0	0.8	10	2	1.00	0.02	0.03	1.0	4	10	0.5	0.06	0.23
无花果	100	247	59	81.3	1.5	0.1	13.0	3.0	30	5	1.82	0.03	0.02	0.1	2	67	0.1	1.42	0.67
香蕉	59	381	91	75.8	1.4	0.2	20.8	1.2	60	10	0.24	0.02	0.04	0.7	8	7	0.4	0.18	0.87
杏	91	151	36	89.4	0.9	0.1	7.8	1.3	450	75	0.95	0.02	0.03	0.6	4	14	0.6	0.20	0.20
杨梅	82	117	28	92.0	0.8	0.2	5.7	1.0	40	7	0.81	0.01	0.05	0.3	9	14	1.0	0.14	0.31
杨桃	88	121	29	91.4	0.6	0.2	6.2	1.2	20	3	—	0.02	0.03	0.7	7	4	0.4	0.39	0.83
椰子	33	967	231	51.8	4.0	12.1	26.6	4.7	—	—	…	0.01	0.01	0.5	6	2	1.8	0.92	—
柚（文旦）	69	172	41	89.0	0.8	0.2	9.1	0.4	10	2	…	—	0.03	0.3	23	4	0.3	0.40	0.70
余柑子（油柑子）	80	159	38	86.6	0.3	0.1	9.0	3.4	50	8	—	—	0.01	0.5	62	6	0.2	0.10	1.13
枣（干）	80	1105	264	26.9	3.2	0.5	61.6	6.2	10	2	3.04	0.04	0.16	0.9	14	64	2.3	0.65	1.02
枣（蜜枣无核）	100	1339	320	16.6	1.0	0.1	78.9	3.0	30	5	0.30	微	0.14	0.4	104	24	2.4	0.33	2.24
猕猴桃	83	234	56	83.4	0.8	0.6	11.9	2.6	130	22	2.43	0.05	0.02	0.3	61	27	1.2	0.57	0.28
核桃（干）	43	2623	627	5.2	14.9	58.8	9.6	9.5	30	5	43.21	0.15	0.14	0.9	1	56	2.7	2.17	4.62
花生（生）	53	1247	298	48.3	12.1	25.4	5.2	7.7	10	2	2.93	…	0.04	14.1	14	8	3.4	1.79	4.50
花生（炒）	71	2464	589	4.1	21.9	48.0	17.3	6.3	60	10	12.94	0.13	0.12	18.9	…	47	1.5	2.03	3.90
葵花子（炒）	52	2577	616	2.0	22.6	52.8	12.5	4.8	30	5	26.46	0.43	0.26	4.8	…	72	6.1	5.91	2.00
莲子（干）	100	1439	344	9.5	17.2	2.0	64.2	3.0	—	—	2.71	0.16	0.08	4.2	5	97	3.6	2.78	3.36
栗子（鲜）板栗	80	774	185	52.0	4.2	0.7	40.5	1.7	190	32	4.56	0.14	0.17	0.8	24	17	1.1	0.57	1.13
芡实米	100	1469	351	11.4	8.3	0.3	78.7	0.9	—	—	…	0.30	0.09	0.4	…	37	0.5	1.24	6.03
杏仁	100	2149	514	5.6	24.7	44.8	2.9	19.2	—	—	18.53	0.08	1.25	—	26	71	1.3	3.64	15.65

附录 4-9　畜、禽肉类及制品

食 物 名 称	食部 /%	能量 /kJ	能量 /kcal	水分 /g	蛋白 质/g	脂肪 /g	碳水 化合 物/g	维生 素 A /μg	维生 素 E /mg	维生 素 B₁ /mg	维生 素 B₂ /mg	尼克 酸 /mg	维生 素 C /mg	钙 /mg	铁 /mg	锌 /mg	硒 /μg
腊肠	100	2443	584	8.4	22.0	48.3	15.3	—	…	0.04	0.12	3.8		…	3.2	2.48	8.77
叉烧肉	100	1167	279	49.2	23.8	16.9	7.9	16	0.68	0.56	0.23	7.0		0.68	2.6	2.42	8.41
狗肉	80	485	116	76.0	16.8	4.6	1.8	157	1.40	0.34	0.20	3.5		1.40	2.9	3.18	14.75
火腿（金华火腿）	100	1331	318	48.7	16.4	28.0	0	20	0.18	0.51	0.18	4.8		0.18	2.1	2.26	13.00
牛肉（肥、瘦）	100	795	190	68.1	18.1	13.4	0	9	0.22	0.03	0.11	7.4		0.22	3.2	3.67	19.81
牛肉（瘦）	100	444	106	75.2	20.2	2.3	1.2	6	0.35	0.07	0.13	6.3		0.35	2.8	3.71	10.55
兔肉	100	427	102	76.2	19.7	2.2	0.9	212	0.42	0.11	0.10	5.8		0.42	2.0	1.30	10.93
午餐肉	100	958	229	59.9	9.4	15.9	12.0	…	…	0.24	0.05	11.1		…	—	1.39	4.30
羊肉（肥、瘦）	90	828	198	66.9	19.0	14.1	0	22	0.26	0.05	0.14	4.5		0.26	2.3	3.22	32.20
羊肉（瘦）	90	494	118	74.2	20.5	3.9	0.2	11	0.31	0.15	0.16	5.2		0.31	3.9	6.06	7.18
猪大肠	100	799	191	74.8	6.9	18.7	0	7	0.50	0.06	0.11	1.9		0.50	1.0	0.98	16.95
猪大排	68	1105	264	58.8	18.3	20.4	1.7	12	0.11	0.30	0.15	5.3		0.11	0.8	1.72	10.30
猪肚	96	460	110	78.2	15.2	5.1	0.7	3	0.32	0.07	0.16	3.7		0.32	2.4	1.92	12.76
猪肝	99	540	129	70.7	19.3	3.5	5.0	4942	0.86	0.21	2.08	15.0		0.86	22.6	5.78	19.21
猪脑	100	548	131	78.0	10.8	9.8	0	…	0.96	0.11	0.19	2.8	20	0.96	1.9	0.99	12.65
猪肉（肥）	100	3414	616	8.8	2.4	90.4	0	29	0.24	0.08	0.05	0.9		0.24	1.0	0.69	7.78
猪肉（肥、瘦）	100	1654	395	46.8	13.2	37.0	2.4	114	0.49	0.22	0.16	3.5		0.49	1.6	2.06	11.97
猪肉（后臀尖）	73	1339	320	57.6	17.0	28.0	0	8	0.48	0.37	0.18	2.6		0.48	1.0	1.77	6.87
猪肉（脊背）	100	649	155	70.3	20.2	7.9	0.7	5	0.59	0.47	0.12	5.2		0.59	1.5	2.30	5.25
猪肉（肋条肉）	96	2377	568	34.0	9.3	59.0	0	10	0.05	0.09	0.04	2.4		0.05	1.0	1.61	3.70
猪肉（腿）	100	795	190	67.6	17.9	12.8	0.8	3	0.30	0.33	0.24	4.9		0.30	0.9	2.18	13.40
猪肉（瘦）	100	598	143	71.0	20.3	6.2	1.5	44	0.34	0.54	0.10	5.3		0.34	3.0	2.99	9.50

续表

食物名称	食部/%	能量/kJ	能量/kcal	水分/g	蛋白质/g	脂肪/g	碳水化合物/g	维生素A/μg	维生素E/mg	维生素B₁/mg	维生素B₂/mg	尼克酸/mg	维生素C/mg	钙/mg	铁/mg	锌/mg	硒/μg
猪肉松	100	1657	396	9.4	23.4	11.5	49.7	44	10.02	0.04	0.13	3.3		10.02	6.4	4.28	8.77
猪肾（腰子）	93	402	96	78.8	15.4	3.2	1.4	41	0.34	0.31	1.14	8.0	13	12	6.1	2.56	111.77
猪小肠	100	272	65	85.4	10.0	2.0	1.7	6	0.13	0.12	0.11	3.1		7	2.0	2.77	7.22
猪心	97	498	119	76.0	16.6	3.3	1.1	13	0.74	0.19	0.48	6.8	4	12	4.3	1.90	14.94
猪血	100	230	55	85.8	12.2	0.3	1.9	—	0.20	0.03	0.04	0.3		4	8.7	0.28	7.94
鹌鹑	58	460	110	75.1	20.2	3.1	0.2	40	0.44	0.04	0.32	6.3		48	2.3	1.19	11.67
北京烤鸭	80	1824	436	38.2	16.6	38.4	6.0	36	0.97	0.04	0.32	4.5		35	2.4	1.25	10.32
鹅	63	1025	245	62.9	17.9	19.9	0	42	0.22	0.07	0.23	4.9		4	3.8	1.36	17.68
鸽	42	841	201	66.6	16.5	14.2	1.7	53	0.99	0.06	0.20	6.9		30	3.8	0.82	11.08
鸡	66	699	167	69.0	19.3	9.4	1.3	48	0.67	0.05	0.09	5.6		9	1.4	1.09	11.75
鸡（一年内母鸡）	66	1071	256	56.0	20.3	16.8	5.8	139	1.34	0.05	0.04	8.8		2	1.2	1.46	—
鸡翅	69	812	194	65.4	17.4	11.8	4.6	68	0.25	0.01	0.11	5.3		8	1.3	1.12	10.98
鸡肝	100	506	121	74.4	16.6	4.8	2.8	10414	1.88	0.33	1.10	11.9		7	12.0	2.40	38.55
鸡腿	69	757	181	70.2	16.4	13.0	0	44	0.03	0.02	0.14	6.0		6	1.5	1.12	12.40
鸡血	100	205	49	87.0	7.8	0.2	4.1	56	0.21	0.05	0.04	0.1		10	25.0	0.45	12.13
鸡爪	60	1063	254	56.4	33.9	16.4	2.7	37	0.32	0.01	0.13	2.4		36	1.4	0.90	9.95
鸭	68	1004	240	63.9	15.5	19.7	0.2	52	0.27	0.08	0.22	4.2		6	2.2	1.33	12.25
鸭（北京填鸭）	75	1774	424	45.0	9.3	41.3	3.9	30	0.53	…		4.2		15	1.6	1.31	5.80
鸭翅	67	611	146	70.6	16.5	6.1	6.3	14	—	0.02	0.16	2.4		20	2.1	0.74	10.00
鸭肝	100	536	128	76.3	14.5	7.5	0.5	1040	1.41	0.26	1.05	6.9	18	18	23.1	3.08	57.27
鸭掌	59	628	150	64.7	13.4	1.9	19.7	11	…	微	0.17	1.1		24	1.3	0.54	5.42
炸鸡（肯德基）	70	1167	279	49.4	20.3	17.3	10.5	23	6.44	0.03	0.17	16.7		109	2.2	1.66	11.20

附录 4-10　鱼类

食物名称	食部/%	能量/kJ	能量/kcal	水分/g	蛋白质/g	脂肪/g	碳水化合物/g	维生素A/μg	维生素E/mg	维生素B₁/mg	维生素B₂/mg	尼克酸/mg	钙/mg	铁/mg	锌/mg	硒/μg
鲅鱼（马鲛鱼）	80	509	122	72.5	21.2	3.1	2.2	19	0.71	0.03	0.04	2.1	35	0.8	1.39	51.81
草鱼（白鲩）	58	469	112	77.3	16.6	5.2	0	11	2.03	0.04	0.11	2.1	38	0.8	0.87	6.66
带鱼（白带鱼）	76	531	127	73.3	17.7	4.9	3.1	29	0.82	0.02	0.06	2.8	28	1.2	0.70	36.57
鳜鱼（鲑鱼）	61	490	117	74.5	19.9	4.2	0	12	0.87	0.02	0.07	5.9	63	1.0	1.07	26.50
海鳗	67	510	122	74.6	18.8	5.0	0.5	22	1.70	0.06	0.07	3.0	28	0.7	0.80	25.85
黄鲚鱼	67	372	89	78.0	18.0	1.4	1.2	50	1.34	0.06	0.98	3.7	42	2.5	1.97	34.56
胡子鲇（塘虱）	50	611	146	72.6	15.4	8.0	3.1	8	0.09	0.05	0.11	4.3	18	0.6	0.86	34.20
鲫鱼	54	452	108	75.4	17.1	2.7	3.8	17	0.68	0.04	0.09	2.5	79	1.3	1.94	14.31
鲢鱼（白鲢）	61	427	102	77.8	17.8	3.6	0	20	1.23	0.03	0.07	2.5	53	1.4	1.17	15.68
鲢鱼（雪鲢）	57	397	95	77.7	18.4	2.1	0.7	125	1.54	0.01	0.04	3.0	31	0.9	0.83	48.10
鲮鱼（罐头）	100	667	399	27.0	30.7	26.9	8.5	—	5.56	0.04	0.09	2.3	598	6.1	2.20	8.69
鲤鱼（鲤拐子）	54	456	109	76.7	17.6	4.1	0.5	25	1.27	0.03	0.09	2.7	50	1.0	2.08	15.38
罗飞鱼（莫桑比克）	53	322	77	80.9	16.0	1.0	1.0	7	0.10	微	0.28	2.5	24	1.1	0.70	—
鲈鱼（鲈花）	58	418	100	77.7	18.6	3.4	0	19	0.75	0.03	0.17	3.1	138	2.0	2.83	23.06
鳗鲡（鳗鱼）	84	757	181	67.1	18.6	10.8	2.3	—	3.60	0.02	0.02	3.8	42	1.5	1.15	33.66
泥鳅	60	402	96	76.6	17.9	2.0	1.7	14	0.79	0.10	0.33	6.2	299	2.9	2.76	35.30
鲩鱼（夫鱼）	59	377	90	81.1	20.8	0.7	0	27	0.79	0.01	0.11	3.6	22	0.6	0.52	29.40
鲮鱼（缸鳊鱼）	57	414	99	77.0	18.6	2.6	0.2	206	3.55	0.08	—	—	34	—	4.30	20.40
甲鱼	70	494	118	75.0	17.8	4.3	2.1	139	1.88	0.07	0.14	3.3	70	2.8	2.31	15.19
田鸡（青蛙）	37	388	93	79.4	20.5	1.2	0	7	0.55	0.26	0.28	9.0	127	1.5	1.15	16.10

附录 4-11　软体动物虾蟹类

食物名称	食部/%	能量/kJ	能量/kcal	水分/g	蛋白质/g	脂肪/g	碳水化合物/g	维生素A/μg	维生素E/mg	维生素B1/mg	维生素B2/mg	尼克酸/mg	钙/mg	铁/mg	锌/mg	硒/μg
蚌肉	63	297	71	80.8	15.0	0.9	0.8	283	…	0.01	0.22	0.4	190	50.0	8.50	—
鲍鱼（干）	100	1347	322	18.3	54.1	5.6	13.7	28	0.85	0.02	0.13	7.2	143	6.80	1.68	66.60
蛏干（蛏子缢）	100	1423	340	12.2	46.5	4.9	27.4	20	0.41	0.07	0.31	5.1	107	88.8	13.63	121.20
蛏子	57	167	40	88.4	7.3	0.3	2.1	59	0.59	0.02	0.12	1.2	134	33.6	2.01	55.14
淡菜（干）	100	1485	355	15.6	47.8	9.3	20.1	36	7.35	0.04	0.32	4.3	157	12.5	6.71	120.47
干贝	100	1105	264	27.4	55.6	2.4	5.1	11	1.53	微	0.21	2.5	77	5.6	5.05	76.35
海参（鲜）	93	1096	262	18.9	50.2	4.8	4.5	39	—	0.04	0.13	1.3	—	9.0	2.24	150.00
海参（鲜）	100	298	71	77.1	16.5	0.2	0.9	…	3.14	0.03	0.04	0.1	285	13.2	0.63	63.93
海蜇皮	100	137	73	76.5	3.7	0.3	3.8	…	2.13	0.03	0.05	0.2	150	4.8	0.55	15.54
海蜇头	100	310	74	69.0	6.0	0.3	11.8	14	2.82	0.07	0.04	0.3	120	5.1	0.42	16.60
螺（石螺）	27	379	91	75.2	12.8	0.7	8.2	—	1.57	0.02	0.20	0.7	2458	9.0	6.17	12.46
墨鱼	69	343	82	79.2	15.2	0.9	3.4	…	1.49	0.02	0.04	1.8	15	1.0	1.34	37.52
牡蛎	100	305	73	82.0	5.3	2.1	8.2	27	0.81	0.01	0.13	1.4	131	7.1	9.39	86.64
章鱼	100	218	52	86.4	10.6	0.4	1.4	7	0.16	0.07	0.13	1.4	22	1.4	5.18	41.88
长毛对虾（大虾）	65	377	90	76.4	18.5	0.4	3.0	12	3.52	0.03.	0.06	3.1	36	2.9	1.55	9.11
对虾	61	389	93	76.5	18.6	0.8	2.8	15	0.62	0.01	0.07	1.7	62	1.5	2.38	33.72
海虾	51	331	79	79.3	16.8	0.6	1.5	…	2.79	0.01	0.05	1.9	146	3.0	1.44	56.41
基围虾	60	423	101	75.2	18.2	1.4	3.9	微	1.69	0.02	0.07	2.9	83	2.0	1.18	39.70
虾米（海米）	100	816	195	37.4	43.7	2.6	0	21	1.46	0.01	0.12	5.0	555	11.0	3.82	75.40
蟹（海蟹）	55	397	95	77.1	13.8	2.3	4.7	30	2.99	0.01	0.10	2.9	208	1.6	3.32	82.65
蟹（河蟹）	42	431	103	75.8	17.5	2.6	2.3	389	6.09	0.06	0.28	1.7	126	2.9	3.68	56.72
蟹肉	100	259	62	84.4	11.6	1.2	1.1	微	2.91	0.03	0.09	4.3	231	1.8	2.15	33.30
蛇（水蛇）	22	377	90	77.7	14.4	1.0	5.9	32	0.53	0.12	0.34	9.1	57	1.5	2.55	—
蛇（饭铲头蛇）	23	4.6	97	77.2	17.2	0.4	4.0	—	0.79	0.02	0.13	5.6	13	8.0	4.27	12.44

附录 4-12　蛋类、乳类及制品

食物名称	食部/%	能量/kJ	能量/kcal	水分/g	蛋白质/g	脂肪/g	碳水化合物/g	维生素A/μg	维生素E/mg	维生素B₁/mg	维生素B₂/mg	尼克酸/mg	维生素C/mg	钙/mg	铁/mg	锌/mg	硒/μg
母乳	100	274	65	87.6	1.3	3.4	7.4	11	—	0.01	0.05	0.2	5	30	0.1	0.28	—
牛乳	100	226	54	89.8	3.0	3.2	3.4	24	0.21	0.03	0.14	0.1	1	104	0.3	0.42	1.94
强化维生素牛乳粉	100	2025	484	2.8	19.9	22.7	49.9	77	0.48	0.28	6.68	0.5	9	1797	1.4	3.71	16.80
全脂速溶牛乳粉	100	1950	466	2.3	19.9	18.9	54.0	272	1.29	0.08	0.80	0.5	7	659	2.9	2.16	7.98
鹌鹑蛋	86	669	160	73.0	12.8	11.1	2.1	337	3.08	0.11	0.49	0.1		47	3.2	1.61	25.48
鹅蛋	87	820	196	69.3	11.1	15.6	2.8	192	4.90	0.08	0.30	0.4		34	4.1	1.43	27.24
鸡蛋(白皮)	87	577	138	75.8	12.7	9.0	1.5	310	1.23	0.09	0.31	0.2		48	2.0	1.00	16.55
鸡蛋(红皮)	88	653	156	73.8	12.8	11.1	1.3	194	2.29	0.13	0.32	0.2		44	2.3	1.01	14.98
松花蛋(鸡)	83	745	178	66.4	14.8	10.6	5.8	310	1.06	0.02	0.13	0.2		26	3.9	2.73	44.32
松花蛋(鸭)(皮蛋)	90	715	171	68.4	14.2	10.7	4.5	215	3.05	0.06	0.18	0.1		63	3.3	1.48	25.24
鸭蛋	87	753	180	70.3	12.6	13.0	2.1	261	4.98	0.17	0.35	0.2		62	2.9	1.67	15.68
鸭蛋(咸)	88	795	190	61.3	12.7	12.7	6.3	134	6.25	0.16	0.33	0.1		118	3.6	1.74	24.04

附录 4-13　油脂类

食物名称	食部/%	能量/kJ	能量/kcal	水分/g	蛋白质/g	脂肪/g	碳水化合物/g	维生素A/μg	维生素E/mg	维生素B₁/mg	维生素B₂/mg	尼克酸/mg	钙/mg	铁/mg	锌/mg	硒/μg
菜籽油	100	3761	899	0.1	…	99.9	0		60.89	…	…	微	9	3.7	0.54	2.34
茶油	100	3761	899	0.1	…	99.9	0		27.90	…	微	…	5	1.1	0.34	2.80
大麻油	100	3753	897	0.3	…	99.9	0		8.55	…	微	微	15	3.1	0.43	1.67

续表

食物名称	食部/%	能量/kJ	能量/kcal	水分/g	蛋白质/g	脂肪/g	碳水化合物/g	维生素A/μg	维生素E/mg	维生素B₁/mg	维生素B₂/mg	尼克酸/mg	钙/mg	铁/mg	锌/mg	硒/μg
豆油	100	3761	899	0.1	…	99.9	0		93.08	…	微	微	13	2.0	1.09	3.32
花生油	100	3761	899	0.1	…	99.9	0		42.06	…	微	微	12	2.9	8.48	2.29
玉米油	100	3745	895	0.2	…	99.2	0.5		51.94	…	…	…	1	1.4	0.26	3.86
猪油	100	3753	897	0.2	…	99.6	0.2	27	5.21	0.02	0.03	…	…	…	—	—

附录4-14　茶、糖及制品

食物名称	食部/%	能量/kJ	能量/kcal	水分/g	蛋白质/g	脂肪/g	碳水化合物/g	膳食纤维/g	胡萝卜素/μg	维生素A/μg	维生素E/mg	维生素B₁/mg	维生素B₂/mg	尼克酸/mg	维生素C/mg	钙/mg	铁/mg	锌/mg	硒/μg
茶叶(红茶)	100	1230	294	7.3	26.7	1.1	44.4	14.8	3870	645	5.47	…	0.17	6.2	8	378	28.1	3.97	56.00
茶叶(花茶)	100	1176	281	7.4	27.1	1.2	40.4	17.7	5310	885	12.73	0.06	0.17	…	26	454	17.8	3.98	8.53
茶叶(绿茶)	100	1238	296	7.5	34.2	2.3	34.7	15.6	5800	967	9.57	0.02	0.35	8.0	19	325	14.4	4.34	3.18
茶叶(铁观音)	100	1272	3.4	6.2	22.8	1.3	50.3	14.7	2500	432	16.59	0.19	0.17	18.5	—	416	9.4	2.35	13.80
沙棘果汁	100	184	44	87.5	0.9	0.5	8.9	1.7	—	—	—	微	—	…	8	10	15.2	0.08	0.51
白糖(绵白糖)	100	1657	396	0.9	0.1	…	98.9	…	—	—	…	微	0.03	0.2	—	6	0.2	0.07	0.38
冰糖	100	1661	397	0.6	…	…	99.3	…	—	—	—	…	0.03	…	3	23	1.4	0.21	—
蜂蜜	100	1343	321	22.0	0.4	1.9	75.6	…	—	—	—	0.01	0.06	0.1	3	4	1.0	0.37	0.15
红糖	100	1628	389	1.9	0.7	…	96.6	…	—	—	—	0.06	0.08	0.3	—	157	2.2	0.35	4.20
巧克力	100	2452	586	1.0	4.3	40.1	51.9	1.5	—	—	1.62	0.06	0.08	1.4	3	111	1.7	1.02	1.20

附录 5　缩略语及含义

AI（adequate intake），适宜摄入量。AI 是通过观察或实验获得的健康人群某种营养素的合适摄入量。

AICR（American Institute for Cancer Research），美国癌症研究会。

AMDR（acceptable macronutrient distribution ranges），宏量营养素可接受范围。三大产能营养素的理想摄入量范围，常用能量摄入量的百分比表示。若摄入低于或高于这个可接受范围，可能导致必须营养素缺乏（低于 AMDR）或增加慢性病的发生风险（U-AMDR 摄入量上限）。

BEE（basal energy expenditure），基础能量消耗。BEE 指机体维持正常生理功能和内环境稳定及交感神经系统活动所消耗的能量。以成年人为例，能量消耗包括基础代谢、体力活动和食物的热效应三个方面，这些不可避免的能量消耗称为基础能量消耗。

BM（basal metabolism），基础代谢。基础代谢是经过 10～12h 空腹和良好的睡眠、清醒仰卧、恒温条件下（一般为 22～26℃）无任何身体活动和紧张的思维活动，全身肌肉放松时所需的能量消耗。

BMI（body mass index），体重指数。用体重（公斤）除以身高的平方（米^2）得出的数据，是目前国际上常用的衡量人体胖瘦程度以及是否健康的标准之一。

BMR（basal metabolic rate），基础代谢率。BMR 指人体处于基础代谢状态下，每小时每千克体重（或每平方米体表面积）的能量消耗。

DFE（dietary folate equivalent），膳食叶酸当量。DFE(μg)＝天然食物来源叶酸(μg)＋1.7×合成叶酸(μg)。

DG（dietary guidelines），膳食指南。

DLW（doubly labeled water），双标水法。用同位素间接测量人体能量消耗的技术方法。

DRIs（dietary reference intakes），膳食营养素参考摄入量。DRIs 是一组每日平均膳食营养素摄入量的参考值。

EAA（essential amino acid），必需氨基酸。机体自身不能合成，必需来自食物。

EAR（estimated average requirement），平均需要量。群体中对某营养素需要量的平均值，摄入量达到 EAR 水平时可以满足群体中半数的个体需要。

EER（estimated energy requirement），能量需要量。正常情况下，达到能量平衡时所需的膳食能量摄入量。

EFA（essential fatty acid），必需脂肪酸。机体自身不能合成，必需来自食物的脂肪酸。

FAO（Food and Agriculture Organization of the United Nations），世界粮农组织。

GLU（glucose），葡萄糖（血糖）。

HDL（high-density lipoprotein），高密度脂蛋白。

IOM（Institute of Medicine），美国医学研究院。

IDA（iron deficiency anemia），缺铁性贫血。

LDL（low density lipoprotein），低密度脂蛋白。

NE（niacin equivalent），烟酸当量。NE(mg)＝烟酸＋1/60 色氨酸(mg)。

NK（natural killer lymphocyte），自然杀伤细胞。

NRV（nutrient reference value），营养素参考值。NRV（％）是食品营养标签上比较食品营养成分含量多少的参考标准，它告诉消费者通过摄入该种食品，能获得的营养素含量占每日营养素需求的百分数。

PAL（physical activity level），体力活动水平。

PEM（protein energy malnutrition），蛋白质-热能营养不良。

PUFA（polyunsaturated fatty acid），多不饱和脂肪酸。

RAE（retinol activity equivalent），视黄醇活性当量。RAE(μg)＝膳食或补充剂来源全反式视黄醇(μg)＋1/2 补充剂纯品全反式 β-胡萝卜素(μg)＋1/12 膳食全反式 β-胡萝卜素(μg)＋1/24 其他膳食维生素 A 原类胡萝卜素(μg)。

RNI（recommended nutrient intake），推荐摄入量。指定营养素可以满足某一特定性别、年龄及生理状况群体中绝大多数（97％～98％）个体的需要。

SFA（saturated fatty acid），饱和脂肪酸。

SPL（specified proposed level），特定建议值。SPL 指某些疾病易感人群膳食中这些成分的摄入量达到或接近这个建议水平时，有利于维护身体健康。

TEE（total energy expenditure），总能量消耗。

TFAs（trans fatty acids），反式脂肪酸。

TG（triglyceride），甘油三酯（脂肪的化学名称）。

TC 或 CHO（total cholesterol 或 cholesterol），总胆固醇。

α-TE（α-tocopherol equivalent），α-生育酚当量。膳食总 α-TE(mg)＝ 1×α-生育酚(mg)＋0.5×β-生育酚(mg)＋0.1×γ-生育酚(mg)＋0.02×δ-生育酚(mg)＋0.3×α-三烯生育酚(mg)。

UL（tolerable upper intake level），可耐受最高摄入量。当摄入量达到 RNI 水平时，几乎所有个体都没有发生缺乏症的危险，摄入量在 RNI 和 UL 之间是一个安全摄入范围，一般不会发生缺乏也不会中毒。摄入量超过 UL 水平再继续增加，则毒副作用的可能性就随之增加。

UNICEF（United Nations International Children's Emergency Fund），联合

国儿童基金会。

　　Vit（Vitamin），维生素。

　　VLDL（very low density lipoprotein），极低密度脂蛋白。

　　WCRF（World Cancer Research Fund），世界癌症研究基金会。

　　WHO（World Health Organization），世界卫生组织。

主要参考文献

1　刘家全编著. 健康的革命. 北京：军事医学出版社，2004

2　高益民主编. 健康与亚健康新说. 北京：化学工业出版社，2004

3　王维群主编. 徐梅芬，周永平副主编. 营养学. 北京：高等教育出版社，2001

4　何志谦主编. 人类营养学. 第 2 版. 北京：人民卫生出版社，2001

5　郭卫红主编. 医学营养学. 上海：复旦大学出版社，2002

6　陈炳卿主编. 营养与食品卫生学. 第 4 版. 北京：人民卫生出版社，2000

7　马如骏主编. 生物化学. 第 3 版. 北京：人民卫生出版社，1998

8　刘旦初. 化学与人类. 上海：复旦大学出版社，2000

9　吴永宁，荫士安，封锦芳编著. 饮食与健康. 北京：化学工业出版社，2004

10　杜健民，仇益文，刘宏振，董咏主编. 吃与健康. 北京：人民卫生出版社，1998

11　武文慧主编. 营养治病. 北京：中央编译世文出版社（香港）有限公司，2001

12　赵法伋主编. 今日营养与健康. 北京：金盾出版社，1988

13　[美] R. 威廉斯著. 饮食与营养. 何振山，吕柱编译. 北京：中国展望出版社，1988

14　洪昭光著. 健康忠告. 广州：广东教育出版社，2002

15　[英] J. Hawthorn. 食品科学基础. 朱哲保，纪大泽，陈秉元等译. 成都：四川大学出版社，1990

16　宋伟民主编. 卫生学. 上海：复旦大学出版社，2002

17　王长来，缪珩主编. 陈绍良，孙丽华副主编. 人类疾病学概论. 北京：人民卫生出版社，2004

18　苗健，高琦，许思来主编. 微量元素与相关疾病. 郑州：河南医科大学出版社，1997

19　祁嘉义主编. 临床元素化学. 北京：化学工业出版社，2000

20　江元汝编著. 生活中的化学——饮食与健康. 北京：中国建材工业出版社，2004

21　白雪涛主编. 生活环境与健康. 北京：化学工业出版社，2004

22　赵霖著. 平衡膳食健康忠告. 北京：人民卫生出版社，2005

23　中国营养学会. 中国居民膳食营养参考摄入量（Chinese DRIs）北京：中国轻工业出版社，2001

24　中国营养学会. 食物与健康——科学证据共识. 北京：人民卫生出版社，2016.

25　中国营养学会. 中国居民营养素参考摄入量（2013 版）. 北京：科学出版社，2014.

26　中国营养学会. 中国居民膳食指南（2016）. 北京：人民卫生出版社，2016.

27　中国营养学会. 中国居民膳食指南（2016 科普版）. 北京：人民卫生出版社，2016.